W0171080

Mit freundlicher Empfehlung

Bayer
Pharma Deutschland

Checkliste Urologie

Checklisten
der aktuellen Medizin

Herausgegeben von Felix Largiadèr
Otto Wicki · Alexander Sturm

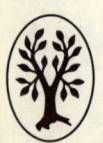

Georg Thieme Verlag Stuttgart · New York

Checkliste
Urologie

Georges Mayor · Dieter Hauri

2., neubearbeitete Auflage
Zeichnungen von Silvia Beyeler
14 Abbildungen

1986
Georg Thieme Verlag Stuttgart · New York

CIP-Kurztitelaufnahme der Deutschen Bibliothek

Mayor, Georges:
Checkliste Urologie / Georges Mayor ; Dieter
Hauri. Zeichn. von Silvia Beyeler. – 2.,
neubearb. Aufl. – Stuttgart ; New York :
Thieme, 1986.

NE: Hauri, Dieter:

Wichtiger Hinweis: Medizin als Wissenschaft ist ständig im Fluß. Forschung und klinische Erfahrung erweitern unsere Kenntnisse, insbesondere was Behandlung und medikamentöse Therapie anbelangt. Soweit in diesem Werk eine Dosierung oder eine Applikation erwähnt wird, darf der Leser zwar darauf vertrauen, daß Autoren, Herausgeber und Verlag größte Mühe darauf verwandt haben, daß diese Angabe genau dem **Wissensstand bei Fertigstellung des Werkes** entspricht. Dennoch ist jeder Benutzer aufgefordert, die Beipackzettel der verwendeten Präparate zu prüfen, um in eigener Verantwortung festzustellen, ob die dort gegebene Empfehlung für Dosierungen oder die Beachtung von Kontraindikationen gegenüber der Angabe in diesem Buch abweicht. Das gilt besonders bei selten verwendeten oder neu auf den Markt gebrachten Präparaten und bei denjenigen, die vom Bundesgesundheitsamt (BGA) in ihrer Anwendbarkeit eingeschränkt worden sind.

© 1979, 1986 Georg Thieme Verlag, Rüdigerstraße 14, D-7000 Stuttgart 30
Printed in Germany
Satz: W. Hädicke u. K. Lorenz, Stuttgart
Druck: Druckhaus Dörr, Inh. Adam Götz, Ludwigsburg

ISBN 3-13-572902-8   1 2 3 4 5 6

Anschriften

Prof. Dr. med. *Dieter Hauri*
Direktor der Urologischen Klinik
Universitätsspital
CH-9091 Zürich

Prof. Dr. med. *Felix Largiadèr*
Vorsteher des Departements Chirurgie
und Direktor der Klinik für Viszeralchirurgie
Universitätsspital
CH-8091 Zürich

Prof. Dr. med. *Georges Mayor*
eh. Direktor der Urologischen Klinik
Route des Clos 94
CH-2012 Auvernier NE

Prof. Dr. med. *Alexander Sturm*
Direktor der Med. Universitätsklinik
Ruhruniversität Bochum
Marienhospital
4690 Herne/Westf.

Dr. med. *Otto Wicki*
Chefarzt der chirurgischen Abteilung
Kantonales Spital
CH-6110 Wolhusen

Vorwort der Herausgeber zur 2. Auflage

Die im Vorwort zur 1. Auflage der Checkliste ausgesprochenen Pläne und Erwartungen haben sich erfüllt. Das Konzept der Checklisten hat Anklang gefunden, was eine Ausweitung der chirurgischen Titel und eine Ausdehnung auf internmedizinische Spezialgebiete erlaubte. Auch die Notwendigkeit einer 2. Auflage der vorliegenden Checkliste Urologie zeugt von diesem Erfolg.

Die beiden Autoren, Prof. *G. Mayor* und Prof. *D. Hauri,* haben es verstanden, ohne Preisgabe des Konzepts und der Grundstruktur durch eine genaue Überarbeitung die Checkliste auf den heutigen Stand zu bringen. Verlag und Herausgeber danken ihnen für diese große Arbeit. Wir zweifeln nicht daran, daß auch diese Checkliste am Erfolg der 1. Auflage anschließen kann.

Zürich, Herne und Wolhusen, im Sommer 1986
Felix Largiadèr
Otto Wicki
Alexander Sturm

Vorwort der Herausgeber zur 1. Auflage

Die Checklisten der aktuellen Medizin wollen den Studenten und Ärzten als übersichtliche, fachspezifische Gedächtnisstützen dienen. Sie können in der Manteltasche mitgetragen werden und erlauben jederzeit eine rasche Überprüfung der differentialdiagnostischen Überlegungen, der anzuordnenden Untersuchungen und der einzuschlagenden Therapie. Der erste (graue) Teil behandelt wichtige Untersuchungen. Der blaue Hauptteil beschreibt die nach der Diagnose geordneten Krankheitsbilder, mit kurzer Repetition der wichtigsten Untersuchungen, Hinweisen auf die in Frage kommenden Differentialdiagnosen sowie mit eingehender Schilderung der Therapie. Der dritte (rote) Teil enthält kurzgefaßte Vorschriften für alle typischen Operationen im Bereiche des abgehandelten Fachgebiets. Geraffte Darstellung, Verzicht auf Wiederholungen sowie viele Querverweise sollen eine rasche und trotzdem vielseitige Orientierung ermöglichen. Wir sind dem Georg Thieme Verlag, insbesondere den Herren Dr. med. h.c. *G. Hauff* und Dr. *D. Bremkamp*, für die tatkräftige Realisierung dieses gemeinsam erarbeiteten Konzepts sehr zu Dank verpflichtet.

Es liegt im Wesen einer solchen Checkliste, daß nur die typischen Krankheitszustände geschildert werden können und die operativen Vorschriften auf den Standardfall beschränkt bleiben müssen. Die Checkliste kann und will das große Lehrbuch und die vollständige Operationslehre keinesfalls ersetzen. Sie gibt eine für den typischen und atypischen Fall wegweisende Leitlinie; daß sie im therapeutischen Teil etwas subjektiv gefärbt ist, braucht durchaus kein Nachteil zu sein, denn die Autoren haben von den vielen möglichen Varianten jeweils diejenige ausgewählt, die sich ihnen in der täglichen Praxis bewährt hat.

Wir freuen uns, nach den Checklisten Viszerale Chirurgie, Gynäkologie und Geburtshilfe nun den Band über die Urologie vorlegen zu können. Den Autoren, den Herren Prof. Dr. *G. Mayor*, Priv.-Doz. Dr. *D. Hauri* und Dr. *A. Sulmoni*, sind wir für die gründliche, kompetente Darstellung ihres Fachgebiets sehr zu Dank verpflichtet. Wir hoffen, daß auch dieser Ratgeber weite Verbreitung finden werde.

Zürich und Wolhusen, im Frühjahr 1979   *Felix Largiadèr*
                                                Otto Wicki

Vorwort der Verfasser zur 2. Auflage

Seit der ersten Ausgabe dieser Checkliste 1979 sind neue therapeutische, vor allem chirurgische Verfahren weiterentwickelt worden. Zu den konservativen therapeutischen Maßnahmen gehören die bemerkenswerten Fortschritte der onkologischen Behandlung oft auf Kosten der Röntgentherapie, so daß neue Kombinationsmethoden sich jetzt durchgesetzt haben. Die Klassifikation nach dem TNM-System ist bei den malignen Tumoren des Urogenitalsystems eingeführt worden, nach Weisung der E.A.U. (European Association of Urology). Diese Klassifikation ist jetzt für alle urologischen Kliniken von Europa verbindlich, so daß alle Krankengeschichten von Patienten mit Tumoren des Urogenitalsystems mit dieser Denominierung versorgt werden müssen. Somit fallen alle anderen bis jetzt noch gebrauchten Klassifikationen, wie die Klassifikation ABCD, I, II, III, IV und auch andere, vor allem amerikanischer Herkunft, weg. Neuerdings haben sich die therapeutischen Möglichkeiten der Lithiasis durch die Einführung der perkutanen Nephrotomie und die Anwendung des Stoßwellenlithotryptors wesentlich erweitert. Diese neuen Aspekte der Behandlung der Lithiasis sind berücksichtigt worden.

Vor allem aber sind die Abklärungsmöglichkeiten der verschiedenen urologischen Erkrankungen durch routinemäßige Anwendung der Sonographie, der Computertomographie und des NMR grundsätzlich verbessert worden. Dies erfordert eine entsprechende Ausbildung und Erfahrung, sonst besteht die Gefahr der Fehldiagnosen, welche bei der oft alleinigen Anwendung der Sonographie leider viel zu häufig sind.

Die verschiedenen neuen diagnostischen Maßnahmen bei der Physiologie der Miktion, welche jetzt routinemäßig angewendet werden, werden separat erläutert. Ferner ist ein Kapitel über die biochemischen Werte im Blut und im Urin angebracht, wobei die verschiedenen Methoden in g%, mg%, mmol und maeq/l erläutert werden und die Resultate der verschiedenen Laboruntersuchungen für den Leser praktischer zur Darstellung kommen. Gleichzeitig ist eine summarische Differentialdiagnose der für den Urologen wichtigen chemischen Untersuchungen angebracht.

Wir hoffen, mit dieser neuen Ausgabe der Checkliste eine klare Darstellung des jetzigen Standes der Urologie vor allem mit praktischen Hinweisen gegeben zu haben.

Zürich, im Frühjahr 1986

G. Mayor
D. Hauri

Vorwort der Verfasser zur 1. Auflage

Nach den Anweisungen der Herausgeber der Checklisten der aktuellen Medizin haben wir uns bemüht, das Bedürfnis nach einer übersichtlichen Gedächtnisstütze für Studenten, Assistenten und Chirurgen in der Urologie zu befriedigen. Es war dabei nie unsere Absicht, ein zusammengefaßtes Lehrbuch für Urologie vorzulegen. Wegen des vorgeschriebenen Umfanges mußten wir eine Selektion des Stoffes treffen. Eine Auswahl beinhaltet immer eine gewisse Willkür. So verzichteten wir bewußt auf eine ausführliche Beschreibung der spezifisch urologischen Untersuchungstechniken (wie beispielsweise der Zytoskopie, der retrograden Pyelographie etc.), sollte doch diese der Interpretation wegen dem geschulten Facharzt vorbehalten bleiben. Im Rahmen der allgemeinen Urologie erachteten wir eine knappe Zusammenfassung von Kapiteln, die sonst immer zu kurz kommen, wie beispielsweise diejenigen der Intersexualität, der Infertilität, der Urininkontinenz und der Problematik der neurogen gestörten Blase, für Studenten wie auch für Fachurologen als notwendig und sinnvoll. Berücksichtigt wurden ferner diejenigen endokrinologischen Erkrankungen, die den Urologen interessieren sollten, so z.B. die Probleme des Hyperparathyreoidismus und der operativ zu behandelnden Nebennierenerkrankungen. Absichtlich hielten wir den operativen Teil kurz und lediglich für die gebräuchlichsten Operationen offen. Spezielle urologische Operationen sollten nur durch den dafür Geschulten ausgeführt werden, der auch die möglichen intra- sowie postoperativen Komplikationen zu meistern weiß. Zudem macht man immer wieder die Erfahrung, daß urologische Operationen nur unter spezieller und genau definierter Indikation durchgeführt werden sollten — auch dazu ist nur ein in der Urologie Ausgebildeter imstande. Letzten Endes stehen dem dafür Interessierten einige gute Standardwerke zur Verfügung. Unser Wunsch ist es, mit dieser Checkliste praktische Hinweise zu geben.

Für das Zustandekommen des Buches sind wir unserer Direktionssekretärin, Frau *S. Markwalder-Grädel,* und unserer Zeichnerin, Frl. *S. Beyeler,* zu großem Dank verpflichtet. Herrn Dr. h.c. *G. Hauff* möchten wir für die Ausstattung des Buches unseren besonderen Dank aussprechen.

Zürich, im Frühjahr 1979

G. Mayor
D. Hauri
A. Sulmoni

Inhaltsverzeichnis

Allgemeines

- Eine richtig aufgenommene Anamnese und eine gute klinische Untersuchung des urologischen Patienten führen meistens zu einer richtigen Vermutungsdiagnose.
- Röntgenuntersuchungen sollen nur vorgenommen werden, um die Vermutungsdiagnose zu bestätigen.
- Röntgenuntersuchungen sollen deshalb nicht wahllos, sondern immer mit einer ganz bestimmten Fragestellung durchgeführt werden. Die Anzahl der Aufnahmen muß eingeschränkt werden.
- Hat man durch die einfachstmögliche Röntgenuntersuchungstechnik die Diagnose gestellt, so sind zusätzliche radiologische und nuklearmedizinische Abklärungen sinnlos.
- Hingegen sind technisch schlechte Röntgenabklärungen zu wiederholen, um nicht einer Fehlinterpretation zu unterliegen.
- Die Beurteilung urologisch-röntgendiagnostischer Aufnahmen ist oft recht schwierig und sollte deshalb nur von dafür Geschulten ausgeführt werden.
- Dispositionsanomalien sind im Harntrakt relativ häufig; häufiger noch werden sie fehlinterpretiert, was zwangsläufig zu falschen Indikationsstellungen ihrer Behandlung führen muß.
- Die Beurteilung der durchgeführten Aufnahmen muß mit den klinischen Angaben übereinstimmen.
- Bei der radiologischen Beurteilung muß auch auf paraurologische Veränderungen geachtet werden (Skelettveränderungen, Weichteilverschattungen etc.).

Übersichtsleeraufnahme

- Sie muß grundsätzlich vor jeder Kontrastmittelfüllung und im Liegen ausgeführt werden. Dabei soll sie von der Nebennierengegend bis 2 cm unterhalb der Symphyse reichen.
- Es ist auf abnorme Weichteilverschattungen zu achten.
- Skelett:
  Wirbelsäule: allgemeines Aussehen, Osteoporose, Spondylopathien, degenerative Erkrankungen, osteolytische und osteoplastische Metastasen, Spina bifida.
  Becken, Ileosakralgelenk: Osteoporose, Metastasen, Systemerkrankungen, Hüftgelenksaffektionen.
- Psoasschatten: fehlt oft bei retroperitonealen Erkrankungen.
- Niere:
  Größe: normal 13 x 6 cm.
  Lage: Normalerweise liegt rechts die Niere etwas tiefer als links.
  Konturen, Mißbildungen, Tumoren, Verkalkungen.

1

Radiologische Untersuchungen

- Nebennieren: Tumoren, Atrophie, Verkalkungen.
- Röntgendichte Verschattungen:
  Nieren-, Ureter-, Blasen-, Prostata-, Urethrasteine.
  Gallenblasen- und Gallenwegssteine, Pankreasverkalkungen.
  Verkalkte· Mesenteriallymphknoten.
  Arteriosklerotische Gefäße: Aorta, Iliaka, Milzarterie.
  Phleboliten.
  Verkalktes Myom.
  Sekundäre Verkalkungen: Tumoren, Echinokokkus, Hyper-
  nephrom, Tuberkulose.

I.v. Urographie

- Basisuntersuchung des urologischen Patienten.
- Vorbereitung:
  Am Vortag: mildes Abführmittel (z.B. Dulcolax); Diät mit Tee,
  Zwieback, Bouillon, Reis; ohne Eier, Früchte, Gemüse, Fleisch.
  Am Tag des Urogramms: Abführmittel und gasabsorbierendes
  Mittel; lediglich leichtes Frühstück mit Tee und Zwieback.
- Technik: i.v. Injektion von 20–40 ml Röntgenkontrastmittel
  innerhalb 1–3 Min.
- Begleiterscheinungen:
  Reaktionsschmerzen: lokal an der Injektionsstelle und entlang
  des Armes.
  Hautreaktionen: Rötung, Urtikaria.
  Allg. Reaktion: Übelkeit, Brechreiz, Dyspnoe, anaphylaktischer
  Schock.
  Prophylaxe: Bei bekannter früherer Unverträglichkeitsreaktion
  werden mit dem Kontrastmittel Antihistaminika oder Kortiko-
  steroide injiziert.
  Therapie des anaphylaktischen Schocks: Antihistaminika, Kor-
  tikosteroide, evtl. Intubation und Schockbekämpfung.
- Aufnahmen:
  Als Routineuntersuchungen genügen Aufnahmen 10 und 30
  Min. nach Kontrastmittelinjektion.
  Stellt sich die Frage der Minderdurchblutung einer Niere (Nie-
  renarterienstenose), so lohnen sich zusätzliche Frühaufnahmen
  1, 2 und 5 Min. nach Kontrastmittelinjektion (Seitendifferenz!).
  Spätaufnahmen nach 60 Min., 2 Std., evtl. 6, 12 und 24 Std.
  nach Kontrastmittelinjektion sind bei verzögerter Ausscheidung
  wegen Stauung angezeigt.
- Beurteilung: Das i.v. Urogramm ist eine physiologische Untersuchung, die nie ein falsches Bild ergibt.
  Normalerweise ist das Nierenbeckenkelchsystem gut entfaltet. Gelegentlich kommt es ungenügend zur Darstellung wegen Spastizität.

Pathologische Kontraktionsbilder des Nierenbeckenkelchsystems verursachen u.U. einen lokalen kalikoparenchymatösen Reflux.

Alle abnormen Bilder des Nierenbeckenkelchsystems bedürfen einer genauen Interpretation: Dispositionsanomalien, Drehhemmungsmißbildung, Kelchamputation, Kelchelongation, Kelchverdrängung, verplumpte Kelche mit Papillenaplasie, Verbindung zwischen Kelchsystem und Parenchymhöhlen, Papillennekrosen.

Normalerweise ist der Nierenbeckenabgang weit offen, ohne Verengung und setzt im kaudalen Nierenbeckenanteil an.

Wegen der physiologischen Ureterkontraktionswellen ist dieser nie über seine ganze Strecke dargestellt.

Die vollständige Darstellung des Ureters weist auf eine beginnende Stenosierung am Ureterostium hin.

Ein Nephrogramm (frühe Darstellung des ganzen Nierenparenchyms ohne sichtbares Hohlsystem) wird durch eine tiefe Stenose des Ureters verursacht.

Ureterobstruktionen und Ureterstenosen können auf Spätaufnahmen genau lokalisiert werden.

Blase: Lage, Größe, Kontur, Verdrängungen (lateral, Blasenboden), Divertikel, Tumoren (Kontrastmittelaussparung).

Infusionsurographie

- Indikation: bei schlecht verwertbarer i.v. Urographie wegen reduzierter Nierenfunktion (bei Kreatininwerten 1,5–4 [evtl. 5] mg/100ml).
- Technik: 250 ml Infusionslösung mit einem 30%igem Röntgenkontrastmittel werden innerhalb 10 Min. infundiert. Anschließend werden 10, 20, 30 etc. Min. nach Infusionsende Aufnahmen angefertigt. Zusätzliche tomographische Schichtaufnahmen lohnen sich.
- Vorsicht geboten bei dekompensierter Herzinsuffizienz, Leberschaden.

Belastungsurographie

- Technik: 500 ml Infusionslösung, mit 200 ml Mannitol vermischt, werden in möglichst kurzer Zeit infundiert. Anschließend werden 40 ml Röntgenkontrastmittel i.v. injiziert und in normaler Folge Bilder ausgeführt.
- Damit kann die Leistungsfähigkeit des pyeloureteralen Übergangs beurteilt werden.
- Indikation: pyeloureterale Abgangsstenosen leichten Grades.

Radiologische Untersuchungen

Veratmungsurographie

- Indikation: bei Verdacht auf retroperitonealen Prozeß (z.B. paranephritischer Abszeß, subphrenischer Abszeß).
- Technik: Derselbe Röntgenfilm wird zweimal exponiert, und zwar bei tiefer Inspiration und bei maximaler Exspiration.
- Beurteilung: Normalerweise beträgt die Nierenexkursion 3–4 cm. Bei einem retroperitonealen Prozeß ist die Beweglichkeit der Niere stark vermindert oder aufgehoben.

Nephrotomographie

- Indikation: zur genauen Lokalisation von Tumoren, Zysten, Steinen etc.

Aufnahmen unter Kompression

- Dabei wird durch Kompressionsdruck auf das Abdomen eine geringe Stauung der Ureteren erwirkt. Dadurch gelangt das Nierenbeckenkelchsystem besser zur Darstellung.
- Vorsicht: Diese Technik ist unphysiologisch und sollte – wenn überhaupt – nur bei Spätaufnahmen zur Anwendung gelangen (Steine können auf diese Art übersehen werden).
- Indikation: Sie hat ihre einzige Berechtigung auf der Suche nach entzündlichen Veränderungen des Kelchsystems (chronische Pyelonephritis, Tuberkulose), wenn diese nicht durch die normale i.v. Urographie zur Darstellung gelangen.

Retrograde Pyelographie

- Mit der Verbesserung der radiologischen Technik wird ihre Indikation seltener.
- Indikation:
  Ungenügende urographische Darstellung des Nierenbeckenkelchsystems.
  Darstellung der ableitenden Harnwege bei Niereninsuffizienz.
  Suche und Darstellung von Ureterstenosen, -tumoren, -steinen.
  Darstellung einer Nierenbeckenabgangsstenose.
- Technik: vorsichtiges Vorschieben eines Ureterkatheters durch das Ureterostium ins Nierenbecken oder bis zu einem evtl. Widerstand. Dort werden vorerst 3–5 ml Kontrastmittel gespritzt und eine Röntgenaufnahme angefertigt. Weitere Kontrastmittelinjektion und Röntgenaufnahmen je nach Befund.
- Eine retrograde Pyelographie darf nicht in Narkose ausgeführt werden wegen der Gefahr einer Ureter- oder Nierenbeckenperforation.

- Falsche Bilder bei retrograder Pyelographie sind bekannt: Überspritzungen mit parenchymatösem Reflux, irrtümliche Kontrastmittelinjektion in einen Kelch anstelle des Nierenbeckens mit Kontraktionsbild des Nierenbeckenkelchsystems.
- Am besten wird die retrograde Pyelographie unter Bildverstärker durchgeführt (Pyeloskopie).
- Gelegentlich erlaubt die retrograde Luftfüllung des Nierenbeckenkelchsystems die Darstellung nicht kalkdichter Steine.
- Komplikationen: aszendierende Pyelonephritis, Pyonephrose, Koliken, Blutungen, reflektorische Anurie (vor allem bei gleichzeitiger Füllung beider Hohlsysteme), Ureter- oder Nierenbeckenperforation.

Nierenarteriographie

- Mit der translumbalen Aortographie ist eine Übersichtsarteriographie, u.a. auch der Nierenarterien und ihrer Verzweigungen, möglich.
- Durch die Seldinger-Methode, bei der ein spezieller Katheter durch die punktierte A. femoralis in die Aorta hochgeschoben und in die Nierenarterien eingeführt werden kann, kommt die selektive Nierenarteriographie zustande.
- Arteriosklerotisch veränderte Beckenstammgefäße verunmöglichen gelegentlich die selektive Nierenarteriographie; hier muß man sich mit der translumbalen Übersichtsaortographie begnügen.
- Bei jeder Nierenarteriographie ist unbedingt als erstes eine Übersichtsaortographie zu fordern, damit pathologische Prozesse der Gegenseite, der Aorta und der Lumbalgefäße nicht übersehen werden.
- Indikation:
  Renale Hypertonie durch Nierenarterienstenose.
  Nierentumoren.
  Komplizierte konservative Nierenoperationen (Nierenteilresektion und ähnliche).
  Unklare Nierenruptur.
- Komplikationen:
  Nierenarterienverletzungen.
  Sekundäre lokale Komplikationen der A. femoralis (Thromboembolien).

Kavographie

- Technik: Katheter durch die V. femoralis in die V. cava.
- Indikation:
  Operabilitätsbestimmung bei Nierentumoren.

Darstellung eines venös vorwachsenden Tumorthrombus bei Hypernephrom.

Kavaläsionen bei fortgeschrittenem Hypernephrom (Verdrängung, Arrosion, Verschluß).

Selektive Darstellung der Nebennierenvenen; wichtig bei der Diagnostik von Nebennierentumoren.

Gleichzeitige Hormon- und Katecholaminbestimmung zur Diagnostik und Seitenlokalisation von Nebennierentumoren (Phäochromozytom, Conn-Syndrom, Cushing-Syndrom).

Urethrographie

- Technik: vorerst retrograde Injektion von 20−30 ml eines wasserlöslichen Kontrastmittels in die Urethra. Je nach morphologischen Verhältnissen ist eine anschließende Miktionszystourethrographie notwendig (genaue Ausdehnung einer Striktur!).
- Indikation:
  Kongenitale Urethraerkrankungen.
  Urethrastrikturen.
  Harnröhrenverletzungen.
- Komplikationen: bei eröffneten Blutbahnen ist eine Keimverschleppung häufig. Deshalb bei Urethraverletzungen keine fettlöslichen Kontrastmittel verwenden (Fettembolie!).

Zystographie

- Technik: Instillation von 200−300 ml Kontrastmittel in die Blase mittels eines Katheters. Aufnahmen ventrodorsal, evtl. Schrägaufnahmen.
- Indikation:
  Blasenverletzungen.
  Blasenfisteln.
  Blasendivertikel.
  Refluxprüfung.

Beckenangiographie

- Technik: simultane Injektion von 30−50 ml Röntgenkontrastmittel in beide Femoralarterien. Blase mit Luft gefüllt.
- Indikation:
  Darstellung der Implantationsbasis von Blasentumoren.
  Darstellung pathologischer Tumorgefäße.
  Genaue Übersicht des Paravesikalraumes mit seinen Verbindungen zum Lymphsystem.

Vasographie

- Technik: Darstellung des Ductus deferens durch Längsinzision im Skrotum. Punktion des Ductus deferens und Injektion von 10–20 ml Kontrastmittel.
- Indikation:
  Darstellung evtl. Stenosen im Ductus deferens bei Fertilitätsabklärungen.
  Darstellung der Samenblasen (Hämatospermie).
  Retrograde Füllung des Nebenhodens.
  Prostatakarzinom (Infiltration?).
- Nachteil: An der Punktionsstelle oder durch Kontrastmittelreizung kann es zu sekundären Stenosierungen im Ductus deferens kommen.

Lymphographie

- Technik: An jedem Fuß wird 1 ml Patentblau, vermischt mit 1 ml Procain, verteilt in die 4 Interdigitalfalten gespritzt. Dadurch färben sich die Lymphgefäße an. Pro Fuß wird ein Lymphgefäß freipräpariert und in dieses mit einer Spezialspritze 7–8 ml fettlösliches Kontrastmittel innerhalb von 2 Std. injiziert. Hierauf werden in der Füllungsphase und in der Speicherphase (nach 24 Std.) Röntgenaufnahmen ausgeführt.
- Indikation: Darstellung von retroperitonealen Metastasen, besonders bei Hodenkarzinomen, Prostatakarzinom, Blasenkarzinom.
- Beurteilung:
  In der Füllungsphase kann eine kontinuierliche Kontrastmittelpassage nach kranial mit Darstellung der Lymphbahnen und der Lymphknoten erreicht werden.
  In der Speicherphase lassen sich Lymphknoten ideal beurteilen. Pathologische wären: eine Blockierung der Lymphbahnen mit evtl. Umgehungsanastomosen, Füllungsdefekte der Lymphknoten.
- Nachteile der Methode:
  Die Lymphographie weist einen hohen Prozentsatz von falsch-positiven oder falsch-negativen Beurteilungen auf.
  Entzündliche Lymphknotenreaktionen lassen sich von Lymphknotenmetastasen schlecht abgrenzen.
  Bezüglich Prostatakarzinom: Die erste Lymphknotenstation kann lymphographisch nicht dargestellt werden, so daß die Lymphographie für eine radikale totale Prostatektomie keine Auskunft geben kann.
  Zum Blasenkarzinom: Auch hier wird nur die zweite und dritte Lymphknotenstation erfaßt, so daß die Lymphographie präoperativ keine Auskunft geben kann, ob eine kurative Zystektomie möglich ist.

Sonographie

- Allgemeines:
  Diagnostisches Hilfsmittel durch ein bildgebendes Verfahren
  nach dem Echoprinzip. Aus der verschiedenen Laufzeit und Intensität von Schallechos wird elektronisch ein künstliches Bild
  erzeugt.
  Darstellung eines indirekten Abbildes des Organs aufgrund der
  verschiedenen Dichtestrukturen.
- Die konventionellen röntgenologischen Untersuchungen werden
  durch dieses neue Schnittbildverfahren nicht abgelöst, aber in
  ihren diagnostischen Aussagen beträchtlich erweitert.
- In Anbetracht ihres nichtinvasiven Charakters gibt es für die
  Tomographie, außer in Kombination mit der Feinnadelpunk-
  tion, keine Kontraindikation.
- Indikation:
  Renale Raumforderung über 2 cm Durchmesser, eventuell mit
  anschließender Feinnadelpunktion.
  Anterograde Pyelographie unter Ultraschallkontrolle zur Lokali-
  sation eines tiefen Abflußhindernisses.
  Nierenschrumpfungsprozeß.
  Pararenale Verdrängungsprozesse, retroperitoneale Tumoren.
- Begrenzte Indikation:
  Bei entzündlichen Nierenaffektionen.
  Nephrolithiasis.
  Transurethrale Sonographie bei Blasentumoren, Tumorstaging
  noch nicht geklärt.
  Transrektale Sonographie bei Prostataerkrankungen.
  Sonographie des Skrotalinhaltes.
- Technik:
  Die Untersuchung muß von einem ausgebildeten Fachmann vor-
  genommen werden. Die jetzt viel zu hohe Prozentzahl von Fehl-
  diagnosen hängt von der ungenügenden Ausbildung des Unter-
  suchers, von der Fehlinterpretation des Grundprinzips der Ab-
  bildungseigenschaften aller Ultraschallgeräte und von den phy-
  sikalisch-technischen Grenzen der Apparate ab.

Computertomographie (CT)

- Allgemeines:
  Prinzip der Methode ist die Darstellung überlagerungsfreier,
  anatomiegerechter Körperquerschnitte.
  Dabei rotieren Röntgenröhre und gegenüberliegender Detektor-
  ring um den Körper mit einer Abtastzeit von 1–10 Sekunden.
  Nicht invasives diagnostisches Verfahren mit Strahlenbelastung

und hohen Kosten verbunden. Deshalb muß die Methode unter strenger Indikation angewendet werden.

- Vorteile gegenüber der Sonographie:
Hohes Auflösungsvermögen.
Genaue Messung der Gewebedichte.
Erfassung funktioneller Abläufe bei gleichzeitiger Anwendung von Kontrastmittel.
Leichtere Interpretation der Bilder als bei der Sonographie.

- Indikation:
Raumforderung der Niere: Vorwölbung der Organkontur, Verdrängung des Hohlraumsystems, Beurteilung der Organdichte (u.a. Abklärung Nierenzyste / Nierentumor)
Retroperitoneale Tumoren, Nebennierentumoren
Retroperitoneale Metastasen des Hodenkarzinoms unter Beurteilung der lokalen Ausbreitung eines Blasen- oder Prostatakarzinoms sowie Abklärung von etwaigen Metastasen (regional, juxtaregional, Lebermetastasen u.a.).

NMR-Tomographie (Nuclear magnetic resonance)

- Allgemeines:
Die Kernspintomographie stützt sich auf das physikalische Prinzip der Resonanz.
Die Röntgenapparate und die konventionellen Computertomographen bestimmen nur 1 Parameter, d.h. die Strahlenabsorption.
Bei der Kernspintomographie werden die untersuchten Gewebe durch 3 Parameter charakterisiert (Protonendichte, Spin-Gitter-Relaxation, Spin-Spin-Relaxation).
Gemessen wird in der heutigen Zeit das Resonanzsignal von angeregten Wasserstoffatomen.
Die räumliche technische Auflösung der NMR-Tomographie beträgt ca. 1 mm im Schädelbereich und 2 mm im Körperstamm.

- Vorteile gegenüber CT:
Bessere Weichteildifferenzierung.
Bessere Darstellung der Gefäße.
Erfassung von kleineren Tumoren oder Metastasen, welche beim CT nicht zur Darstellung gebracht werden können.

- Indikation:
Simultane Darstellung von Blutgefäßen bei Tumoren.
Differenzierung von Gefäßthrombose und tumorbedingten Kompressionen.
Genaue Abklärung der Prostatakarzinomstadien T_1, T_2.
Darstellung des periprostatischen Venenplexus beim Prostatakarzinom.

- Die NMR-Tomographie ist jetzt noch im Anfangsstadium ihrer Entwicklung und wird sicher bei Verbesserung der technischen Anwendung eine ausgezeichnete diagnostische Methode sein.

Nierenfunktionsszintigraphie

- Prinzipien:
  Die Anreicherung in der Niere von neurotropen radioaktiven markierten Substanzen wird von externen Detektoren über die Nierengegend gemessen.
  Ausmaß und Geschwindigkeit der Speicherung geben Auskunft über den Nierenfunktionszustand.
  Die getrennte Messung an den beiden Nieren ergibt einen quantitativen Seitenvergleich.
  Die am häufigsten angewendeten Substanzen sind: ^{99m}Tc-DTPA (Angioszintigraphie), ^{99m}Tc-DMSA (statische Nierenszintigraphie).
- Klinische Anwendung:
  Die Ergebnisse sind nicht krankheitsspezifisch, ergeben nur globale Funktionsaussagen.
  Sie geben keine Auskunft über die Ursache der Funktionseinschränkung. Dagegen sind diese Untersuchungen für Verlaufs- und Therapiekontrolle wertvoll.
- Indikation:
  Obstruktive Uropathie entzündlicher, traumatischer, neoplastischer oder angeborener Natur.
  Entzündliche Nierenerkrankungen.
  Traumatische Verletzung des Urogenitaltraktes.
  Renovaskuläre Hypertonie.
  Nephroptose.
  Nierentransplantation.

Knochenszintigraphie

- Grundlagen:
  Benützt wird jetzt ausschließlich das ^{99m}Tc-Methylen-Diphosphonat (MDP).
  Spezifische Affinität des Produkts zum Knochengewebe.
  Rasche Ausscheidung aus Blut und Weichteilgeweben über die Nieren.
  Aufnahmen 2−3 Stunden nach Verabreichung.
- Indikation:
  Knochenmetastasen,
  Renale Osteopathie.
  Nierendarstellung während der Speicherungsphase.

Nuklearmedizinische Untersuchungen

Nebennierenszintigraphie

- Grundlagen:
  Benützt wird Jod-131-Cholesterin.
- Bei doppelseitiger Hyperplasie ist eine übermäßige Aufnahme der Radioaktivität über beiden Nebennieren nachweisbar.
- Beim Adenom vermehrte Speicherung der erkrankten Seite. Die kontralaterale Nebenniere kommt schwach oder nicht zur Darstellung wegen der supprimierten Aldosteronproduktion.

Allgemeines

- Mit urodynamischen Untersuchungen sind Funktion und Transportprobleme des unteren Harntraktes erfaßbar.
- Es werden nur die einfachen und praktisch relevanten Untersuchungsmöglichkeiten besprochen.
- Deshalb werden in diesem Rahmen die urodynamischen Abklärungsmöglichkeiten des oberen Harntraktes nicht aufgeführt, da sie technisch aufwendig und z.Zt. von geringem praktischem Wert sind.
- Urodynamische Untersuchungen stehen nie am Anfang einer urologischen Abklärung.

Resturinbestimmung

- Resturin = Urinmenge, die nach erfolgter „vollständiger" Miktion in der Blase zurückbleibt.
- Relevante Resturinmenge: über 10 % der effektiven Blasenkapazität; d.h. ab zirka 50 ml.
- Resturin kann mittels Einmalkatheterismus oder Ultraschall der Blase bestimmt werden.
- Die Resturinbestimmung gehört an den Anfang jeder urodynamischen Untersuchung, da sie das weitere Vorgehen bestimmt.
- Prinzipiell deuten erhöhte Resturinwerte entweder auf einen erhöhten infravesikalen Abflußwiderstand oder auf eine verminderte Austreibungskraft des Detrusorsystems. Gelegentlich trifft man auf eine Kombination beider Möglichkeiten.
- Erhöhter infravesikaler Widerstand: prostatogene Obstruktion, Urethrastriktur, Meatusstenose, anatomische oder funktionelle Blasenhalsenge, hyperaktiver Sphincter urethrae externus (mit Beckenboden).
- Verminderte Austreibungskraft des Detrusorsystems: neurogene Blase jeder Ätiologie (neurologische Erkrankungen, traumatische Läsionen, Diabetes mellitus etc.).

Zystometrie

- Es handelt sich dabei um eine fortlaufende Druckmessung in der Blase während ihrer Füllungsphase (Füllungszystometrie) und ihrer Miktionsphase (Miktionszystometrie), so daß in Form einer Kurve jedem Füllungsgrad und Aktivitätsmoment ein entsprechender Druckwert zugeordnet werden kann.
- Da die Miktionszystometrie technisch aufwendig und in der Praxis kaum durchführbar ist, wird sie nicht besprochen.
- Technische Durchführung der Füllungszystometrie: Durch einen in der Blase liegenden Katheter wird diese unter gleichmäßigen Flußbedingungen bis zu ihrer Kapazität aufgefüllt unter gleich-

zeitiger elektromechanischer Messung und Aufzeichnung des Blaseninnendruckes. Als Füllmedien eignen sich entweder Flüssigkeit (sterile physiologische NaCl-Lösung) oder Gas (CO_2).

- Der intravesikale Druck setzt sich aus dem Druck, der im Bauchraum herrscht, und dem vom Detrusor selbst aufgebauten Druck zusammen.
- Die normale Füllungszystometriekurve (s. Abb. 5) weist 3 Phasen auf:
  Phase I: Reaktion des Detrusorsystems auf die Füllung. Der Druckanstieg darf normalerweise 10 cm H_2O nicht übersteigen.
  Phase II (isotonische Phase): Sie ist durch das Detrusorsystem und die dafür verantwortliche Innervation gekennzeichnet. Sie verläuft bis zur Elastizitätsgrenze der Blasenwand und bis zum Moment, wo die intramuralen Pressorezeptoren den Miktionsreiz nach zentral weiter vermitteln. Sie zeigt die Blasenkapazität an, welche normalerweise 300—400 ml beträgt.
  Phase III (isometrische Phase: Die Blasenkapazität ist erreicht, der Patient gibt Drang zum Wasserlösen an. Die Miktion kann durch willkürlichen Einsatz des Sphincter externus etwas herausgezögert werden. Die zusätzliche Volumenzunahme ist nur unter kontinuierlichem Anstieg des Blaseninnendruckes möglich. Es folgt die Miktionsphase, welche auf diese Art nicht zuverlässig aufgezeichnet werden kann.
- Aus den abnormalen Kurvenverläufen können diagnostische Rückschlüsse gezogen werden.
- Phase I stark erhöht: stark spastische Blase.
- Phase II verkürzt (oder Phase I in Phase III überleitend): Kapazitätseinschränkung; organisch (z.B. Schrumpfblase) oder nervös bedingt.
- Phase II mit deutlich wellenförmigem Verlauf: unwillkürliche, nicht unterdrückbare Detrusorkontraktionen; deuten auf eine pathologische Innervation im weitesten Sinne des Wortes.
- Phase II stark verlängert: Neurogene atone Blase.
- Phase III fehlend oder stark erniedrigt: Fehlender Miktionsreiz, neurogene atone Blase.

Uroflowmetrie

- Die Urinflußmessung bestimmt das durch die Harnröhre entleerte Volumen pro Zeiteinheit und muß mittels einer Kurve auszudrücken sein.
- Da der Urinfluß von verschiedenen Komponenten (Blase, Blasenhals, Urethra) abhängt, kann die Uroflowmetrie keine eindeutige Diagnose bringen. Sie ist jedoch in der Lage, wesentliche Hinweise zu vermitteln.

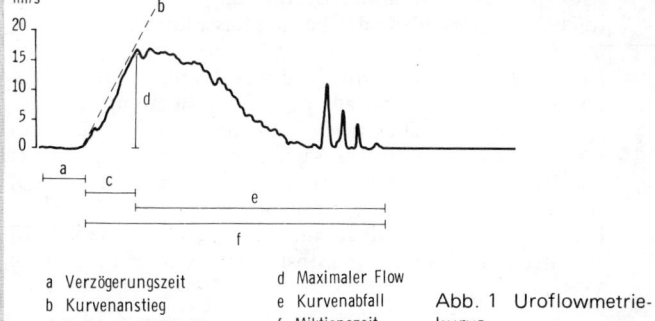

a Verzögerungszeit
b Kurvenanstieg
c Zeitdauer bis Maximum

d Maximaler Flow
e Kurvenabfall
f Miktionszeit

Abb. 1 Uroflowmetrie-kurve

- Technik: Das pro Zeiteinheit entleerte Urinvolumen kann mittels verschiedener physikalischer Prinzipien bestimmt und aufgezeichnet werden. Wichtig ist, daß die Uroflowmetrie mit voller Blase durchgeführt wird. Lediglich entleerte Urinvolumina von 150 ml und mehr sind wegen verschiedenster meßtechnischer Gründe als relevant anzusehen.
- Die Uroflowmetriekurve (Abb. 1) setzt sich zusammen aus: Verzögerungszeit, Kurvenanstieg, Zeitdauer bis zum Flowmaximum, Flowmaximum, Kurvenabfall und Miktionszeit.
- Die Verzögerungszeit ist die Zeitdauer zwischen Miktionseinleitung und dem Erscheinen des Harnstrahls. Sie ist individuell verschieden, kann von der Psyche, von den Örtlichkeiten der Untersuchung, vom Untersucher und von krankhaften Veränderungen im unteren Harntrakt abhängig sein. Sie ist schlecht interpretierbar.
- Der Kurvenanstieg wird als Winkel ausgedrückt. Er hängt mit der Eröffnung des Blasenhalses zusammen und kann deshalb bei Erkrankungen am Blasenhals (neurogen, Blasenhalssklerose) oder bei Obstruktion in unmittelbarer Nähe (Prostata) flacher werden.
- Die Zeitdauer bis zum Flowmaximum hängt in der Regel mit dem Kurvenanstieg zusammen. Zusätzlich zu den diesbezüglich erwähnten Erkrankungen kann eine hintere Harnröhrenstriktur diese Zeitdauer etwas verlängern.
- Das Flowmaximum ist abhängig vom Geschlecht und Alter und muß stets mit dem Füllungsvolumen, dem Resturin und der Miktionsdauer in Beziehung gesetzt werden. Es wird geprägt einerseits durch die Leistung des Detrusorsystems, andererseits durch die Förderleistung der Urethra. Diesbezüglich können alle neurogenen Störungen von Blase und Urethra wie auch alle ob-

struktiven Prozesse in der Urethra das Flowmaximum beeinträchtigen. Normalerweise beträgt das Flowmaximum 18−25 ml
pro Sekunde.

- Der Kurvenabfall ist individuell stark unterschiedlich. Ein intermittierender Fluß kann auf psychische Hemmungen, aber auch
auf neurogene Schädigungen hindeuten. Typisch für eine Urethrastriktur ist ein rascher Kurvenanstieg bis zum stark erniedrig-
ten Flowmaximum, ein anschließend plateauförmiger Kurven-
verlauf mit langsamem Kurvenabfall.

- Die Miktionszeit ist wiederum abhängig von Blase und Urethra.
Neurogene Läsionen sowie obstruktive Prozesse führen zu ihrer
Verlängerung.

Chlorid

- Normal 97–107 maeq/l – 97–107 mmol/l.
- Erhöht:
  - Hypernatriämie,
  - metabolische Azidose,
  - renale hyperchlorämische Azidose,
  - längere Dehydration,
  - gewisse Kopfverletzungen,
  - Medikamente: Kortikosteroide,
  - Status nach Ureterosigmoidostomie.
- Erniedrigt:
  - Hyponatriämie,
  - metabolische Alkalose,
  - respiratorische Azidose,
  - Niereninsuffizienz,
  - Erbrechen,
  - starkes Schwitzen,
  - Verbrennungen,
  - Wasserintoxikation.
  - Diuretika,
  - Morbus Addison.

Fibrinogen

- Normal: 150–350 mg/100 ml – 1,5–3,5 g/l
- Erhöht:
  - entzündliche Erkrankungen,
  - maligne Erkrankungen: Morbus Hodgkin, Leukämie, Bronchuskarzinom.
  - nephrotisches Syndrom,
  - chronische Hepatitis,
  - Schwangerschaft.
- Erniedrigt:
  - Synthesestörungen: schwere Lebererkrankung, Kachexie, kongenitale Afibrinogenämie.
  - Intravasale Gerinnung: schwere Blutung, Transfusionszwischenfall, Hämolyse, hämolytisch-urämisches Syndrom, schwere Lebererkrankungen, metastatische Tumoren, Schock, Sepsis.
  - Hyperfibrinolyse: Prostatakarzinom (vorwiegend wenn metastasierend), schwere Operationen (vor allem an der Prostata), Medikamente.

Biochemische Blut-Werte

Harnsäure

- Normal: Männer: 2,2–6,8 mg/100 ml – 130–405 mmol/l;
  Frauen: 1,6–6,4 mg/100 ml – 95–380 mmol/l.
- Der Harnsäureserumspiegel ist abhängig von alimentärer Nukleinsäureaufnahme, Bildung der Harnsäure im Purinstoffwechsel, renaler Ausscheidung.
- Erhöht:
  - Gicht,
  - gesteigerte Nukleinsäurestoffwechsel (Polyzythämie, myeloische Leukämie, Lösungsstadium einer Pneumonie, Radiotherapie, Zytostatika, Fieber),
  - Niereninsuffizienz,
  - endokrine Erkrankungen: Makromegalie.
  - Stoffwechselerkrankungen: Adipositas, Diabetes mellitus, Hyperlipidämie.
  - alimentäre Hyperurikämie,
  - essentielle Hyperurikämie.
  - Medikamente: Diuretika, Thiazide, Sulfonamide,
- Erniedrigt:
  - Morbus Wilson,
  - Fanconi-Syndrom,
  - Schwangerschaft,
  - Medikamente: Benemid, Anturan, Butazolidin, Salizylate, Steroide, Allopurinol, Thiola.

Harnstoff

- Normal: 15–45 mg/100 ml – 2,5–7,5 mmol/l.
- Erhöht:
  - Niereninsuffizienz,
  - Obstruktion der ableitenden Harnwege,
  - gesteigerter Abbau von Organeiweiß: Fieber, postoperativ.
- Erniedrigt: dehydratisierte Patienten.

Kalium

- Normal: 3,5–4,5 mval/l – 3,5–5,0 mmol/l
- Erhöht:
  - chronische Niereninsuffizienz,
  - akutes Nierenversagen,
  - Azidose,
  - rasche Infusion von Kaliumsalzen,
  - massive Hämolyse
  - Crush-Syndrom,

  – Nebennierenrindeninsuffizienz: Morbus Addison, Hypoaldosteronismus.
- Erniedrigt:
  – Unterernährung,
  – chronische Pyelonephritis,
  – interstitielle Nephritis,
  – Primärer Hyperaldosteronismus,
  – Morbus Cushing,
  – Darmsekretverlust (Durchfall, Erbrechen, Darmfistel),
  – renale tubuläre Azidose,
  – Diabetes mellitus,
  – Laxanzienabusus
  – Medikamente: Kortikosteroide, Diuretika.

Kalzium

- Normal: 9,0–10,2 mg/100 ml – 2,25–2,55 mmol/l.
- Erhöht:
  – primärer Hyperparathyreoidismus,
  – tertiärer Hyperparathyreoidismus,
  – multiples Myelom,
  – Morbus Boeck,
  – Morbus Paget,
  – Knochentumoren mit und ohne Metastasen,
  – Sarkoidose,
  – Milchalkalisyndrom,
  – Vitamin-D-Intoxikation,
  – Hyperthyreose,
  – idiopathische Hyperkalzämie (vorwiegend bei Kindern).
- Erniedrigt;
  – Hypoparathyreoidismus,
  – sekundärer Hyperparathyreoidismus,
  – Malabsorptionssyndrom,
  – Pankreasinsuffizienz,
  – chronische Niereninsuffizienz,
  – Vitamin-D-Mangel,
  – Osteomalzie, Rachitis,
  – osteoplastische Metastasen,
  – idiopathische tubuläre Hyperkalziurie.

Kreatinin

- Normal: 0,6–1,5 mg/100 ml – 50–130 mmol/l.
- Erhöht:
  – Niereninsuffizienz,

- Obstruktion der ableitenden Harnwege,
- Diuretikatherapie.

Magnesium

- Normal: 1,4−2,6 maeq/l − 0,7−1,3 mmol/l.
- Erhöht:
  - chronische Niereninsuffizienz,
  - Hypoaldosteronismus.
- Erniedrigt:
  - Resorptionsstörungen: Durchfälle, Erbrechen, Darmfisteln,
  - chronische Nierenerkrankungen,
  - renale tubuläre Azidose,
  - Hyperparthyreoidismus,
  - primärer Hyperaldosteronismus,
  - Thyreotoxikose,
  - multiples Myelom,
  - Knochenmetastasen,
  - chronischer Alkoholismus,
  - langdauernde Diuretikabehandlung.

Natrium

- Normal: 137−142 maeq/l − 137−142 mmol/l.
- Erhöht:
  - Dehydration,
  - Natriumintoxikation,
  - Hyperkalzämie,
  - chronische Pyelonephritis,
  - Interstitielle Nephritis,
  - Hyperaldosteronismus, Conn-Syndrom,
  - Hirntrauma, Hirnblutungen, Enzephalitis,
  - Medikamente: Kortikosteroide, Zufuhr von hypertonischen Kochsalzinfusionen.
- Erniedrigt:
  - starkes Schwitzen,
  - chronische Niereninsuffizienz,
  - dekompensierte Herzinsuffizienz,
  - Leberzirrhose,
  - paraneoplastisches Syndrom,
  - Morbus Addison,
  - Darmsekretverluste: Durchfall, Erbrechen, Fisteln,
  - Verbrennungen,
  - Wasserintoxikation,
  - Diuretika.

Phosphat, anorganisches

- Normal: 2,5−5,0 mg/100 ml − 0,8−1,6 mmol/l.
- Erhöht:
  - Hypoparathyreoidismus,
  - sekundärer Hyperparathyreoidismus (bei Niereninsuffizienz),
  - tertiärer Hyperparathyreoidismus (bei Niereninsuffizienz),
  - Vitamin-D-Intoxikation,
  - Niereninsuffizienz,
  - Kindern,
  - primärer Hyperparathyreoidismus,
  - sekundärer Hyperparathyreoidismus (mit Halabsorptions-syndrom),
  - tertiärer Hyperparathyreoidismus (mit Malabsorptionssyn-drom),
  - Malabsorptionssyndrom,
  - Vitamin-D-Mangel,
  - Osteomalazie,
  - Rachitis,
  - renale tubuläre Azidose,
  - Morbus Cushing,
  - Phosphatdiabetes,
  - Schwangerschaft,
  - idiopathische Hyperkalziurie.

Phosphatase, alkalische

- Normal: 60−200 U/l.
- Die alkalische Phosphatase stammt aus: Knochen (70 %), Darm (20 %), Leber und Gallenwege (10 %).
- Erhöht:
  - Schwangerschaftsende,
  - Lebererkrankungen,
  - Cholostase,
  - Hypernephrom,
  - Hyperparathyroidismus
  - Morbus Paget,
  - Osteomalazie,
  - Rachitis,
  - Morbus Boeck,
  - osteoplastische Knochentumoren und Knochenmetastasen.
- Erniedrigt:
  - Hypothyreose,
  - C-Hypovitaminose.

Biochemische Blut-Werte

Phosphatase, saure

- Normal: saure Phosphatase bis 13,5 U/l.
  Tartrathemmung: bis 3,5 U/l.
- Stammt aus: Prostata, Knochen, Erythrozyten, Thrombozyten, Leukozyten.
- Durch Hemmung mit Formaldehyd und L-Tartrat kann die eigentliche saure Prostataphosphatase bestimmt werden.
- Erhöht:
  - Prostatakarzinom,
  - Prostatamassage,
  - Knochenmetastasen,
  - Hyperparathyreoidismus,
  - Morbus Paget,
  - thromboembolisches Geschehen.

Renin

- Normal: Ruhewert 0–3 ng Angiotensin I/ml/35 Std. — 0,2 pmol/l
  Stimulationswert bis 10 ng Angiotensin (Aufnahme von 6–8 g NaCl/tägl.)
- Erhöht:
  Renovaskuläre Hypertonie
  - maligne Hypertonie,
  - Phäochomozytom,
  - Ödemerkrankungen
- Erniedrigt:
  - essentielle Hypertonie (20–30%)
  - primärer Hyperaldosteronismus (Conn-Syndrom).

Steroide

- Normal: Gesamtkortisol: 2–25 ng/100 ml — 55–690 mmol/l.
- Erhöht:
  - Cushing-Syndrom: primär adrenal, sekundär hypophysäre, paraneoplastisch, medikamentös,
  - Adipositas,
  - Leberzirrhose,
  - Streß,
  - Schwangerschaft.
- Erniedrigt:
  - primäre Nebennierenrindeninsuffizienz,
  - sekundäre hypophysäre oder hypothalamische Nebennieren-rindeninsuffizienz.

Allgemeines

- Die Normalwerte bewegen sich innerhalb weiter Grenzen.
- Die chemischen Urinwerte sollen grundsätzlich nur aus Proben eines 24-Stunden-Urins bestimmt werden.

Spezifisches Gewicht

- Normal: 1009–1024.
- Erhöht:
  - Exsikkose,
  - starkes Dursten,
  - Fieber,
  - Herzinsuffizienz (mit Oligurie),
  - nephrotisches Syndrom (mit Oligurie),
  - akute diffuse Glomerulonephritis (mit Oligurie).
- Erniedrigt:
  - sehr große Trinkmengen,
  - Diuretika,
  - Niereninsuffizienz,
  - Pyelonephritis,
  - Zystennieren,
  - Nephrokalzinose,
  - Amyloidose,
  - primärer Aldosteronismus (Conn-Syndrom),
  - Diabetes insipidus,
  - hypophysäre hypothalamische Erkrankungen.

Reaktion

- Normal: pH im Mittel ca. 6,0.
- Die Reaktion ist nahrungsabhängig.
- Erhöht:
  - vorwiegend Pflanzenkost,
  - Nierenerkrankungen mit gestörter Säure-Basen-Regulation,
  - gramnegative Harnwegsinfektion,
  - Medikamente: Saluretika, Uralyt-U, Natriumbikarbonat.
- Erniedrigt:
  - Harnsäurediathese,
  - eiweißreiche Kost,
  - gesteigerter Eiweißzerfall: Fieber, maligne Prozesse, Radiotherapie,
  - Medikamente: Acidol-Pepsin, Mictura solvens.

Biochemische Urinwerte

Chloridausscheidung

- Normal: 4−8 g/24 Std.
- Erhöht:
  − vermehrte Kochsalzzufuhr,
  − erhöhte Flüssigkeitszufuhr,
  − Diuretika,
  − Morbus Addison.
- Erniedrigt:
  − salzarme Kost,
  − Niereninsuffizienz,
  − erhöhter Chloridverlust: Erbrechen, Schwitzen, Durchfälle,
  − Cushing-Syndrom,
  − Kortikoidbehandlung,
  − Ödeme.

Zystinausscheidung

- Normal 5−60 mg/24 Std.
- Erhöht:
  − Zystinsteinerkrankungen (familiäre Zystinurie).
- Erniedrigt:
  − Medikamente: D-Penicillamin, Cuprimin, Thiola.

Harnsäureausscheidung

- Normal: 300−1000 mg/24 Std.
- Erhöht:
  − Hyperurikämie, Gicht,
  − akute Leukämien (außer chronischer lymphozytärer Leukämie),
  − Polycythaemia vera,
  − Wilsonsche Krankheit.
- Erniedrigt:
  − Medikamente: Allopurinol.

Harnstoffausscheidung

- Normal: 12−28 g/24 Std.
- Erhöht:
  − verstärkter Abbau von Körperproteinen.
- Erniedrigt:
  − verstärkte Bildung von Körperproteinen: Wachstum, Schwangerschaft,
  − Niereninsuffizienz,
  − Lebererkrankungen.

Kaliumausscheidung

- Normal: 1,5−3,0 g/24 Std.
- Erhöht:
  - Fieber,
  - Coma diabeticum,
  - Morbus Addison,
  - Niereninsuffizienz,
  - Conn-Syndrom,
  - Cushing-Syndrom,
  - primärer Hyperaldosteronismus,
  - hyperchlorämische Azidose,
  - nephrotisches Syndrom,
  - Medikamente: Kortison, Saluretika.
- Erniedrigt:
  - Glomerulonephritis,
  - Pyelonephritis,
  - extrarenale Urämie,
  - Morbus Addison,
  - chronischer extrarenaler Kaliumverlust: z.B. Durchfall.

Kalziumausscheidung

- Normal: 100−300 mg/24 Std.
- Bestimmung nur sinnvoll nach dreitägiger kalziumarmer Diät.
- Erhöht:
  - primärer, sekundärer, tertiärer Hyperparathyreoidismus,
  - idiopathische Hyperkalzämie,
  - AT-10-, Vitamin-D-Überdosierung,
  - tubuläre Azidose,
  - chronische Pyelonephritis,
  - Niereninsuffizienz,
  - verschiedene Formen von Osteoporose,
  - multiples Myelom,
  - Maligne Tumoren mit und ohne Metastasen,
  - Morbus Addison,
  - Morbus Cushing,
  - Kortisontherapie,
  - alimentäre Hyperkalzurie,
  - idiopathische Hyperkalzurie,
- Erniedrigt:
  - Hypoparathyreoidismus,
  - Osteomalazie,
  - Tetanie,
  - Niereninsuffizienz

Biochemische Urinwerte

Kreatinausscheidung

- Normal: 20–200 mg/24 Std.
- Erhöht:
  - Muskelerkrankungen,
  - Hyperthyreose, Thyreotoxikose,
  - Cushing-Snydrom,
  - Kortikoidtherapie,
  - Diabetes mellitus.
- Erniedrigt:
  - Hypothyreose,
  - Testosterontherapie.

Kreatininausscheidung

- Normal: 1,1–2,5/24 Std.
- Erhöht:
  - Hypothyreoidismus,
  - Akromegalie,
  - Diabetes mellitus,
- Erniedrigt:
  - Muskelerkrankungen,
  - Hyperthyreoidismus,
  - Niereninsuffizienz.

Magnesiumausscheidung

- Normal: 2–8 g/24 Std.
- Erhöht:
  - Nebennierenrindeninsuffizienz,
  - tubuläre Azidose,
  - Alkalose,
  - Ausschwemmung von Ödemen,
  - Diuretika.
- Erniedrigt:
  - Cushing-Syndrom,
  - Streßsituationen,
  - Niereninsuffizienz,
  - Bildung von Ödemen.

Phosphatausscheidung

- Normal: 0,5–1,5 g/24 Std.
- Erhöht:
  - renaler Phosphatdiabetes,
  - gesteigerter Zellzerfall: Verbrennungen, Radiotherapie.
- Erniedrigt:
  - chronische Nierenkrankheiten.

Allgemeines

- Harnblasenentleerungsstörung durch mechanische oder funktionelle infravesikale Obstruktion.
- Neurologische Affektion mit Detrusorstörung
- Katheterismus oder Blasenpunktion zur Abklärung von Harnverhaltung oder Anurie.

Ursachen

- Mechanische, infravesikale Obstruktion:
  Meatusstenose, Phimosis, Peniskarzinom,
  Urethrastriktur, Urethraverletzung,
  Prostataadenom, Prostatakarzinom, Prostatitis, Prostataabszeß,
  Blasenhalssklerose,
  iatrogene Verletzung bei Zystoskopie und instrumentellen Manipulationen an der Urethra.
- Funktionelle infravesikale Obstruktion:
  neurologische Erkrankung,
  psychogene Faktoren,
  medikamentös: vegetativ wirksame Medikamente, Psychopharmaka.
- Detrusorschwäche:
  neurogen,
  psychogen,
  sekundär, u.U. Komplikation einer latenten Harnverhaltung.

Symptomatologie

- Unerträglicher Harndrang.
- Harnblasenentleerungsstörung seit längerer Zeit bekannt.
- Nachträufeln mit verschmutzter Unterwäsche.
- Auslösender Faktor:
  Erkältung,
  alkoholische Getränke (Champagner! (Die bekannte Geburtstagsfeier des Großvaters!),
  eingeklemmter Stein in der Urethra.
- Starke Schmerzen im Unterbauch.
- Fieberschub beim Infekt.

Diagnostik

- Palpation und Perkussion des Unterbauchs.
- Steriler Einmalkatheterismus.
- Suprapubische Blasenpunktion beim Versagen des Katheterismus.

- Abklärung, ob Urethra- oder Blasenerkrankung vorliegt.
- Bestimmung der Elektrolyte.

Therapie

- Beim gelungenen Katheterismus:
  Wenn der Patient wieder seine Harnblase entleeren kann, handelt es sich um eine einmalige Harnverhaltung. Auf jeden Fall ist diese Harnverhaltung als echtes Alarmsymptom einer Prostata-, Blasen- oder Urethraerkrankung anzusehen. Der Patient muß urologisch genau untersucht werden.
- Bei mißlungenem Katheterismus:
  Es handelt sich um eine Urethra-, Blasenhals- oder Prostataerkrankung.
  Angezeigt ist eine suprapubische Blasenpunktion.
  Anschließend erfolgt eine sofortige urologische Durchuntersuchung.
- Die Notfallüberweisung an den Urologen oder ins Spital ist angezeigt:
  wenn beim gelungenen Katheterismus kein Urin aus der Blase entleert werden kann, besteht eine Anurie;
  wenn eine hämorrhagische Komplikation auftritt;
  beim Katheterismus mit Restharnmengen $> 500\,cm^3$;
  bei einer septischen Komplikation;
  bei einem exsikkotischen Patienten.

Allgemeines

- Katheterismus oder Blasenpunktion zur Differentialdiagnose: Harnverhaltung − akutes Nierenversagen.
- 24-Std.-Harnmengen unter 500 ml werden als Oligurie, unter 100 ml als Anurie, das vollständige Sistieren der Harnausscheidung als komplette oder totale Anurie bezeichnet.

Prärenale Ursachen

- Schockniere mit Blutdruckabfall (spontan, traumatisch, kardiogen, operativ, postoperativ), Crushniere, Niereninfarkt.
- Arteriosklerose der Nierenarterien.
- Volumenmangel: traumatisch, Operation, gastrointestinale Blutungen, Verbrennungen, Unterkühlung, Ileus, Peritonitis, Pankreatitis.
- Wasser- und Elektrolytverluste (Hypokaliämie, Hyponatriämie, Hypochlorämie): Erbrechen, Durchfälle, Schwitzen.
- Azidose.
- Infektiös-toxisch: Sepsis, Peritonitis, Cholezystitis.
- Nebenniereninsuffizienz.
- Hämolyse, Myolyse.

Renale Ursachen

- Akute und chronische Pyelonephritis und Glomerulonephritis.
- Interstitielle Nephritis.
- Eklampsie.
- Toxisch-allergischer Nierenparenchymschaden.
- Vergiftungen: endogene Toxine (CO_2-Vergiftung, Lebererkrankungen, akute Pankreatitis, Darmaffektionen, Peritonitis, Ileus, Schwangerschaftstoxikose), exogene Toxine (Chemikalien, Medikamente).
- Nierentuberkulose, Gichtniere, Amyloidose, Myelomniere.
- Sklerodermie, Lupus erythematodes.
- Nephrokalzinose, Nephrolithiasis.
- Zystennieren.

Postrenale Ursachen

- Hydronephrose, Pyonephrose.
- Ureterverschluß: Steine, Tumoren, Blutkoagula, Ureterligatur, Papillennekrosen.
- Ureterstenosen: Tuberkulose, Lithiasis, postoperative Ureterstrikturen, Röntgenbestrahlung.
- Ureterkompression: retroperitoneale Fibrose (Morbus Ormond), retroperitoneale Karzinose, retroperitoneale Metastasierung, Blasenkarzinom, Prostatakarzinom, Prostatahyperplasie.

Allgemeines

- Die quantitative Leukozytenzählung geschieht meistenorts auf semiquantitative Weise, indem frisch gelassener Urin zentrifugiert und die Zellen des Sediments unter dem Mikroskop bei 400facher Vergrößerung pro Gesichtsfeld ausgezählt werden:
  normal: 0–8 Leukozyten/Gesichtsfeld = Leukozyturie.
  pathologisch: über 8 Leukozyten/Gesichtsfeld = Pyurie.
- Die Bakterienzahl wird normalerweise mittels semiquantitativer Methode bestimmt (Urikult):
  normal: $10^1 - 10^3$ Keime/ml.
  verdächtig: 10^4 Keime/ml; Untersuchung muß wiederholt werden; es könnte sich um eine Verschmutzung handeln.
  pathologisch: ab 10^5 Keime/ml.
- Eine Pyurie ist noch kein Beweis einer Harnwegsinfektion. Es kann sich auch um einen sog. Reizzustand handeln: Fremdkörper, Steine, unmittelbar postoperativ, Status nach behandeltem Harnwegsinfekt.
- Massenhaft Leukozyten im Urinsediment sind tuberkuloseverdächtig.
- Bei einer pathologischen Bakteriurie muß mittels Kulturen die Empfindlichkeit resp. Resistenz der Keime auf verschiedene Antiseptika und Antibiotika getestet werden.
- Eine Bakteriurie kann sich mit oder ohne klinische Symptomatologie entwickeln.
- 50% der Harnwegsinfektionen sind mit einer Nierenparenchymbeteiligung verbunden.
- Bei ca. 50% der Patienten mit zystitischen Beschwerden besteht keine Harnwegsinfektion, sondern es handelt sich um eine symptomatische Dysurie, bedingt durch andere Affektionen, an welche bei der Abklärung gedacht werden muß: Kristallurie, Genitalaffektionen, Urethraerkrankungen, Blasentumoren.
- Bei unklaren Harnwegsinfekten muß eine Tuberkulose ausgeschlossen werden: Urinkulturen, i.v. Urographie, Zystoskopie.
- Das Krankheitsbild der aseptischen Pyurie ist selten (cave Tbc!).
- Die spezifische Urethritis ist relativ häufig (Gonorrhö, Trichomonaden, Candida, Mykoplasmen).

Erreger

- Escherichia-coli-Gruppe.
- Enterokokken.
- Proteusgruppe.
- Klebsiellen.
- Aerobacter aerogenes.
- Pseudomonas aeruginosa.
- Staphylococcus aureus.

Leukozyturie, Pyurie, Bakteriurie

Ursachen

- Vor allem bei Frauen können Harnwegsinfekte mit Koli von der Darmflora ausgehen (Schmierinfektion, kurze Urethra).
- Abflußhindernisse: Meatusstenose, Urethrastriktur, Prostatahyperplasie oder -karzinom, Ostiumstenose, gestauter Ureter, Nierenbeckenabgangsstenose.
- Gynäkologische Erkrankungen.
- Trauma der Urethra, Geschlechtsverkehr.
- Vesikoureteraler Reflux.
- Urolithiasis.
- Instrumentelle Untersuchungen: Katheterismus, Zystoskopie, Dauerkatheter.
- Hämatogene Streuung.
- Virale Infektionen durch hämatogene Streuung.

Begünstigungsfaktoren

- Resturin.
- Stauung der oberen und unteren ableitenden Harnwege.
- Alkalischer Urin.
- Vesikoureteraler Reflux.
- Fremdkörper.
- Urolithiasis.
- Mißbildungen des Harntraktes.
- Tumoren des Harntraktes.
- Schwangerschaft.
- Diabetes.
- Allgemeine Resistenzverminderung des Organismus.
- Bei alten Patienten ist die Harnwegsinfektion eine häufige Erkrankung.
- Die Harnwegsinfektion ist bei Frauen häufiger als bei Männern.

Klinische Symptomatologie

- Fieber, Schüttelfröste.
- Schlechter Allgemeinzustand.
- Erbrechen, Anorexie.
- Schmerzen: Nierengegend, suprapubisch, perineal, urethral, skrotal.
- Dysurie, Pollakisurie, Nykturie, Strangurie.

Diagnostik

- Urinsediment: Pyurie.
- Urinkulturen: pathologische Bakteriurie.
- Radiologische Untersuchungen.
  i.v. Urographie.
  Refluxzystographie.
  Evtl. retrograde Pyelographie (mit seitengetrennter Urinbakteriologie).
- Zystoskopie.

Therapie

- Bei banalen Harnwegsinfekten ohne weitere Symptomatologie keine primäre Anwendung von Antibiotika, sondern Verabreichung von harnspezifischen Chemotherapeutika während 2–4 Wochen.
- Wenn der Infekt auf diese Behandlung nicht anspricht, ist eine weitere Abklärung unbedingt angezeigt: Urinkulturen mit Resistenzprüfung, Röntgenuntersuchungen, evtl. Zystoskopie.
- Die weitere Behandlung richtet sich nach den erhobenen Befunden.
- Insbesondere muß jedes Hindernis, jeder Fremdkörper entfernt werden.

Allgemeines

- Allgemeininfektion mit massiver und wiederholter hämatogener Streuung meist gramnegativer Keime, weshalb das Krankheitsbild auch gramnegative Sepsis genannt wird.
- Ausgangspunkt: septischer Herd, meist urologischer Natur.
- Erreger:
  Escherichia coli (60–70%).
  Proteus und Providentia (ca. 10%).
  Streptococcus faecalis (ca. 10%).
  Pseudomonas (ca. 5%).
  Klebsiellen (ca. 5%).
- Ursache, Ausgangspunkt:
  Urininfekt (in mehr als 70%).
  Lymphatische Streuung.
  Viszerale Infektion.
  Infizierte Thrombophlebitis bei septischer Organerkrankung (Haut, Uterus, Magen-Darm-Trakt).
  Langzeitig, intravenös liegende Kanülen.
  Infiziertes postoperatives Hämatom nach urologischem Eingriff.
  Schlecht drainierte Urinfistel.
  Urethritis wegen Dauerkatheter.
  Nach transurethralen Operationen, nach Zystoskopien.
- Begünstigende Faktoren:
  Alte Patienten.
  Schlechter Allgemeinzustand.
  Diabetes mellitus.
  Leberinsuffizienz.
  Malignome.
  Kardiovaskuläre und pulmonale Erkrankungen.
  Langdauernde Antibiotikatherapie.
  Immunosuppressiva (Antimetabolika, Kortikoide).

Verlauf und Komplikationen

- Bei Behandlung der Grundkrankheit und adäquater Antibiotikatherapie:
  Heilung im günstigen Fall.
  Exitus trotz optimaler Therapie häufig.
- Ein Rezidiv einer Urosepsis bedeutet meist einen tödlichen Krankheitsverlauf.
- Wechselnde Resultate in den Blutkulturen haben eine schlechte Prognose.
- Septische Fernmetastasen:
  Lungen.
  Leber, Milz: selten.

Pankreatitis: mit sehr schlechter Prognose.
Endokarditis: bei vorbestandenem Herzvitium.
Perikarditis.
Meningitis, Gehirnabszeß: mit sehr schlechter Prognose.
Glomerulonephritis, interstitielle Nephritis.
- Weitere Komplikationsmöglichkeiten:
Magenstreßulkus.
Leberkoma.
Septischer Schock.

Klinische Symptomatologie

- Rapide Abnahme des Allgemeinzustandes.
Benommenheit konstant vorhanden, oft als einziges Symptom.
- Fieber mit septischen Temperaturen.
Selten einmal kann eine Urosepsis zu Beginn afebril verlaufen.
- Schüttelfröste.
- Erbrechen, Durchfälle.
- Gelegentlich Bradykardie.
- Polypnoe mit respiratorischer Alkalose: typisch für Urosepsis.
- Septischer Schock:
Therapierefraktäre Hypotonie: 60–80 mmHg systolisch.
Ungenügende periphere Zirkulation.
Oligurie, Anurie.
Metabolische Azidose.
Agranulozytose.

Diagnostik

- Anamnese wichtig.
- Allgemeine klinische Zeichen müssen den Verdacht erwecken, will man mit der Therapie nicht zu spät sein.
- Blutbild:
Anämie.
Leukozytose mit starker Linksverschiebung.
Thrombozytopenie: typisch.
In septischem Schock: Agranulozytose.
- Blutserologie:
Hypophosphatämie.
Harnstoff, Kreatinin: zur Beurteilung der Nierenfunktion.
- Blutkulturen mit Resistenzprüfung:
Beweis der Urosepsis.
Bakteriologie und Resistenzprüfung bestimmen die Chemotherapie.

Therapie

- Lokale Sanierung:
Abszeßeröffnung.
Gute Drainage.
Wiederherstellung der Kontinuität der ableitenden Harnwege.
Auswechseln von Urinableitungen und intravenösen Sonden.
- Antibiotische Behandlung:
Resistenzgerecht.
Zu Beginn sofortige „blinde" Behandlung, z.Z. am besten mit
Zephalosporinen, kombiniert mit Aminoglykosiden.
Beachten evtl. nephrotoxischer Medikamente, vor allem bei
Nierenfunktionseinschränkung.
- Allg. Maßnahmen:
Schockbehandlung.
Kontrolle und entsprechende Maßnahmen bezüglich Nieren-
funktionen.
Kontrolle der Leberfunktionen.
Korrektur evtl. Elektrolytentgleisungen.
Evtl. Digitalisierung.
Antikoagulation, wenn möglich.
Evtl. Kortison.

Allgemeines

- Die Hämaturie ist ein Kardinalsymptom in der Urologie, dessen Ursache grundsätzlich bis zu einer Diagnose abgeklärt werden muß.
- Die Erythrozytenzählung erfolgt unter gleichen Bedingungen wie die Leukozytenzählung:
  normal: $0-8$ Erythrozyten/Gesichtsfeld.
  pathologisch: über 8 Erythrozyten/Gesichtsfeld.
- Unterscheidung zwischen Makro- (vom Auge sichtbar) und Mikrohämaturie (nur unter dem Mikroskop erkennbar).
- Mikroskopisch lassen sich alte von frischen Erythrozyten unterscheiden.
- Eine Mikrohämaturie kann selten einmal durch körperliche Anstrengung provoziert werden. Sie ist deshalb kontrollbedürftig.
- Eine Makrohämaturie muß unbedingt sofort in der Blutungsphase zystoskopisch abgeklärt werden. Dies ist deshalb wichtig, da damit die Blutung lokalisiert werden kann: Urethra, Prostata, Blase, linkes Ureterostium, rechtes Ureterostium.
- Bei der Makrohämaturie wird unterschieden zwischen der initialen, der totalen und der terminalen. Dies ist von diagnostischer Wichtigkeit.
- Ist eine Makrohämaturie mit Koagula kombiniert, kann man wurm- oder sphaghettiförmige Koagula (von Niere und Ureter her stammend) von klumpen- oder kuchenförmigen (von der Blase stammend) differenzieren.
- Eine Makrohämaturie mit Koliken deutet auf ein Geschehen in den oberen Harnwegen hin.
- Makrohämaturien mit Blasentenesmen oder zystitischen Symptomen sind meist Begleiterscheinungen bei Blasentumoren.
- Makrohämaturien mit gleichzeitiger Harnverhaltung werden bei prostatogenen und urethralen Erkrankungen oder bei Blasensteinen beobachtet.
- Wichtig ist die Abgrenzung des rot verfärbten Urins gegenüber einer selten einmal vorkommenden Hämoglobinurie, Phorphyrinurie oder einer Rotfärbung durch Nahrungsmittel oder Medikamente.

Untersuchungen

- Urinsediment.
- Dreigläserprobe.
- Urethrozystoskopie: wenn möglich in der akuten Blutungsphase.
- i.v. Urographie.
- Evtl. retrograde Pyelographie.
- Selektive Nierenangiographie.
- Neuerdings evtl. Ultraschall, Computertomographie.

Differentialdiagnose der Makrohämaturie

- Gynäkologische Blutungen werden oft, gastrointestinale Blutungen gelegentlich mit einer Hämaturie verwechselt.
- Blutung unabhängig von einer Miktion:
  Urethratumor (Papillom, Karzinom).
  Hämorrhagische Urethritis.
  Urethraruptur.
  Verletzungen durch eingeführte Fremdkörper.
  Iatrogene Urethraläsion (Katheterismus, Zystoskopie).
- Initiale Makrohämaturie:
  Urethratumor in der Pars prostatica (Papillom, Karzinom).
  Hämorrhagische Urethritis: spezifisch, unspezifisch.
  Prostatakarzinom.
  Hämorrhagische Vesikulitis: meist mit Hämatospermie.
  Samenblasenkarzinom: oft mit Hämatospermie.
  Blasentumor mit Befall der prostatischen Harnröhre.
- Totale Makrohämaturie:
  Nierentumoren (Hypernephrom, Karzinom, Sarkom).
  Nierenmißbildungen.
  Zystennieren, Nierenzysten.
  Hydronephrose.
  Hämorrhagische Pyelonephritis.
  Chronische Pyelonephritis.
  Interstitielle Nephritis.
  Herdnephritis.
  Nephrosklerose.
  Nierentoxikosen.
  Niereninfarkt, Nierenvenenthrombose.
  Nephrolithiasis.
  Nierentuberkulose.
  Nierentrauma.
  Hämophilie, Agranulozytosen.
  Nierenbeckentumor.
  Ureteritis.
  Uretertumor.
  Ureterstein.
  Hämorrhagische Zystitis.
  Blasentumoren (benigne, maligne).
  Blasendivertikel.
  Blasenruptur.
  Blasenperforation: traumatisch oder durch Tumordurchbruch oder entzündliche Prozesse der Nachbarorgane.
  Fremdkörper in der Blase.
  Blasensteine.
  Prostataerkrankungen.

37

- Terminale Makrohämaturie:
  Hämorrhagische Zystitis.
  Blasentuberkulose: pathognomonisch (!).
  Bilharziose.
  Endometriose.
  Blasentumor mit Lokalisation im Trigonum oder Blasenhals-
  bereich.
  Prostatahyperplasie, Prostatakarzinom.
  Blasensteine.
  Fremdkörper in der Blase.
  Varizen des Blasenbodens und des Blasenhalses.

Differentialdiagnose der Mikrohämaturie

- Sämtliche Gründe, die zu Makrohämaturien führen, unterhalten
  eine dauernde Mikrohämaturie.
- Nephritiden: akute Nephritis, latente Nephritis, chronische
  Nephritis, Pyelonephritis, interstitielle Nephritis.
- Allgemeine Infektionskrankheiten, die in die Niere streuen:
  Endokarditis lenta, Scharlach, Monozytenangina, Diphtherie,
  Morbus Bang, Bilharziose.
- Herdinfektionen: chronische Tonsillitis, Appendizitis etc.
- Allergosen: Nahrungsmittel, Bakterien, Parasiten, Medikamente.
- Vergiftungen: Terpentin, Quecksilber, Phosphor, Alkohol,
  Phenolphthalein, Dicumarol etc.
- Blutkrankheiten: Leukämie, Sichelzellanämie, Polyzythämie,
  Morbus Hodgkin.
- Hämorrhagische Diathesen: Thrombopenie, Purpura haemorrha-
  gica, Hämophilie, Dicumarol.

Allgemeines

- Blutdruck über 160/95.
- Befallen werden ca. 15% der Menschen.
- Essentielle primäre Hypertonie (80%).
- Sekundär symptomatische Hypertonie (20%).
- Renale Hypertonie:
  Renovaskuläre Hypertonie.
  Renale parenchymatöse Hypertonie (chronische Pyelonephritis, interstitielle Nephritis, Glomerulosklerose).
- Kardiovaskuläre Hypertonie.
- Endokrine Hypertonie: primärer Aldosteronismus, Conn-Syndrom, Cushing-Syndrom, Phäochromozytom, Hyperparathyreoidismus, Hyperthyreose, Schwangerschaft.
- Neurogene Hypertonie: Hirntumor, Arteriosclerosis cerebri.

Klinische Symptomatologie

- Dyspnoe.
- Präkardiales Beklemmungsgefühl.
- Herzklopfen.
- Palpitationen.
- Angina pectoris.
- Kopfschmerzen.
- Visusveränderungen.
- Ödeme.
- Evtl. hypertone Krisen.
- Veränderungen im Aussehen und in der Psyche.

Diagnostik

- Erhöhte Blutdruckwerte.
- EKG-Veränderungen.
- Evtl. Augenhintergrundveränderungen.
- Pathologisch veränderte spezifische Blutserumwerte.
- Pathologische Urinwerte.
- Evtl. pathologische Urographie.
- Pathologische Gefäßveränderungen.

Therapie

- Medikamentös.
- Operative Sanierung einer Nierenarterienstenose.
- Nephrektomie: wenn Hypertonie nephrogen und nicht fixiert.
- Adrenalektomie (Phäochromozytom, Cushing-Syndrom, Conn-Syndrom).

Allgemeines

- Eine normale menschliche Zelle besteht aus 46 Chromosomen. Diese gliedern sich in 22 Paare identischer Autosomen und 2 Heterosomen (männlich = ein größeres X-Chromosom und ein kleineres Y-Chromosom; weiblich = zwei X-Chromosomen).

- Die reifen Geschlechtszellen (Spermien, Eizellen) sind haploid, d.h., sie enthalten nur die Hälfte des normalen Chromosomensatzes. Eizellen mit zweimal 23 Chromosomen und je einem X-Chromosom; Spermien mit 23 + X oder 23 + Y.

- Mit der Befruchtung ist das Geschlecht genotypisch festgelegt. Das X-Chromosom enthält das weiblich bestimmende Gen F; das Y-Chromosom hat keinen Einfluß auf die Geschlechtsbestimmung, dagegen befinden sich männlich bestimmende Faktoren (M) auch in den Autosomen. Diese vermögen sich gegen die stärkeren weiblichen Realisatoren der zwei X-Chromosomen nicht durchzusetzen. Ein einziges X-Chromosom wird jedoch von den Autosomen überstimmt, so daß aus der XY-Kombination ein männliches Individuum hervorgeht.

- In der Reduktionsteilung (Meiose) der Geschlechtszellen kann es zu folgenden Fehlleistungen kommen. Spermien können weder ein X- noch ein Y-Chromosom aufweisen (sog. 0-Spermien) oder das X- und das Y-Chromosom gleichzeitig aufweisen (XY-Spermien); bei den Eizellen kann das X-Chromosom fehlen (sog. 0-Oogonien), oder aber es können zwei X-Chromosomen vorliegen (XX-Oogonien).

- Bei den auf diese Weise befruchteten Eizellen sind folgende vier Kombinationen als chromosomale Erkrankungen bekannt: XXY, XXXY, X0, XXX.

- Die Keimdrüsen, ihre ableitenden Wege und die äußeren Geschlechtsorgane werden bei beiden Geschlechtern in völlig gleichartiger Weise angelegt. Die Differenzierung der Gonaden in Hoden oder Ovarien (gonadales Geschlecht) geschieht unter dem Einfluß der Geschlechtschromosomen.

- Weiterentwicklung oder Rückbildung der Wolffschen und Müllerschen Gänge, die Gestaltung des Sinus urogenitalis und die Ausbildung der äußeren Genitalien werden durch die Gonaden gesteuert (gonophores Geschlecht).

- Die in der Pubertät zur vollen Funktion gelangende Hormonproduktion der Geschlechtsdrüsen ist u.a. verantwortlich für die sekundären Geschlechtsmerkmale (somatisches Geschlecht).

- Das Geschlecht des normalen Individuums ist durch Übereinstimmung dieser Faktoren gekennzeichnet. Unter Intersexualität werden alle Formen mit Widersprüchen zwischen chromosomalem, gonadalem, gonophorem und somatischem Geschlecht zusammengefaßt.

- Die Häufigkeit der Intersexformen wird auf 3°/oo der Gesamtbevölkerung geschätzt; nur ein Teil der Intersexe sind Zwitter
mit bivalenter Ausbildung der Geschlechtsorgane.
- Die genetisch bedingte Intersexualität kann entweder durch
die oben erwähnten Fehlleistungen in der Meiose (Klinefelter-
Gruppe, Turner-Syndrom) oder aber durch Genveränderungen
ohne morphologisch erkennbare Abweichung der Chromosomen-
konstitution (z.B. adrenogenitales Syndrom, testikuläre Feminisierung, Gonadendysgenesie) zustande kommen.

Möglichkeiten pathologischer Hormoneinwirkungen

- Bezüglich Hormoneinwirkung bei Intersexualität sind das chro-
mosomale und das Kerngeschlecht von untergeordneter Bedeu-
tung. Wichtiger ist das Gonadengeschlecht.
- Intersexe ohne Sexualhormonbildung:
Agonadismus.
Gonadendysgenesie.
- Intersexe mit Hormonproduktion entsprechend dem Gonadenge-
schlecht:
Männlich (Produktionsort Hoden): Pseudohermaphroditismus
masculinus.
Weiblich (Bildungsort Ovarien): Pseudohermaphroditismus fe-
mininus.
Männlich und weiblich (Bildungsort Hoden und Ovarien): Hermaphroditismus verus.
- Intersexe mit Hormonproduktion entgegengesetzt dem Gonadengeschlecht:
Virilisierend: virilisierende Ovarialtumoren, adrenogenitales Syndrom bei Nebennierenrindentumoren oder -hyperplasie.
Feminisierend: Nebennierenrindentumoren, Chorionepitheliom,
Interstitialzelltumoren, feminisierende Hodentumoren, testikuläre Feminisierung (relativ oder absolut vermehrte Östrogenproduktion der Hoden [die Hoden bilden qualitativ andere Östrogene
oder Androgene als normal], normale Östrogen- und Androgenproduktion bei veränderter Reaktionsfähigkeit der Erfolgsgewebe).

Diagnostik

- Anamnese:
Familienanamnese wichtig, da einige intersexuelle Typen heredi-
tär auftreten.
Gezielte Fragestellung bezüglich Entwicklung primärer und sekundärer Geschlechtsmerkmale, Libido, Potenz, Menstruations-
störungen.

41

- Allgemein verspätetes Wachstum, Zwergwuchs.
- Oft hormonbedingte frühzeitige Osteoporose (typisch bei Kline-felter-Gruppe).
- Stadieneinteilung bei Mißbildung der äußeren Genitalien (nach *Overzier*):

  Typus I: : Klitorisvergrößerung ohne andere Genitalverände-rungen;

  Typus II:: Klitorisvergrößerung, trichterförmiger Urogenital-sinus, in dessen Tiefe Vaginal- und Urethralöffnung sichtbar;

  Typus III: Klitorisvergrößerung mit engem, trichterförmigem Urogenitalsinus;

  Typus IV: Phallus mit kleiner Urogenitalöffnung an dessen Basis;

  Typus V: Phallus mit kleiner Urogenitalöffnung an dessen Spitze wie bei normalen männlichen Verhältnissen.
- Zwitterige Entwicklung des Urogenitalsystems kommt vor bei:

  Echtem Hermaphroditismus.

  Pseudohermaphroditismus (masculinus oder femininus).

  Adrenogenitalsyndrom.
- Die verschiedenen Typen kommen vielmals erst in der Pubertät zum vollen Ausdruck.

Besondere Abklärungen

- Röntgenuntersuchungen:

  Skelettaufnahmen: allgemeine Osteoporose, Beurteilung des Reifezustandes der Knochenkerne.

  Urethrovaginographie: zur Aufklärung der Anatomie des inne-ren Genitales.

  Angiographie oder Phlebographie der Nebennieren: Darstellung eines evtl. Nebennierenrindentumors.
- Endoskopie: zur Aufklärung der Anatomie des inneren Geni-tales.
- Laboruntersuchungen:

  Bestimmung des Kerngeschlechtes: Chromatintest, F-Körper-Test.

  Chromosomenanalyse.

  Hormonstatus: Gonadotropine, Steroidhormone (Androgene, Östrogene, Gestagene, Kortikosteroide).
- Psychologische Untersuchung.
- Diagnostische Operationen:

  Hodenbiopsie.

  Laparoskopie, Laparotomie: Biopsien der intraabdominal gele-genen Gonaden, Feststellung eines evtl. Agonadismus.

Die häufigsten Erscheinungsformen der Intersexualität

- Echter Agonadismus:
  Sehr selten beobachtetes Krankheitsbild.
  Vollkommenes Fehlen der Keimdrüsen.
  Ausbildung der Geschlechtsgänge unterbleibt mangels Induktion.
  Kerngeschlecht chromatinnegativ.
  Tiefe Hypospadie als konstanter Befund.
- Gonadendysgenesie:
  Fehlen der Keimzellen in rudimentär entwickelten Gonaden.
  Unabhängig vom Kerngeschlecht Entwicklung eines weiblichen
  Phänotypus.
  Kerngeschlecht: XX, XY oder X0.
  Viele dieser Betroffenen sterben in den ersten Lebenswochen.
  Allgemein-klinische Symptomatologie: Kleinwuchs mit eher
  breitem Körperbau; typisches ängstlich-trauriges Gesicht; gene-
  ralisierte Osteoporose; hypoplastisches inneres und infantiles
  äußeres Genitale; primäre Amenorrhö; kein Mammawachstum;
  intelligenzmäßig und psychisch meist unterentwickelt.
  Turner-Syndrom: hypoplastisches weibliches Genitale, Kleinwuchs (mit Breithals, Cubitus valgus, schildförmigem Thorax)
  und Karyotyp X0 als klassische Trias; häufig kombiniert mit
  weiteren Mißbildungen (Hufeisenniere, gedoppeltes Nierenhohlsystem).
  Männliches Turner-Syndrom: hypoplastisches männliches Genitale, Minderwuchs und Karyotyp XY als klassische Trias; Hoden
  meist nicht deszendiert.
  Diagnosestellung: Karyotyp; Phänotyp; äußeres Genitale; Östro-
  genausscheidung vermindert; Gonadotropinproduktion erhöht.
  Therapie: Unabhängig vom chromosomalen Geschlecht sollten
  die Patienten als Mädchen erzogen werden; Östrogensubstitution
  ab Pubertät; plastisch-operative Korrekturen; prophylaktische
  Exstirpation evtl. vorhandener Hoden (Gefahr maligner Entar-
  tung).
- Klinefelter-Syndrom:
  Das echte Klinefelter-Syndrom ist die genetische Intersexform,
  definiert durch den Grundtyp XXY als Ursache einer Non-dis-
  junction in der Meiose.
  Kerngeschlecht chromatinpositiv.
  In die Klinefelter-Gruppe gehören zusätzlich: XXXY, XXXXY,
  XXYY.
  Gonadal und phänotypisch rein männlich.
  Häufigkeit in $2°/\text{oo}$ der Gesamtbevölkerung.
  Meist während oder nach der Pubertät manifest.
  Osteoporose infolge Hormonmangel.

Intelligenzgrad gering bis debil (besonders in Klinefelter-Gruppe).

Potenzstörungen.

Bei Klinefelter-Gruppe oft extragenitale Mißbildungen.

Allgemein-klinische Symptomatologie: Hodenhypoplasie obligat; Veränderung der sekundären Geschlechtsmerkmale fakultativ; in der Mehrzahl Azoospermie; Pubertät verspätet und unvollständig (Schambehaarung weiblich, Gesichtsbehaarung spärlich, Stimmbruch verspätet); gelegentlich Gynäkomastie; übergroßer Körperwuchs.

Diagnosestellung: Hodenhypoplasie; positiver Chromatinbefund; rein männlicher Phänotyp.

Therapie: Substitution mit Androgenen wegen zunehmender Osteoporose; evtl. Mastektomie aus kosmetischen Gründen.

- Hermaphroditismus verus:
Seltenes Krankheitsbild mit gleichzeitigem Vorhandensein von Ovarien und Hoden, welche getrennt oder in einem Organ vereinigt (Ovotestis) vorliegen können.

Kerngeschlecht meist XX, selten XY oder eine Mosaikstruktur (am häufigsten XX/XY).

Einteilung nach der Seitenanordnung der Gonaden.

Lateral: Hoden auf der einen, Ovarien auf der anderen Seite.

Bilateral: Hoden und Ovarien beiderseits.

Unilateral: Hoden und Ovarien nur auf einer Seite.

Hormonstatus im allgemeinen uncharakteristisch.

In 50% mit Inguinalhernien kombiniert.

Psyche meist durch die Erziehung geprägt.

Diagnosestellung: Nachweis von Hoden- und Ovarialgewebe.

Therapie: Wird allein durch die psychosexuelle Einstellung und nie durch das Kerngeschlecht bestimmt; kosmetisch-chirurgische Korrekturen.

- Pseudohermaphroditismus masculinus:
Weibliche oder intersexuelle Genitalentwicklung bei chromosomal und gonadal männlichen Individuen.

Alle Urogenitaltypen (nach *Overzier*) möglich: Unter den zahlenmäßig häufigeren männlichen Pseudohermaphroditen mit vorwiegend männlichem äußerem Genitale überwiegt der Typ IV, unter denjenigen mit vorwiegend weiblichem äußeren Genitale der Typ II.

Gesamthabitus: männlich; ohne Gynäkomastie; Schambehaarung und Bartwuchs parallel zum Phänotyp des äußeren Genitales; Wachstum normal.

Hormonausscheidung im allgemeinen uncharakteristisch, bestimmt durch den Entwicklungsgrad der Gonaden.

Therapie: Soll sich je nach Aussehen und Erziehung des Patienten richten; kosmetisch-chirurgische Korrekturen; Hoden, welche sich nicht ins Skrotum verlagern lassen, sollen wegen der Gefahr der malignen Entartung entfernt werden; Dauersubstitution mit Geschlechtshormonen (vor allem zur Verhinderung einer Osteoporose).

Sonderformen:

Oviduktpersistenz (Fehlen des oviduktunterdrückenden Faktors des fetalen Hodens).

Störungen der Testosteronsynthese.

Induzierter Pseudohermaphroditismus masculinus (durch endogene oder exogene hohe Östrogendosen).

Testikuläre Feminisierung (rein weibliches äußeres Genitale, ohne Uterus mit Brustentwicklung bei chromosomal und gonadal männlichem Geschlecht; entweder autosomal dominant oder X-chromosomal vererbt).

- Pseudohermaphroditismus femininus:

Intersexuelles Genitale bei chromosomal und gonadal weiblichen Individuen.

Induzierter Pseudohermaphroditismus femininus: Durch Einwirkung virilisierender Substanzen in der Frühschwangerschaft; dabei wird nur die äußere, nicht die innere Genitalentwicklung vermännlicht.

Endogen: virilisierende Tumoren der Mutter (Arrhenoblastom), intragravidäre Hormonentgleisung.

Exogen: Zufuhr von androgenen oder gestagenen Steroiden.

Normal ausgebildete Ovarien in normaler Lage.

Alle Urogenitaltypen (nach *Overzier*) möglich, doch Typ II und III überwiegen.

Menstruation meist vorhanden; Geburten in Einzelfällen beschrieben.

Gesamthabitus: weiblich; ebenfalls Schambehaarung und Brustentwicklung; normales Wachstum.

Diagnosestellung: Chromosomenmuster XX; Verifizierung des normalen Ovars; normale oder leicht erniedrigte 17-Ketosteroidausscheidung.

Therapie: richtet sich nach Aussehen und Erziehung des Patienten; kosmetisch-chirurgische Korrekturen; wenn als Mann lebend, Dauersubstitution mit Androgenen.

- Adrenogenitales Syndrom:

Sonderform des Pseudohermaphroditismus femininus, bei dem die primären und sekundären Geschlechtsmerkmale durch gesteigerte Nebennierenrindenandrogen-Produktion verändert werden, wobei die Veränderungen abhängig sind von Geschlecht, Zeitpunkt und Intensität der hormonellen Einwirkung.

Im Prinzip: Nebennierenrindenhyperplasie (autosomal rezessiv vererbbare Enzymopathie) oder Nebennierenrindentumoren (bevorzugt im Kleinkindesalter).

Erniedrigter Plasma-Kortisolspiegel − vermehrte ACTH-Ausscheidung −, Hyperplasie der Nebennierenrinde mit vermehrter Bildung von Steroiden, darunter solchen mit androgener Wirkung (vor allem Testosteron). Schwere Formen führen zu lebensbedrohlichen Stoffwechselstörungen (adrenogenitales Salzverlustsyndrom).

Neugeborene Knaben mit leicht vergrößertem Penis.

Mädchen mit Veränderungen wie beim Pseudohermaphroditismus femininus.

Postnatal bei beiden Geschlechtern progrediente Virilisierung mit einer Pseudopubertas praecox.

Gesamthabitus: Schambehaarung ab 3. Lebensjahr; etwas später Achselbehaarung und Bartwuchs; Knochenwachstum beschleunigt, verfrüht, mit 10−12 Jahren abgeschlossen, deshalb Kleinwuchs.

Psychosexuelle Reifung retardiert.

Diagnosestellung: charakteristischer Hormonstatus (deutlich erhöhte 17-Ketosteroidausscheidung; bei Nebennierenrindenkarzinomen meist sehr stark erhöht); Tumordarstellung durch Angiographie.

Therapie: Bei Nebennierenhyperplasie lebenslängliche Substitution von Kortisol; Elektrolytkorrekturen. Bei Nebennierenrindentumoren Adrenalektomie unter Kortisonsubstitution (evtl. Atrophie der Gegenseite!).

● Noonan-Syndrom (Pseudoturnersyndrom: gut umschriebenes Syndrom mit turnerartigen Dysmorphiemerkmalen, jedoch ohne Chromosomenstörungen und ohne Hypogonadismus).

Kommt bei beiden Geschlechtern vor.

Karyotyp XX oder XY.

Kryptorchismus.

Pulmonalisatresie oder Pulmonalklappendysplasie.

Minderwuchs, Pectus excavatum.

Testosteron erniedrigt.

FSH und LH erhöht.

Allgemeines

- Infertile Ehen sind häufig (ca. 15%).
- Der Grund liegt sehr wahrscheinlich in über 50% beim Mann.
- Die Infertilität des Mannes hängt von genetischen, endokrinen und lokalen Störungen ab, wobei kombinierte Krankheitsbilder eine wichtige Rolle spielen.

Ätiologie

- Primäre Hodeninsuffizienz:
  Entwicklungsstörungen: Hypoplasie, Ektopie, Dystopie.
  Infektionskrankheiten: Mumps, Tuberkulose, Varizellen, Grippe etc.
  Zirkulationsstörungen: Kryptorchismus, Varikozele, Arteriosklerose, Hypertonie, Anämie, Hypoxie. Status nach Hernienoperation, Orchidopexie, Hydrozelenoperation, Varikozelenoperation.
  Hodenverletzungen: Skrotaltrauma, Geburtstrauma, Hodentorsion, operative Läsion.
  Innersekretorische Erkrankungen: Myxödem, Cushing-Syndrom, Diabetes.
  Radiologische Hodenläsionen.
  Toxische und medikamentöse Schädigungen: Zytostatika, Antihypertonika, Nikotinabusus, Alkoholabusus, Drogen, Intoxikationen verschiedenster Genesen.
- Sekundäre Hodeninsuffizienz:
  Idiopathischer Eunuchoidismus.
  Eunuchoidismus durch ICSH-Mangel.
  Hypophysenunterfunktion.
  Vermehrte Androgenproduktion: Hyperplasie oder Tumor der Nebennierenrinde.
  Vermehrte Östrogenproduktion: feminisierende Hyperplasie oder Tumoren der Nebennierenrinde, Lebererkrankungen, Östrogentherapie.
  Erkrankungen im Hypothalamus.
  Dystrophia adiposogenitalis.
  Komplette und inkomplette Querschnittsläsionen, spinale Grenzstrangresektion: sekundäre tubuläre Hodeninsuffizienz.
  Psychische Faktoren.
- Verschluß der Ductus deferentes:
  Mißbildungen: Aplasie, Hypoplasie, Zysten.
  Verletzungen: Skrotaltrauma, iatrogene Durchtrennung des Ductus deferens (vor allem bei Hernienoperationen).
  Entzündungen: spezifische und unspezifische Epididymitis, De-

ferentitis, Veskulitis.

Tumoren: Nebenhoden, Samenblasen.

- Prostata- und Samenblasenerkrankungen:
Unspezifische chronische Prostatitis.
Vesikulitis.
Urogenitaltuberkulose.
- Impotentia ejaculationis:
Multiple Sklerose.
Läsion des Sympathikus: Sympathektomie, bei retroperitonealer Lymphknotenausräumung, bei Operationen an den Beckenstammgefäßen.
- Retrograde Ejakulation:
Nach Prostatektomie.
Nach Operationen am Blasenhals.
Bei Urethrastrikturen.
Bei Läsionen des Plexus hypogastricus: Operationen an den Beckenstammgefäßen, retroperitoneale Lymphknotenentfernung.

Pathologie

- Die Histopathologie einer Hodenbiopsie ist für Diagnose und Prognose ausschlaggebend.
- Sie bestimmt das Stadium der Hodenläsion:
Normale Spermiogenese.
Kernzellaplasie bei normalen Sertoli-Zellen.
Peritubuläre Fibrose.
Intratubuläre Reifungshemmung.
Tubuläre Sklerose.
Sekundäre Entzündungserscheinungen.

Diagnostik

- Anamnese:
Familienanamnese: sehr wichtig.
Durchgemachte Erkrankungen: Kinderkrankheiten (Mumps, Kryptorchismus, genitale Erkrankungen und Operationen).
Pubertät: beschleunigt, verspätet.
Fieberhafte Infektionserkrankungen.
Medikamente, Drogen.
Psyche.
- Allgemeinuntersuchung:
Körperbau.
Wuchsproportionen, Fettverteilung, Hautbeschaffenheit, Muskulatur.
Sekundäre Geschlechtsmerkmale: Behaarung, Gynäkomastie.
Genitalstatus, Palpation (Hoden, Nebenhoden, Funikulus, Prostata), Orchidometrie.

- Spermiogramm:
Gewinnung durch Masturbation nach sexueller Karenz von
4−6 Tagen.
Makroskopisch: Aussehen, Hämospermie (Prostatitis, Vesikulitis,
Urethritis, Samenblasenkarzinom), Geruch, Volumen (2−6 ml),
pH (7,2−7,8), Koagulation (sofort), Verflüssigung (nach 5−30
Min.), Viskosität (bei 20 °C 6,5mal größer als die des Wassers).
Mikroskopisch: Gesamtzahl (Normospermie 60−120 Mio/ml,
Polyzoospermie über 250 Mio/ml, Hypozoospermie 20−40 Mio/
ml, Oligospermie 1−20 Mio/ml, Azoospermie unter 1 Mio/ml),
Motilität (nach 1−2 Std. sind normalerweise 60−95% der Spermien gut beweglich, Asthenozoospermie unter 60% Bewegungseinschränkung), Morphologie (im Differentialspermiogramm
müssen normalerweise 70−90% normal geformte Spermien vorhanden sein, 40−70% herabgesetzte Fertilität, unter 40% Infertilität).
Biochemische Untersuchungen des Ejakulates: Fruktose (von
den Samenblasen gebildet, bestimmt die Stoffwechselaktivität
der Spermien, normal 1200−4500 ng/ml), Zitronensäure (in der
Prostata gebildet, beeinflußt die Koagulationszeit des Ejakulats,
normal 1−14 mg/ml).
- Hormonuntersuchungen:
Gonadotropine: Follikelstimulierendes Hormon (FSH) zur Reifung der Tubuli und Aufrechterhaltung der Spermiogenese und
das die interstitiellen Zellen stimulierende Hormon (ICSH) für
die Entwicklung der Leydigschen Zwischenzellen und die Produktion von Androgenen. Untersuchung am einfachsten im Urin:
normal 20−40 MUE/24 Std; wenn erhöht, primäre Keimdrüsen-
insuffizienz; wenn erniedrigt, hypophysäre Hypofunktion.
Androgene: 17-Ketosteroide im Urin (Metaboliten der Androgene, stammen beim Mann zu 1/3 aus den Hoden, zu 2/3 aus
den Nebennierenrinden; normal: bei 25jährigen Männern 8−25
mg/24 Std, nehmen mit zunehmendem Alter ab. Testosteron im
Urin und im Blut (selektive Beurteilung der endokrinen Hoden-
funktion). Normalwerte von Bestimmungsmethode abhängig.
Östrogene in geringem Maße in Nebennieren und Leydig-Zellen
produziert. Normaler Östradiolserumspiegel bei Männern:
14−36 pg/ml.
- Chromosomale Geschlechtsdiagnose:
Chromatintest: Mundepitheltest, Leukozytentest.
F-Körpertest: Durch Fluoreszenzmethode kann das Y-Chromatin
dargestellt werden.
Chromosomenanalyse.
- Hodenbiopsie: notwendig zur genauen Diagnose, Prognose und
evtl. chirurgischem Vorgehen.

- Durchgängigkeitsprüfung des Ductus deferens:
  Katheterismus des Ductus deferens.
  Injektion von Farbstoff oder Röntgenkonstrastmittel.
  Vasographie, Vesikulographie, Epididymographie.

Therapie: Allgemeines

- Die Aussichten auf Erfolg bei der Behandlung von Fertilitäts-
  störungen sind außer bei gewissen Krankheitsbildern im allgemeinen gering.
- Trotzdem ist eine gründliche Abklärung, nicht zuletzt aus psy-
  chologischen Gründen, sehr wichtig.
- Histologische Hodengewebsveränderungen sind in der übergro-
  ßen Mehrzahl irreversibel.
- Auch wenn die Resultate von Spermiogrammen sich nach irgendeiner Behandlung verbessert haben, bedeutet dies noch keine
  normale Konzeption.
- Konservative Behandlungen dauern über viele Monate.
- Die prozentual besten Erfolge pathologischer Spermiogramme
  sind nach Operationen wegen Varikozele oder Verschlußazoospermie bei distaler Obstruktion eines Ductus deferens zu erwarten.

Therapie der primären Hodeninsuffizienz

- Diätvorschriften:
  Fettarme, vitaminreiche Kost.
  Kein Alkohol, kein Nikotin, kein Kaffee (fraglich).
  Medikamentenabusus abstellen.
- Konservative Behandlung: vorwiegend durchblutungsfördernde
  Medikamente (ohne nennenswerte Erfolge).
- Antibiotische Behandlung: bei primär entzündlichen Erkrankungen.
- Chirurgische Behandlung:
  Behebung eines Kryptorchismus.
  Operation einer Varikozele.
- Androgentherapie:
  Stimuliert die Sekretion von Prostata und Samenblasen.
  Verbessert die Motilität, die Morphologie und die Dichte der
  Spermien; man erwartet dabei einen Rebound-Effekt.
  Medikamente: Testosteronpropionat (Testoviron, Testoviron-
  Depot), Methyltestosteron, Testosteron-Undekanoat, Mestero-
  lon (Proviron).
- Gonadotropintherapie:
  Direkte Stimulierung der Spermiogenese bei Oligozoospermie.
  Medikamente: HMG ("human menopausal gonadotrophine",
  Humegon, Pergonal), Serumgonadotropin (aus Serum schwange-
  rer Stuten, Antheron, Predalon-S), Choriongonadotropin (Primo-

gonyl, Predalon).
- Vitamin E: verbessert die Spermienmorphologie.
- Vitamin A: verbessert die Spermienzahl und die Spermienmorphologie. Empfehlenswert Kombination mit Androgenen.
- Chlomiphenzitrat (Dyneric): bewirkt durch Stimulation im Hypothalamus eine erhöhte Freisetzung von ICSH und FSH.

Therapie der sekundären Hodeninsuffizienz

- Kausale Behandlung:
- Choriongonadotropin: 3x 1500 IE/Woche bis zum Auftreten der Pubertät (nach ca. 3 Monaten zu erwarten).
- Kann dadurch eine Pubertät ausgelöst werden und bilden sich die sekundären Geschlechtsmerkmale ohne Choriongonadotropine wieder zurück, so kann diese als Dauersubstitutionsbehandlung mit wöchentlichen Injektionen von 5000 IE bis zur völligen somatisch-maskulinen Differenzierung fortgesetzt werden.
- Bei idiopathischem Eunuchoidismus: zusätzliche Behandlung mit HMG (Dosierung in Abhängigkeit von Spermiogrammkontrollen; gelingt eine Fertilität, muß der Patient auf eine Erhaltungsdosis eingestellt werden).
- Versagt die Gonadotropinbehandlung, werden Androgene eingesetzt; diese gelangen auch bei Patienten höheren Alters mit irreversiblen Hodenschädigungen zur Anwendung.
- Beim idiopathischen Eunuchoidismus: zusätzliche Behandlung mit HMG (Dosierung in Abhängigkeit vom Spermiogramm); kommt es zur Fertilität, muß der Patient auf eine Erhaltungsdosis eingestellt werden).

Therapie der Verschlußaspermie

- Ursache: Meist distaler Verschluß des Ductus deferens:
Spezifische und unspezifische Epididymitis.
Hypoplasie und Aplasie des Nebenhodens, distale Hypoplasie des Ductus deferens.
Verletzungen.
Status nach Vasektomie.
- Operationsindikation:
Hodenbiopsie normal oder nur partielle Schädigungen.
Normale Durchgängigkeit des Ductus deferens proximal der Stenose.
Viele normal bewegliche Spermien im Punktat oder Abstrich des Nebenhodenkopfes ohne Zeichen einer Infektion im Bereich der Samenkanälchen.
- Operationsverfahren
Vaso-Vasostomie.
Epididymovasostomie.

Impotenz

Allgemeines

Unter Potenz versteht man im weitesten Sinne des Wortes die Libido, die Erektions- und die Ejakulationsfähigkeit. Nach heutigen Erkenntnissen sind für eine Impotenz in überwiegender Zahl morphologische Gründe verantwortlich. Im Gegensatz zu früheren Meinungen scheint eine primär psychische Ursache in geringerem Maße eine Rolle zu spielen. Sekundäre psychische Probleme sind verständlicherweise sehr oft anzutreffen. Organische Abnormitäten (Phimose, Hypo-/Epispadie) müssen nicht zur Impotenz führen.

Libido

- Sie hängt von einer normalen Psyche und einem Plasmatestosteronspiegel im Normbereich ab.
- Vorwiegend bei Frauen kann sich selten einmal ein Prolaktinom dahinter verbergen. Erhöhtes Prolaktin supprimiert die übrige Gonadotropinproduktion.

Erektion

- Eine Erektion setzt einen normalen Gonadotropin- und Testosteronspiegel, normal ausgebildete Corpora cavernosa und eine intakte Nerven- und Blutgefäßversorgung voraus.
- Insbesondere bei Erektionsstörungen stehen morphologische Anomalien im Vordergrund (70–80%). Psychische Probleme sind in der Regel sekundär.
- Ein normaler Testosteronspiegel ist eine unabdingbare Voraussetzung, wiewohl der Ansatzpunkt und die Wirkungsweise des Testosterons noch weitgehend unbekannt sind.
- Die Corpora cavernosa mit ihrer in den Trabekeln eingelagerten glatten Muskulatur und den darin integrierten Ganglien arbeiten höchstwahrscheinlich autonom. Durch Erschlaffung der glatten Muskulatur kommt es zu mehr Raum, was zusammen mit dem erhöhten arteriellen Blutzustrom zur Tumeszenz führt. Traumatische oder operative Verletzungen der Corpora cavernosa sowie ein nicht behandelter Priapismus können diese Trabekel zerstören und zur erektilen Impotenz führen.
- Die Innervation (Abb. 2) wird vom thorakolumbalen psychogenen und vom sakralen reflexogenen Erektionszentrum gesteuert, wobei ersteres beim Menschen dominant ist und sogar vikariierend allein die Funktion übernehmen kann (z.B. bei tiefer Querschnittsläsion). Traumata, Operationen, Tumoren, Entzündungen und andere neurologische Erkrankungen können diese

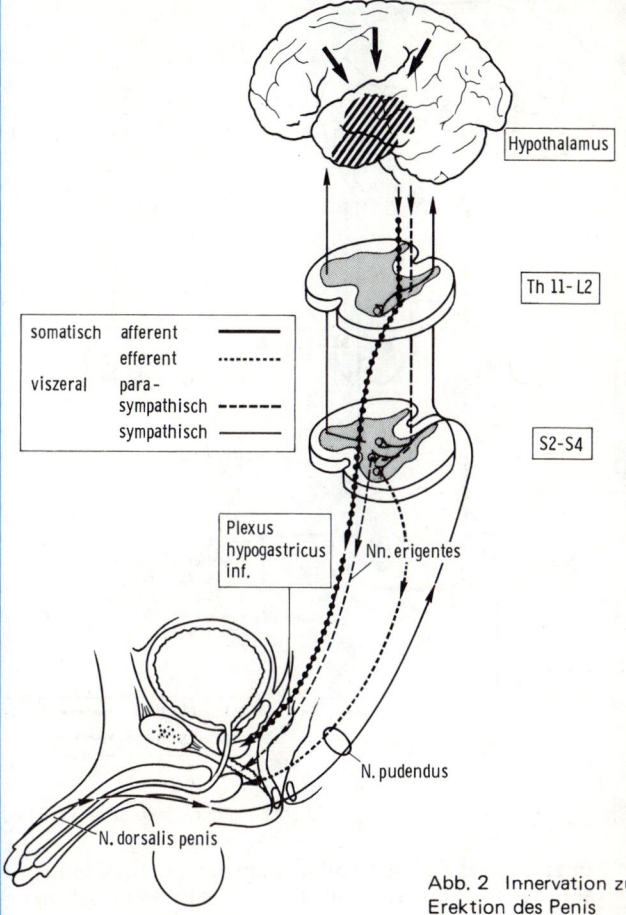

somatisch afferent ———
efferent ··········
viszeral para-
sympathisch – – – –
sympathisch ———

Hypothalamus

Th 11- L2

S2-S4

Plexus hypogastricus inf.

Nn. erigentes

N. pudendus

N. dorsalis penis

Abb. 2 Innervation zur Erektion des Penis

Innervation beeinträchtigen. Zudem können sich — müssen aber nicht! — verschiedenste Medikamente auf dieser Ebene für eine Erektion störend auswirken (z.B. Ganglienblocker, andere Antihypertensiva, Sedativa, Anticholinergika, Östrogene, Gestagene, Antiandrogene, Drogen, Alkohol).

● Die mangelnde arterielle Blutzufuhr durch Gefäßverschlüsse (Diabetes mellitus, Nikotinabusus, traumatisch, idiopathisch) ist nach neueren Erkenntnissen der weitaus häufigste Grund für Erektionsstörungen.

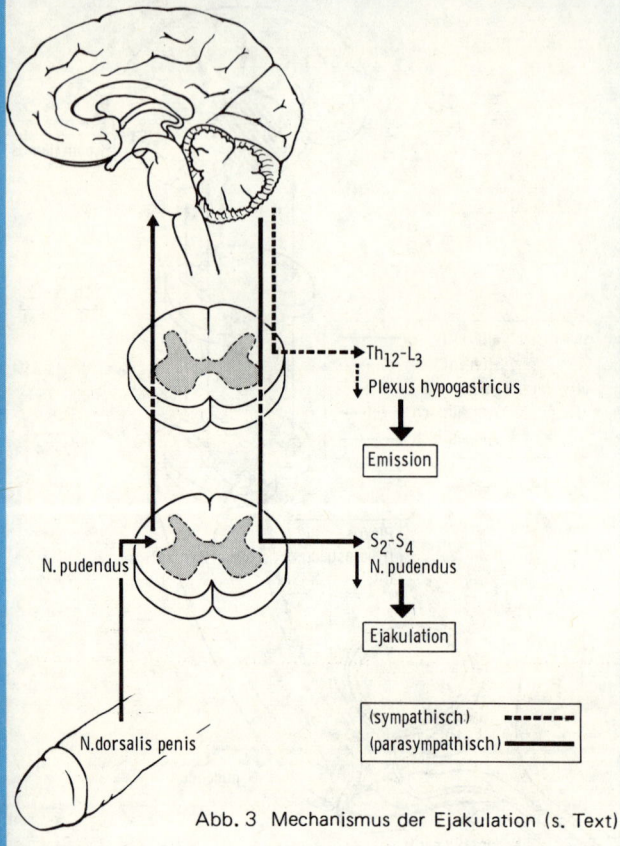

Th$_{12}$-L$_3$
Plexus hypogastricus

Emission

N. pudendus

S$_2$-S$_4$
N. pudendus

Ejakulation

N.dorsalis penis

(sympathisch)	- - - - - -
(parasympathisch)	————

Abb. 3 Mechanismus der Ejakulation (s. Text)

- Ein zu rascher venöser Abfluß während der Erektion (Leakage) kann selten einmal ebenfalls Grund für Erektionsschwierigkeiten sein.

Ejakulation

- Die normale Ejakulation ist abhängig von einer normalen Psyche und einer intakten Innervation.
- Psychische Ejakulationsstörungen sind Ejaculatio praecox, Ejaculatio retarda, Anorgasmie.
- Die notwendige Innervation (Abb. 3) verläuft in 3 Stufen:
  1. muß das Ejakulat in der hinteren Harnröhre bereitgestellt

werden (= Emissio); 2. wird in der Folge dieses Ejakulat prograd nach außen gestoßen (= Ejaculatio); 3. muß sich im Moment der Ejakulation der Blasenhals reflektorisch verschließen, ansonsten kommt es zu einer retrograden Ejakulation.

Diagnostik

- Bezüglich Libidoverlust:
  Ausführliche Anamnese.
  Klinische Untersuchung: organische Anomalien.
  Hormonstatus (FSH, LH, Prolaktin, Testosteron).
  Blutzucker.
- Bezüglich Erektionsstörungen:
  Ausführliche Anamnese: inklusive Medikamenteneinnahme.
  Klinische Untersuchung (Corpora cavernosa, Penis, Prostata).
  Hormonstatus (FSH, LH, Prolaktin, Testosteron).
  Blutserologie: Glukose, Nieren- und Leberfunktionsparameter.
  Nächtliche Tumeszenzmessung.
  Selektive Penisarteriographie.
  Perfusionskavernosagraphie (venöses Leakage).
  Neurostatus.
  Papaverintest: Mittels intrakavernöser Injektion von Papaverin kommt es zu einer Erschlaffung der glatten Muskulatur und damit zu einer mehr oder weniger ausgeprägten Tumeszenz, was auf eine normale Morphologie der Corpora cavernosa hindeutet.
- Bezüglich Ejakulationsstörungen:
  Ausführliche Anamnese.
  Glukosebestimmung: Ein Diabetes mellitus kann relativ früh durch eine Innervationsstörung am Blasenhals zu einer retrograden Ejakulation führen.
  Neurostatus: periphere Neuropathie als deutlicher Hinweis.
  Unterscheidung zwischen fehlender Emissio und retrograder Ejakulation bei fehlendem Ejakulat: nach Masturbation Entleeren der Blase.

Therapie

- Bei Libidoverlust:
  Evtl. Psychotherapie.
  Evtl. Testosteronsubstitution.
  Evtl. Aphrodisiakum.
  Evtl. Entfernung eines diagnostizierten Prolaktinoms.
  Evtl. Diabetes mellitus besser einstellen.

Impotenz

- Bei Erektionsstörungen:
Evtl. Hormonsubstitution.
Bei entsprechenden Arterienverschlüssen: Revaskularisations-operation.
Bei venösen Leakage: selektive Venenligatur.
Evtl. intrakavernöse Papaverininjektionen: gelegentlich bei neurogen bedingten Erektionsausfällen erfolgreich.
Penisprothesen: bei Versagen sämtlicher anderer therapeutischen Maßnahmen. Indikation restriktiv.
- Bei Ejakulationsstörungen:
Psychotherapie.
Bei retrograder Ejakulation: Versuch des medikamentösen Blasenhalsverschlusses mittels Alphaadrenergika.

Allgemeines

- Urininkontinenz bedeutet unfreiwilliger Urinabgang.
- Urininkontinenz ist keine Diagnose, sondern lediglich ein Symptom.
- Urininkontinenz tritt auf bei einem positiven Druckgradienten zwischen Blase und proximaler Urethra.

Anatomische Vorbedingungen (Abb. 4)

- Die unwillkürliche glatte Detrusormuskulatur besteht aus 3 Schichten, die jedoch anatomisch schwer voneinander zu trennen sind: äußere Längsmuskelschicht, mittlere zirkuläre Schicht, innere Längsmuskelschicht.
- Die äußere Detrusorschicht geht am Blasenhals in die äußere zirkuläre Urethralmuskelschicht über, welche korkenzieherartig in einer Doppelspirale vom Blasenhals zum Beckenboden und wieder zurück verläuft.
- Die mittlere Detrusorschicht endet am Blasenhals in Form einer Platte, die aus konzentrisch um den Blasenausgang gelagerten Muskelbündeln besteht.
- Die innere Detrusorschicht setzt sich als innere longitudinale Urethralmuskelschicht fort, inseriert beim Mann im Colliculus, durchzieht bei der Frau die ganze Urethra.
- Der willkürliche quergestreifte M. sphincter externus besteht aus 2 Anteilen:
  Der eine ist im Diaphragma urogenitale eingelagert und umfaßt die Urethra ringförmig, beim Mann auf Höhe der Pars membranacea, bei der Frau im mittleren Harnröhrendrittel.
  Der andere Teil strahlt vom Beckenboden in Längsrichtung nach oben aus und umscheidet als Mantel den distalen Anteil der hinteren Harnröhre, gibt Fasern ab beim Mann in die Prostataloge, bei der Frau in die Vaginalwand.
- Zudem besteht die hintere Urethra aus reichlich elastischem Bindegewebe.

Motorische Innervation von Blase und hinterer Urethra (Abb. 4)

- Die somatische Nervenversorgung kommt von S4 über den N. pudendus zum Sphincter externus.
- Vegetativ sind verschiedene Komponenten mitbeteiligt:
  der Parasympathikus stammt von S2–S4 und kommt über den N. pelvicus vorwiegend zur Detrusormuskulatur und vereinzelt zur Muskulatur der hinteren Harnröhre. Seine Aktivierung führt zur Detrusorkontraktion.

Der Sympathikus stammt von Th12--L2, führt über den N. und Plexus hypogastricus inferior zur Blase und hinteren Urethra. Er gliedert sich in Alpha- und Betarezeptoren: Die Alpharezeptoren liegen vorwiegend im Blasenhals; durch ihre Stimulation kommt es zur Kontraktion, durch ihre Blockade zur Erweiterung im Blasenhals. Die Betarezeptoren finden sich im übrigen Detrusor; durch ihre Stimulation wird das Blasenvolumen erhöht, der Miktionsreiz heraufgesetzt. Alpha- und Betarezeptoren sind in der hinteren Harnröhre zu deren komplexen Mechanismus von Verschluß und Eröffnung zu etwa gleichen Teilen eingelagert.

Kontinenzfaktoren

- Die Kontinenz wird durch verschiedenste Faktoren gewährleistet, die über verschiedene komplexe Reflexbögen miteinander in Verbindung stehen.
- Der Blasenfaktor: Die aktive Betarezeptorenstimulation gewährt die isotonische Phase der Blasenfüllungskurve (Abb. 5). Sie verhindert ungehemmte Detrusorkontraktionen.
- Der Blasenhals: Er wird verschlossen durch aktive Alpharezeptorenstimulation. Im Normalzustand ist der Blasenhals auch auf intraabdominale Druckerhöhung (Husten, Niesen, körperliche Arbeit) ein kompetenter Sphinkter.
- Die ganze hintere Urethra: Mittels der zirkulären äußeren Urethralmuskelschicht (aktive Komponente) und dem elastischen Bindegewebe (passive Komponente) leistet die hintere Urethra die größte Arbeit zur Kontinenz. Die alleinige passive Komponente genügt nicht.

Aufgaben des Sphincter externus

- Der quergestreifte Sphincter urethrae externus ist primär für die Kontinenz nicht verantwortlich. Er gewinnt nach Prostatektomie eine gewisse Bedeutung, indem durch seinen Einsatz die restliche glatte Urethralmuskulatur zu vermehrter Aktivität stimuliert wird.

Diagnostik

- Als erstes ist wichtig zu wissen, ob normale, freie obere Harnwege ohne vesikoureteralen Reflux, eine intakte Blase und nicht obstruierte untere Harnwege vorhanden sind.
- Erst in einer zweiten Stufe gelangt die urodynamische Abklärung zur Anwendung, die nur stichwortartig erwähnt werden soll:

Druckmessungen: intravesikal (Füllungszystometrie, Miktionszystometrie), intraurethral (Urethraprofil), intrarektal (zur Erfassung der intraabdominalen Druckänderungen).
EMG-Studien.
Urinflowmessung.

Inkontinenzformen

- Angeborene oder erworbene anatomische Defekte:
Dystop, distal des Sphinktersystem mündender Ureter.
Fisteln: vesikovaginal, ureterovaginal, vesikorektal, urethro-
rektal.
- Streßinkontinenz: Ganz allgemein handelt es sich dabei um
einen inkompetenten Sphinkterapparat, ohne daß dieser anato-
misch beschädigt zu sein braucht. In überwiegender Mehrzahl
bei Frauen auftretend:
Tonusverlust in der hinteren Harnröhre: u.a. abhängig vom
Östrogenspiegel und von der Straffheit des Aufhängeapparates
(Streßinkontinenz in der Menopause).
Tonusverlust des Beckenbodens: z.T. abhängig von der Straffheit des Aufhängeapparates und des Beckenbodens (ebenfalls
u.a. östrogenabhängig); kommt viel öfters durch Überdehnung
während der Geburt zustande (postpartale Streßinkontinenz).
Teleskopartige Einstülpung und Verkürzung der hinteren Urethra, kombiniert mit aus ihrer idealen anatomischen Lage her-
ausgedrängten zirkulären Muskelbündel der äußeren Urethralmuskelschicht, womit diese, da kein eigentlicher Sphinkterring
in der hinteren Harnröhre vorhanden ist, die Kontinenz nicht
mehr gewähren können (Zystozelen, Rektozelen, verschiedene
Formen von Deszensus).
Klinik: unfreiwilliger Urinabgang bei intraabdominalen Druck-
steigerungen (Husten, Niesen, körperliche Arbeit), bei schwere-
ren Formen, auch durch Lageveränderungen (Liegen, Sitzen,
Stehen).
- Urge-Inkontinenz (oder Zwangsinkontinenz): ungehemmte
Detrusorwellen, die das normal gebaute und normal funktionie-
rende Sphinktersystem nicht aufhalten können:
Klinik: strahlweises Urinabgehen, welches bemerkt wird, aber
nicht verhindert werden kann.
Ätiologie: entzündliche und tumoröse Geschehen in Blase, hinterer Urethra, kleinem Becken; nach Operationen an Blase und
Prostata; in überwiegender Mehrzahl Genese unbekannt.
Gelegentlich kann auch ein offener Blasenhals dafür verantwortlich sein, indem das in der ebenfalls nicht geschlossenen hinteren Urethra liegende Urinvolumen zu einem dauernden oder intermittierenden Miktionsreiz führt.

59

- Neurogene Inkontinenz: Dyssynergie zwischen Blase und Sphinktersystem aus neurogenen Gründen:
  Klinik: unbemerktes Urinabgehen in Tropfen- oder Spritzerform, vielfach kombiniert mit Resturin.
  Ätiologie: Mißbildungen, Traumata, Entzündungen, Tumoren von Gehirn und Rückenmark. Pharmaka (z.B. Neuroleptika, Tranquillizer, Antiepileptika, Anti-Parkinson-Mittel, Alpha- und Betarezeptorenstimulatoren und -blocker); können auch zu Harnverhaltungen führen.
- Überlaufinkontinenz: ist kein rein passiv-physikalisches Geschehen, sondern hängt von aktiven Komponenten in der hinteren Harnröhre ab. Sammelbegriff bei verschiedensten ätiologischen Möglichkeiten, welcher lediglich besagt, daß Urinträufeln bei gleichzeitig vorhandenem Resturin besteht:
  Bei distaler Obstruktion (Blasenhalssklerose, Prostatahyperplasie und -karzinom, Urethrastrikturen).
  Neurogen- oder pharmakologisch bedingt (siehe unter neurogener Inkontinenz).
- Iatrogene Inkontinenz (meist Post-Prostatektomie-Inkontinenz): Isolierte Verletzung des distalen Anteils des Sphincter internus. Meist sind hier die feinen Konnektionen zwischen den aufsteigenden quergestreiften Fasern des Sphincter externus und der glattmuskeligen äußeren zirkulären Urethralmuskelschicht beschädigt. Weitaus häufigste Form der Postprostatektomie-Inkontinenz.
  Kombinierte Verletzung von Sphincter externus und distalem Sphincter internus: Viel seltener.

Therapie

- Die einfachsten Lösungsvorschläge wären: Dauerkatheter, Penisklemmen, Urinale, Windeln, Gummiunterwäsche etc. Diese bedeuten zugleich die schlechteste Lösung wegen: Schmerzen, Urininfekten und deren Komplikationen, Urethrastrikturen und -fisteln, Hautekzemen und -mazerationen, hygienischen und sozial untragbaren Zuständen.
- Bei anatomischen Defekten:
  Neueinpflanzung des dystop mündenden Ureters.
  Fistelverschluß.
- Bei Streßinkontinenz:
  Östrogene.
  Beckenbodentraining.
  Operation: Beseitigung evtl. vorhandener Zysto- und Rektozelen oder eines Deszensus. Verlängerung und Streckung der hinteren Urethra; damit wird wieder eine ideale anatomische und funktionelle Lage der hinteren Harnröhre erzielt.

- Bei Urge-Inkontinenz:
  Anticholinergika, evtl. kombiniert mit Betarezeptorenstimula-
  toren.
  Blasendenervation.
  Alphaadrenergika (bei offenem Blasenhals).
- Bei neurogener Inkontinenz:
  Je nach Situation des Zusammenspiels zwischen Blase und hin-
  terer Urethra. Es gibt kein Universalrezept, sondern bedingt eine
  gründliche urodynamische Abklärung. In der Regel steht das
  Problem einer spastischen Blase oder einer Überlaufinkontinenz
  im Vordergrund.
  Zur speziellen Therapie siehe unter ,,Neurogene Blase" (s. S. 69).
- Bei iatrogener Inkontinenz:
  Operative Korrektur ohne Fremdmaterial.
  Implantation von Inkontinenzprothesen. Gefahr: Infekt, Arro-
  sion und Drucknekrosen von Blase und Urethra mit Fisteln.

Allgemeines

- Nächtliches Einnässen nach dem 4.–5. Altersjahr.
- In großer Mehrzahl zwischen dem 10. und 12. Altersjahr spontane Heilung.
- Bei mehr als 50% handelt es sich um eine funktionelle Enuresis mit evtl. psychogener Mitbeteiligung.

Ätiologie

- Psychogene Ursache:
  Psychogene Konfliktsituationen, meist innerhalb der Familie. Charakteristisch für diese Gruppe ist, daß die Kinder oft über einen Zeitraum trocken waren. Sekundäre Enuresis! Streßsituationen, Eifersucht, Angstkomplexe, Vernachlässigungsgefühle etc.
- Familiäre Enuresis.
- Neuromuskuläre Ursache: hereditäre Defekte am Rückenmark (Spina bifida etc.), Epilepsie; dann oft kombiniert mit Enuresis diurna.
- Chronisch-entzündliche Erkrankungen: Balanitis, Vulvovaginitis, Phimose, Infektionen der ableitenden Harnwege.
- Klappen oder Stenosen in der hinteren Urethra.
- Allgemeine Erkrankungen: Diabetes mellitus, Diabetes insipidus.

Klinische Symptomatologie

- Im allgemeinen ängstliche und nervöse Patienten.
- Das nächtliche Bettnässen tritt gelegentlich oder regelmäßig auf.
- Das Einnässen tagsüber hat meist andere Ursachen.
- Urininfekt sehr selten.

Untersuchungen

- Die Allgemeinuntersuchung ergibt bei der klassischen Enuresis nocturna unauffällige Verhältnisse.
- Eine nach dem 10. Altersjahr weiterbestehende Enuresis nocturna sowie eine Enuresis diurna müssen urologisch abgeklärt werden.
- i.v. Urographie.
- Urethrographie.
- Miktionszystourethrographie.
- Refluxzystographie.
- Zystoskopie.
- Zystometrie.

Differentialdiagnose

- Cystitis chronica, tuberkulöse Zystitis, ektop mündender Ureter, Epispadie, Hypospadie: sind meist mit einer Enuresis diurna et nocturna charakterisiert.
- Blasenfremdkörper.
- Neurogene Blase.
- Überlaufinkontinenz bei Blasenhals oder Urethramißbildungen.

Therapie

- Kausale Therapie bei sekundärer oder Pseudoenuresis.
- Psychotherapie mit Einbezug der Eltern.
- Elektrischer Weckautomat: reagiert auf Nässe; es soll damit ein bedingter Reflex anerzogen werden.
- Medikamentös: trizyklische Antidepressiva (Tofranil, Tryptizol), Anticholinergika (Pro-Banthine, Cetiprin).

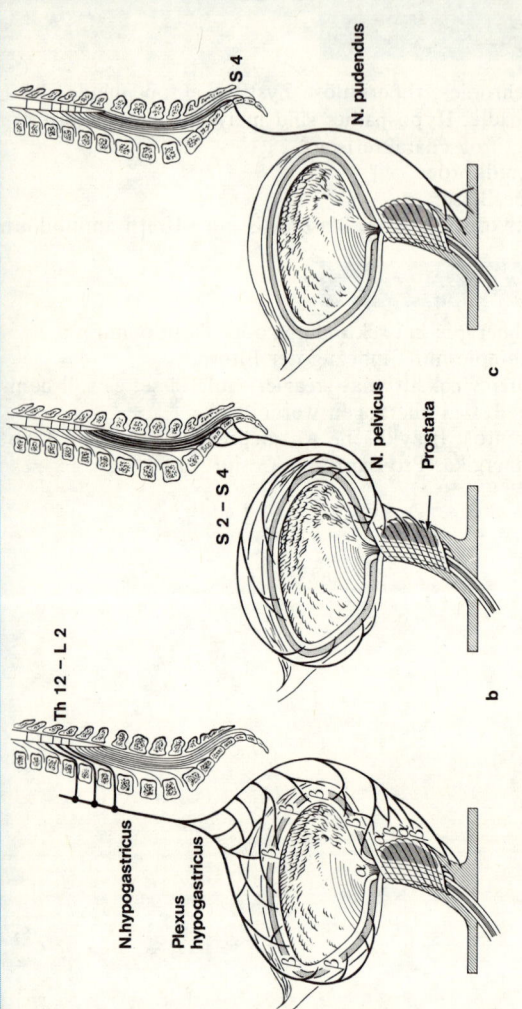

Abb. 4 Motorische Innervation von Blase und hinterer Urethra: a) sympathische Innervation, b) parasympathische Innervation, c) somatische Innervation

Allgemeines

- Normale Miktion: Durch die in der Blasenwand eingelagerten Pressorrezeptoren wird die erreichte Kapazität durch den Miktionsreiz zentralen Zentren mitgeteilt. Beginn durch Blasenhalseröffnung (willkürlich durch Sphincter urethrae externus) — diese bewirkt reflektorisch eine Detrusorkontraktion — simultane Eröffnung der hinteren Urethra.
- Koordination durch das vegetative Nervensystem über komplizierte Reflexmechanismen.
- Motorische Innervation von Blase und hinterer Urethra (s. unter Urininkontinenz S. 57 u. Abb. 4).
- Sensorische Innervation:
  Propriozeptiv (Blasenwandspannung): Durch intramural gelegene Pressorezeptoren — Plexus pelvicus (Parasympathikus) — Hinterhörner des Rückenmarks — Gehirn.
  Exterozeptiv (Schmerz, Temperatur): über sympathische und parasympathische Fasern zum Tractus spinothalamicus lateralis — Gehirn.
- Eine neurogene Blase entsteht nach einer neuralen Schädigung auf verschiedenen Stufen: Gehirn — Rückenmark — motorische und sensorische Afferenzen und Efferenzen der Blase — intramurale Blasenwandganglien.

Ätiologie

- Angeborene Rückenmarksmißbildungen (sog. Myelodysplasien):
  Spina bifida.
  Myelomeningozele.
  Sakrumdysplasie.
- Nach akut aufgetretenen Schädigungen des ZNS:
  Traumata: Hirnverletzungen, Rückenmarksverletzungen, Hernien des Nucleus pulposus, unbeabsichtigte intraoperative Nervendurchtrennungen.
  Entzündungen: Enzephalitis, Meningitis, Myelitis, Poliomyelitis.
  Tumoren: Gehirntumoren, Rückenmarkstumoren, Einwachsen retroperitonealer Tumoren oder Metastasen in die Nervenbahnen.
  Vaskuläre Ereignisse: Apoplexie, Blutungen in die Spinalkanal.
- Degenerative Schädigungen des ZNS:
  Encephalitis disseminata.
  Morbus Parkinson.
  Tabes dorsalis.
  Diabetes mellitus.
  Syringomyelie.
  Perniziöse Anämie.

- Medikamente:
  Neuroleptika.
  Tranquilizer.
  Anti-Parkinsonmittel.
  Antiepileptika.
  Alpha- und Betarezeptorenstimulatoren und -blocker.
- Ursache in der Blasenwand:
  Megazystis: teilweise oder vollständige Aplasie der autonomen, cholinergen intramuralen Blasenwandganglien.
  Chronische Überdehnungsblase: sekundäre Druckschädigungen der intramuralen cholinergen Ganglien.
- Idiopathisch.

Pathogenese

- Am besten bekannt und am einfachsten zu erklären bei der Querschnittsläsion.
- Es ist darauf hinzuweisen, daß es sich in der Praxis meist um Mischformen kompletter oder inkompletter Läsionen vom motorischen und/oder sensiblen Typus mit somatischen und/oder vegetativen Ausfällen handelt.
- Das Miktionszentrum liegt in den Sakralsegmenten S2–S4. Da das Rückenmark im Längenwachstum gegenüber der Wirbelsäule zurückgeblieben ist, liegen diese Segmente auf Höhe der Wirbelkörper Th12–L1.
- Eine Verletzung oberhalb des Miktionszentrums (= Verletzung des 1. motorischen Neurons) führt zur sog. automatischen oder Reflexblase, da sich neue Reflexbögen zwischen Blase und den Sakralsegmenten ausbilden, allerdings ohne hemmende kortikale und sympathische Einflüsse.
- Eine Verletzung unterhalb des Miktionszentrums (= Verletzung des 2. motorischen Neurons) führt zur reflexlosen atonen Blase. Der Ablauf nach Rückenmarkstraumata verläuft in typischen Phasen.
- Initiale Phase:
  Spinaler Schock: unabhängig von der Höhe der Verletzung; schlaffe Lähmung; ebenfalls atone Blase ohne Detrusorkontraktion; kann wenige Wochen bis 6 Monate oder länger dauern.
  Erholungsphase: spontane Muskelspasmen; regionäre Sensibilitätsrückkehr; evtl. spontane Miktionen.
  Wenn Läsion des 1. motorischen Neurons: Wiedererscheinen des Bulbokavernosusreflexes, Blasenkapazität leicht abnehmend; mit schwachen unwillkürlichen Detrusorkontraktionen.
- Schlußphase:
  Bei Verletzung des 1. motorischen Neurons: zunehmende Reflexaktivität, spontane, aber unvollständige Miktionen.

Bei Verletzung des 2. motorischen Neurons: zunehmende Sensibilität, herabgesetzte Reflexe, schlaffer Muskeltonus. Schleifender Übergang vom spinalen Schock zum Endbild der atonen reflexlosen Blase.

Klinische Symptomatologie

- Automatische- oder Reflexblase:
  Allgemein: spastische Para- oder Tetraplegie.
  Blasenkapazität vermindert.
  Intravesikaldruck erhöht.
  Spontane, unwillkürliche Detrusorkontraktionen.
  Gleichzeitig spastischer Beckenboden, damit auch spastischer und hyperreflexibler M. sphincter urethrae externus.
  Inkontinenz wegen unwillkürlicher Detrusorkontraktion und kleiner Blasenkapazität.
  Gleichzeitig Resturin wegen spastischem Sphincter externus.
  Häufig vesikoureteraler Reflux wegen erhöhten Intravesikaldrucks.
- Autonome schlaffe oder reflexlose Blase:
  Allgemein: schlaffe Paraplegie; periphere Sensibilitätsausfälle.
  Blasenkapazität erhöht.
  Intravesikaldruck erniedrigt.
  Keine spontane Detrusoraktivität.
  Überlaufinkontinenz.
  Vesikoureteraler Reflux selten, aber möglich.
  Fehlender Bulbokavernosusreflex.

Diagnostik

- Neurologischer Status.
- i.v. Urographie.
- Zystographie:
  Blasenkonfiguration (Divertikel ?).
  Reflux.
- Miktionszystourethrographie: Beurteilung von Blasenhals, hinterer Harnröhre, Beckenboden, vesikorenalen Reflux.
- Evtl. Zystoskopie: Steine? Strikturen?
- Zystomanometrie: erfaßt:
  Blasenkapazität.
  Typus der neuralen Blasenschädigung.
  Spontane Detrusorkontraktionen.
- Evtl. kombiniert mit EMG des Sphincter externus.
  Quantifizierung der Aktivität des Sphincter externus.
  Zeitliche Korrelation der Sphinkteraktivität in bezug auf den Blasenfüllungszustand.

- Bulbokavernosusreflex:
  Technik: Der ins Rektum eingeführte Finger spürt die normale reflektorische Kontraktion des M. bulbocavernosus, kombiniert mit dem M. sphincter ani externus, auf kräftige manuelle Kompression der Glans penis oder Druck auf die Klitoris.
  Positiv: sakraler Reflexbogen intakt = Läsion des 1. motorischen Neurons.
  Negativ: Läsion des 2. motorischen Neurons.
- Eiswassertest:
  Dient nach dem spinalen Schock zur Prüfung der Intaktheit des sakralen Reflexbogens.
  Technik: rasche Instillation von ca. 50–100 ml Kochsalzlösung von 4 °C durch einen Katheter.
  Positiv: Wenn der Katheter spontan herausgepreßt wird oder nach dessen Entfernung sich innerhalb 1 Min. eine spontane Miktion einstellt, d.h., das 1. motorische Neuron ist lädiert und das 2. motorische Neuron in Erholungsphase.
  Negativ: keine spontane Miktion, d.h., entweder ist die Phase des spinalen Schocks noch nicht abgeschlossen, oder das 2. motorische Neuron lädiert.
- Urecholintest:
  Dient bei einer schlaffen reflexlosen Blase zur Beurteilung der Stimulierbarkeit der intramural gelegenen, z.T. autonomen cholinergischen Ganglien.
  Technik: Zystomanometrie; dabei Füllung der Blase bis annähernd zur vollen Kapazität; Injektion i.m. oder s.c. eines Cholinergikum (Carbachol, Droyl, Urecholine etc.); steigt der intravesikale Druck innerhalb der nächsten 10–20 Min. um mindestens 15 cm H_2O, ist der Test als positiv zu betrachten.
  Positiv: Die intramuralen cholinergischen Ganglien lassen sich durch Cholinergika stimulieren. Perorale Gaben von Cholinergika können die Blasenentleerung verbessern.
  Negativ: keine Stimulierbarkeit der cholinergen Ganglien. Weitere Applikation von Cholinergika ist sinnlos.

Differentialdiagnose

- Zystitis: spezifisch, unspezifisch.
- Interstitielle Zystitis.
- Reizblase.
- Urge-Inkontinenz.
- Zystozele.
- Prostatitis.
- Urethritis chronica.

- Infravesikale Harnabflußstörungen: Blasenhalssklerose, Prostatahyperplasie, Prostatakarzinom, Urethralklappen, Urethrastrikturen.

Komplikationen

- Ohne Behandlung sterben alle Patienten mit einer neurogenen
Blase an urologischen Komplikationen.
- Harnwegsinfekte, wegen Resturins und vesikorenalen Refluxes
oder wegen Katheterismus führen zu:
Pyelonephritis.
Paranephritischen Abszeß.
Prostatitis.
Epididymitis.
Paraurethralabszeß.
- Stauung der oberen Harnwege wegen vesikorenalen Refluxes.
- Lithiasis, begünstigt durch:
Inaktivitätsatrophie.
Chronischen Harnwegsinfekt.
Urinstase: Resturin, Hydroureter/Nephrose.
- Amyloidose:
Endzustand bei chronischem Harnwegsinfekt mit vesikorenalem
Reflux.
Begünstigt durch zusätzliche Dekubitalgeschwüre.
- Nierenversagen durch:
Chronischen Harnwegsinfekt.
Vesikorenalen Reflux.
Stase der oberen Harnwege.
Lithiase.

Therapie

- Allgemeine Prinzipien:
Vermeiden der Niereninsuffizienz.
Vermeiden eines chronischen Harnwegsinfektes.
Prävention einer Lithiasis.
Erreichen einer annähernd normalen Blasenkapazität mit unge-
fähr normalen intravesikalen Druckverhältnissen.
Verhindern von Resturin.
Bekämpfung eines vesikorenalen Refluxes.
Wenn möglich Verbesserung einer vorhandenen Urininkontinenz.
Die Behandlung und Überwachung neurogener Blasen gehört
von Anfang an in die Hände von Spezialisten.
- Im spinalen Schock:
Kein Dauerkatheter.

Intermittierender Katheterismus 3- bis 4mal täglich unter strenger Asepsis.

Harndesinfizienzien nach Bakteriologie und Resistenzprüfung.

Kalziumarme Diät.

In bestimmten Abständen Durchführen des Eiswassertests, um die Erholungsphase zu erkennen.

- In der Erholungsphase:
Beginn mit Blasentraining: Durch Berührung und Beklopfen besonders sensibler Zonen wird die Ausbildung neuer Reflexbogen stimuliert, um eine getriggerte Detrusorkontraktion zu erreichen: z.B. Berührung der Genital-, Anal-, Oberschenkelregion; Beklopfen suprasymphysär.
Vor allem bei automatischen Blasen gute Erfolgsquoten.

- Bezüglich Resturin:
Bei atonen Blasen: Versuch direkter Stimulation der intramuralen cholinergischen Ganglien durch Cholinergika (z.B. Carbachol, Doryl, Urecholine).
Versuch medikamentöser Eröffnung des Blasenhalses durch Alpharezeptorenblocker; gelingt nur bei nichtspastischem Bekkenboden.
Implantation eines Blasenstimulators.
Bei spastischem Beckenboden: gezielte transurethrale Myotomie des Sphincter externus.

- Bezüglich des vesikorenalen Refluxes:
Oft verschwindet ein Reflux, wenn der Intravesikaldruck gesenkt werden kann.
Anticholinergika (z.B. Probanthine, Cetripin).
Evtl. Kombination von Anticholinergika mit Betarezeptorenstimulatoren.
Versuch mit Alpharezeptorenblockern: Erniedrigung des peripheren Widerstandes.
Vor operativ-plastischen Eingriffen ist zu warnen, da es sich um einen sekundären Reflux handelt.

- Bezüglich Inkontinenz:
Beseitigung des Resturins.
Bei spastischen Blasen: Senken des erhöhten intravesikalen Drucks und der ungehemmten Detrusorwellen (siehe unter Therapie des vesikorenalen Refluxes S. 179).
Wenn ohne Erfolg: Kondomurinale; kein Dauerkatheter.
Von Inkontinenzoperation oder Inkontinenzprothesen ist abzuraten, da damit oft Resturin oder Blasenspasmen provoziert werden.

- Bezüglich spastischer Blase (z.T. aufgeführt unter Therapie des vesikorenalen Refluxes):
Instillation von Anästhetika in die Blase.

Infiltration von Anästhetika in die sakralen Dorsalwurzeln.
Wenn damit Erfolg: gezielte Rhizotomie.
In hartnäckigen Fällen, vor allem wenn die Motilität und Sensibilität der unteren Extremitäten störend, schmerzhaft oder unerwünscht ist und keine Sexualfunktionen vorhanden sind, kann durch eine spinale Injektion von Phenol oder Alkohol eine spastische Blase in eine schlaffe umgewandelt werden.

● Bei Versagen aller therapeutischen Möglichkeiten und Weiterbestehen von Resturin:
Intermittierender Selbstkatheterismus durch den Patienten:
kann nur mit außerordentlich zuverlässigen und kooperativen Patienten und auch dann mit hoher Komplikationsrate durchgeführt werden.
Dauerkatheter: schlechteste Lösung.
Supravesikale Harnableitung: Ileum-Conduit etc.

● Vermeidung der Urolithiasis:
Genügende Flüssigkeitszufuhr.
Harndesinfektion.
Harnansäuerung.

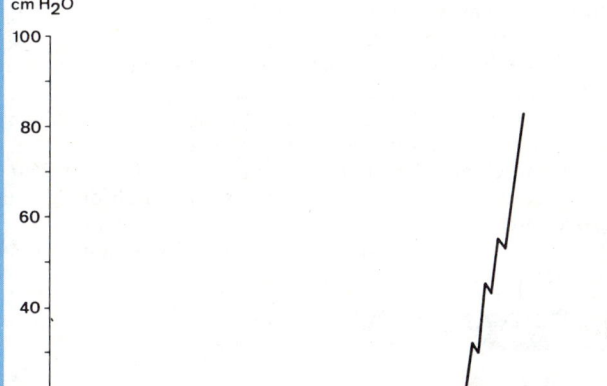

Abb. 5 Normale Füllungszystometriekurve

Tuberkulose

Allgemeines

- Im Gegensatz zur Lungentuberkulose ist die Urogenitaltuberkulose nicht im Abnehmen begriffen.
- Die Urogenitaltuberkulose ist eine Systemerkrankung.
- Sie ist eine Affektion des mittleren Alters (20–40 Jahre).
- Männer sind häufiger befallen als Frauen.

Pathogenese

- In jedem Fall hämatogene Streuung aus einem primären Herd: Pleuritis, Lymphom, Knochen (vor allem bei Spondylitis-Tbc).
- Die käsig-kavernöse Lungentuberkulose ist selten die Ursache einer sekundären Urogenitaltuberkulose.
- Klassisch hingegen ist die sekundäre hämatogene Streuung einer schwach virulenten Tuberkulose (Lymphome, Pleura, Knochen) in die Nieren.
- Die Latenzzeit bis zur klinisch feststellbaren Urogenitaltuberkulose kann 15–20 Jahre dauern.
- Die hämatogen gestreute Tuberkulose manifestiert sich primär in den Nieren und evtl. gleichzeitig in der Prostata.
- Die tertiäre Lokalisation in der Blase und in den übrigen Genitalorganen erfolgt kanalikulär absteigend von der Niere zur Blase und von der Prostata zum Nebenhoden oder aufsteigend von der Prostata zur Blase.
- Die Hodenbeteiligung erfolgt durch direkte Kontamination durch eine Epididymitis tuberculosa.
- Eine Prostatitis tuberculosa kann lymphogen in die Samenblasen oder in den terminalen Ureter streuen.
- Gelegentlich entwickelt sich aus einer Epididymitis tuberculosa eine abszedierende Orchiepididymitis, die durch die Skrotalhaut perforieren und eine Skrotalfistel entwickeln kann.
- Keine Bazillurie ohne tuberkulöse Parenchymläsion mit Zugang zum ableitenden Hohlsystem.

Pathologie

- Niere:
  Erste Lokalisation im Urogenitalsystem durch hämatogene Streuung in die Kortikalis. In diesem Stadium ist eine Spontanheilung noch möglich.
  Der hämatogene Befall der Nieren ist im Prinzip doppelseitig und wird sich in den meisten Fällen durch eine einseitige Spontanheilung unilateralisieren.
  Die weitere Entwicklung der Tuberkulose zur käsig-kavernösen

Form erfolgt sehr langsam durch Einschmelzung bei Infarzierung und durch Verschluß bei Stenosierung eines Kelchhalses. Durch Stenosierung eines Kelchhalses kann es andererseits zu einer partiellen Hydronephrose kommen.

Die totale Verkäsung der Niere mit späterer Entwicklung zu einer Kittniere wird bei Verschluß des Nierenbeckenabganges beobachtet.

Die sog. spontane Heminephrektomie eines Nierenpols ist ein besonderer Fall durch Verschluß einer Kelchgruppe.

● Ureter:
Der Ureter wird kanalikulär deszendierend kontaminiert.
Es bilden sich dabei narbige Stenosierungen im Ureter mit entsprechender Erweiterung der ableitenden Harnwege proximal der Stenose.

Die Ureterstenose am Ostium ist eine häufige Komplikation der Nierentuberkulose.

Zudem besteht bei intensiver tuberkulostatischer Therapie immer die Gefahr einer Stenosierung im Ureter, wenn dieser spezifische Läsionen aufweist. Dies wird als überschießende Heilungsreaktion mit Fibrosierung und Sklerosierung gedeutet.

● Blase:
Im Frühstadium der Erkrankung findet sich eine chronische Zystitis ohne spezifische Läsionen, jedoch mit ödematösen Veränderungen im Gebiete eines der Ureterenostien.

In einem späteren Stadium sind Granulome und Tuberkel in der Blase festzustellen.

Im Initialstadium findet sich eine Ostiumstenose, später durch Zerstörung des Ostiums eine Ostiuminsuffizienz mit vesikoureteralem Reflux.

Eine schwere tuberkulöse Zystitis führt zur Schrumpfblase.

● Prostata und Samenblasen:
Bei einer Urogenitaltuberkulose werden diese beiden Gruppen mit einer Häufigkeit von 60–70% befallen.

Man beobachtet dabei eine knotige Prostatitis mit käsig-kavernösen Läsionen und Verkalkungen, die zum narbigen Restfiltrat führen, welches noch jahrelang Tuberkelbazillen ausscheiden und eine rezidivierende Epididymitis unterhalten kann.

Prostataverkalkungen sind bei der chronischen tuberkulösen Prostatitis häufig.

Die Vesikulitis entwickelt sich durch Stenosierung des Ductus ejaculatorius und lymphogene Streuung aus der Prostata und heilt im allgemeinen spontan ab.

● Äußere Genitalien:
Der Ductus deferens ist verdickt und obliteriert.
Die Kontamination des Nebenhodens erfolgt kanalikulär oder lymphogen, äußerst selten hämatogen.

Die chronische Epididymitis tendiert zur käsig-kavernösen Einschmelzung infolge fehlender Abflußmöglichkeiten durch den obliterierten Ductus deferens.

Der Hoden wird bei einer Epididymitis per continuitatem befallen.

Eine abszedierende Epididymitis kann durch Skrotalperforation und Skrotalfistel spontan abheilen. Es bildet sich dabei eine Hodenatrophie aus.

Alle Fälle von doppelseitiger Genitaltuberkulose weisen wegen Obliterationen im Nebenhoden und im Ductus deferens eine Azoospermie auf.

Klinische Symptomatologie

- Subfebrile Temperaturen, Nachtschweiß, allgemeine Symptomatik der Tuberkulose.
- Sofern keine Abflußstörungen im Bereiche der ableitenden Harnwege bestehen, hat der Patient keine Nierenbeschwerden.
- Bei Mitbeteiligung der Blase bietet sich das Bild einer chronischen Zystitis mit entsprechenden dysurischen Störungen wie Nykturie, Pollakisurie und vor allem mit einer diskreten terminalen Hämaturie.
- Typisch ist die auf Harnantiseptika und Antibiotika resistente Zystitis.
- Später zunehmende Symptomatologie der Schrumpfblase mit Pollakisurie, Nykturie, Inkontinenz.
- Trüber Urin.
- Epididymitis und Orchiepididymitis, die sich durch gewöhnliche Therapie nicht beeinflussen lassen.
- Skrotalfisteln.
- Dysurische Störungen, Harnstrahlabnahme bei chronischer Prostatitis tuberculosa und Urethrastrikturen.

Diagnostik

- Urinsediment: Massenhaft Leukozyten sind höchst tuberkuloseverdächtig.
- Urinkulturen auf Tuberkulose:
  Müssen wiederholt und aus Morgenurin angelegt werden.
  Erbringen die Diagnose.
- Palpation:
  Nierenlogen: druck- und klopfdolent bei Pyonephrose.
  Nebenhoden: Induration vorwiegend im Nebenhodenkopf, im chronischen Stadium nicht schmerzhaft.
  Hoden: bei einer Orchiepididymitis stark druckdolent, ödematös aufgetrieben.

Ductus deferens: derbe, meist schmerzlose Infiltrate.

Prostata: derb-höckerig, evtl. Verkalkungen oder Abszesse und Abszeßhöhlen palpierbar; auch im chronischen Stadium stark druckdolent.

- Thoraxröntgenbild: meist alte Tuberkel sichtbar, evtl. floride Tbc.
- i.v. Urographie (Abb. 6):
  Leeraufnahme: Nierenparenchymverkalkungen, Prostataverkalkungen.
  Dislozierte Kelche, Kelchamputationen.
  Kleine pseudodivertikelähnliche Höhlen in der Kortikalis mit Verbindung zu den Kelchen.
  Kelchdilatation bei Stenose des Kelchhalses.
  Darstellung von Kavernen in der Kortikalis ohne Verbindung zum Hohlsystem bei gleichzeitiger Amputation des entsprechenden Kelches.
  Ausgeschalteter Nierenpol bei typischer Dreieckkonfiguration des Nierenbeckens.
  Typische Kleeblattform des Nierenbeckenkelchsystems bei zentraler Nierenbeckenstenose.
  Funktionslose Niere.
  Ureterstenosen, vorwiegend distal und im Ostiumbereich.
  Schrumpfblase.
  Prostatakavernen.
- Zystourethrographie: Urethrastrikturen, Reflux in Prostata und prostatische Abszeßhöhlen sowie in die Samenblasen; Schrumpfblase.
- Refluxzystographie: evtl. Schrumpfblase; vesikoureteraler Reflux.
- Zystoskopie: im Anfangsstadium diffuse Zystitis, evtl. mit bullösem Ödem im Ostiumbereich der betroffenen Seite; evtl. Cystitis cystica. Später Tuberkel sichtbar (Tuberkel weiß, von rötlichem Hof umgeben); im Spätstadium Schrumpfblase mit verschlossenen oder weit offenen Ureterenostien. Zusätzlich evtl. Sklerose des Blasenhalses, Prostatasteine und Prostataabszesse sichtbar.
- Retrograde Pyelographie: indiziert bei funktionsloser Niere und zur sicheren Lokalisation einer Ureterstenose.

Differentialdiagnose

- Nephrolithiasis, Nephrokalzinose, Nierentumor.
- Nekrotisierende Papillitis (evtl. mit Kalkablagerungen).
- Schwammniere.
- Megakalikose (mit sekundärer Pyelonephritis und evtl. Konkrementen).
- Ureterstenose.

- Aseptische Pyurie.
- Spezifische Zystitis (Lues, Bilharziose, Aktinomykose).
- Interstitielle Zystitis.
- Chronische atypische Zystitis.
- Exulzerierendes Blasenkarzinom oder ein in die Blase penetrierender Tumor.
- Chronische unspezifische Epididymitis.
- Chronische unspezifische Prostatitis.
- Prostatakarzinom.
- Urethrastrikturen anderer Ätiologie.

Konservative Therapie

- Allgemeines:
  Die konservative tuberkulostatische Therapie darf erst bei gesicherter Tuberkulose, dann aber sofort eingeleitet werden.
  Bei nicht gesicherter Diagnose ist es empfehlenswert, verschiedene Urinkulturen in Abständen von 1−2 Wochen anzulegen.
  In Fällen, bei denen sich eine chirurgische Intervention aufdrängt, ist eine präoperative, konservative tuberkulostatische Behandlung von 3−6 Monaten zu fordern, bis sich die akuten Erscheinungen der Erkrankung stabilisiert haben (Verschwinden der zystitischen Beschwerden, zystoskopischer Nachweis der abgeheilten Blasentuberkulose, eindeutiger Rückgang der Epididymitis oder Prostatitis).
  Bei Fällen, die auf die tuberkulostatische Behandlung gut ansprechen, folgt nach der initialen sog. klinischen Phase von ca. 6 Monaten eine tuberkulostatische Langzeittherapie über 2 Jahre.
- Medikamente:
  Die häufigsten, heute zur Verfügung stehenden Medikamente werden berücksichtigt mit Dosierungsvorschriften bei Erwachsenen nebst Hinweise auf Nebenwirkungen und Kontraindikationen.
  − Streptomycin (SM): 0,75−1 g/i.m./per infusionem/Tag. 20 g insgesamt dürfen nicht überschritten werden! Nebenwirkungen: N. vestibulocochlearis, Allergien (Knochenmark), Nierenschädigungen. Kontraindikationen: Niereninsuffizienz, erste Schwangerschaftsmonate.
  − Paraaminosalizylsäure (PAS): 12 g/p.o./per infusionem/Tag. Nebenwirkungen: Magen-Darm-Störungen, Leberschädigungen, Gerinnungsstörungen, Knochenmarksschädigungen, selten Elektrolytstörungen. Kontraindikationen: Hypertonie, Ödeme, Nebenniereninsuffizienz, Leberschäden.
  − Isoniazid (INH) (z.B. Rimifon): 300−600 mg/p.o./per infusionem/Tag. Nebenwirkung: Polyneuritis, Leberschäden, Vasodilatation. Kontraindikationen: Alkoholismus, Epilepsie, psychische Störungen.

- Rifampicin (RMP) (z.B. Rimactan, Rifoldin): 450–600 mg/ p.o./Tag. Nebenwirkungen: Magenbeschwerden, Appetitlosigkeit, reversible Leberschädigungen. Kontraindikationen: Ikterus, Leberschädigungen, erste drei Schwangerschaftsmonate.
- Ethambutol (EMB) (z.B. Myambutol): 0,8–1,2 g/p.o./Tag. Nebenwirkungen: Neuritis optica. Kontraindikationen: Sehstörungen, Kinder unter 13 Jahren.
- Ethionamid/Prothionamid (ETH/PTH) (z.B. Trecator/Ektebin): 0,75–1 g/p.o./per infusionem/Tag. Nebenwirkungen: Magen-Darm-Störungen, Leberschädigungen, zentralnervöse Störungen. Kontraindikationen: Leberschaden, Psychosen, Alkoholismus, Epilepsie, erste Schwangerschaftsmonate.
- Pyrazinamid (PZA): 2–2,5 g/p.o./Tag. Nebenwirkungen: Leberstörungen, Magen-Darm-Störungen. Kontraindikationen: Leberererkrankungen.
- Thiocarlid (THC) (z.B. Isoxyl, DAT): 6–8 g/p.o./Tag. Keine Nebenwirkungen, keine Kontraindikationen.
- Capreomycin (CM) (z.B. Ogostal, Capastat): 1 g/i.m./Tag. Nebenwirkungen: N. vestibulocochlearis, Niereninsuffizienz. Kontraindikationen: Niereninsuffizienz, Schwangerschaft.
- Viomycin (VM) (z.B. Vionactan, Viothenat, Viocyn): 1 g/ i.m./per infusionem/3–4mal pro Woche. Nebenwirkungen: N. vestibulocochlearis, Niereninsuffizienz. Kontraindikationen: Niereninsuffizienz, Schwerhörigkeit, Schwangerschaft.
- Kanamycin (KM) 1 g/i.m./per infusionem/3- bis 4mal pro Woche. Nebenwirkungen: N. vestibulocochlearis, Niereninsuffizienz. Kontraindikationen: Niereninsuffizienz, Schwerhörigkeit, Schwangerschaft.
- Cycloserin (CS): 1 g/p.o./Tag. Nebenwirkungen: Zentralnervensystem. Kontraindikation: Epilepsie, Alkoholismus, Zerebralsklerose, Psychosen, Niereninsuffizienz, Diabetes.
- Thiosemicarbazone (TSC): 150 mg/p.o./Tag. Nebenwirkungen: gastrointestinale Störungen, Leberschädigungen. Kontraindikationen: Leberstörungen, Diabetes.
- Medikamentöse Behandlung, Kombinationen:
  Es werden 2 Arten von Tuberkulostatika unterschieden: Tuberkulostatika erster Wahl und Tuberkulostatika zweiter Wahl.
  - Zu den Tuberkulostatika erster Wahl gehören: SM, PAS, INH, RMP, EMB.
  - Tuberkulostatika zweiter Wahl sind: ETH/PTH, PZA, THC, CM, VM, KM, CS, TSC.
  Bei frischen, insbesondere bakterienreichen kavernösen Tuberkuloseformen wird prinzipiell eine Kombination von 3 Tuberkulostatika erster Wahl verwendet. Grund: Spontanmutanten bei Mykobakterien um so häufiger, je größer Bakterien-

population; Resistenzentwicklung bei Monotherapie innerhalb 6 Wochen zu erwarten.

In der Nachbehandlung kann auf eine Zweierkombination zurückgegangen werden.

– Empfehlenswerte Kombinationen für die initiale Phase sind: INH/EMB/SM, INH/PAS/SM, INH/EMB/RMP.

Nur bei Unverträglichkeiten oder Resistenz sollen Tuberkulostatika zweiter Wahl zur Anwendung gelangen.

Aus Gründen der geringeren Gefahr von Resistenzbildung oder chronischer Toxizität soll eine Kombination nach 2 Monaten gegen eine andere ausgetauscht werden.

Gekreuzte Resistenzen kommen nur bei Tuberkulostatika zweiter Wahl vor und sind deshalb praktisch weniger wichtig.

Die Behandlung mit Streptomycin ist weiterhin die wirkungsvollste. Sie wird deshalb in der initialen Phase und unmittelbar postoperativ eingesetzt.

Die Langzeittherapie ist ebenfalls eine gezielte Therapie aufgrund von Resistenzprüfungen.

Die Dosierung in der Langzeitphase ist individuell verschieden, hängt vor allem von der Verträglichkeit des Medikamentes und dem Ausdehnungsgrad der tuberkulösen Läsion ab.

Bei Auftreten medikamentöser Komplikationen und Nebenwirkungen muß das Therapieschema sofort entsprechend geändert werden.

Insbesondere sei nochmals darauf hingewiesen, daß viele Tuberkulostatika während der Schwangerschaft kontraindiziert sind. In der Initialphase ist eine zusätzliche Kombination mit Kortikoiden zu empfehlen, da vor allem die Tuberkulostatika erster Wahl zu starken Narbenbildungen (vor allem der Ureteren) führen können.

Chirurgische Behandlung

A. Allgemeine Indikation:

Die chirurgische Behandlung der Urogenitaltuberkulose ist nur bei Versagen der konservativen tuberkulostatischen Behandlung angezeigt.

Jeder operative Eingriff am Urogenitalsystem wird unter tuberkulostatischem Schutz ausgeführt (Streptomycin!).

Wenn es technisch zu verantworten ist, sind konservativ-chirurgische Eingriffe einem radikalen Vorgehen vorzuziehen.

Zu einem radikalen Eingriff muß man sich entschließen, wenn die Erholungsmöglichkeit des betroffenen Organs fraglich ist.

Sehr oft kann diese Frage erst intraoperativ bestimmt werden, weshalb die Patienten vor der Operation diesbezüglich orientiert werden müssen.

Wenn irgendwie möglich, ist eine Operation erst nach 4- bis 8-wöchiger Behandlung mit einer Dreierkombination von Tuberkulostatika erster Wahl vorzunehmen.

Postoperativ ist eine konservativ-tuberkulostatische Behandlung über mindestens 2 Jahre notwendig.

B. Spezielle Indikationen:

- Nieren:
  - Kavernotomie: relativ seltene Indikation; bei großen abgeschlossenen Kavernen ohne Verbindung zum Hohlsystem.
  - Nierenpolresektion: bei drainierten polständigen Kavernen ohne Tendenz zur Stabilisierung; bei einer demarkierten, konsolidierten, ulzerokavernösen Tuberkulose mit sekundärer Steinbildung oder Superinfektion.
  - Kavernopyelostomie: außergewöhnliches Verfahren; bei großen intrarenal gelegenen gereinigten Kavernen mit engen Verbindungen zum Hohlsystem, welche einen chronischen Infekt unterhalten und ihrer Größe wegen durch eine partielle Nierenresektion nicht zu entfernen sind.
  - Kalikoureterostomie: bei narbigen Veränderungen des Nierenbeckens mit zentraler Stenose oder bei Stenosierung am pyeloureteralen Übergang mit charakteristischer Erweiterung des Kelchsystems (Kleeblattform); die Anastomose erfolgt zwischen dem erweiterten unteren Kelch und dem proximalsten Anteil des normalen Ureters.
  - Nephrostomie: dieser Eingriff ist meist Notfallsituationen zugedacht; z.B. bei einer doppelseitigen Erkrankung mit funktionsloser Niere oder Status nach Nephrektomie der einen Seite und Hydronephrose infolge Stenosierung der Gegenseite. Durch die Nephrostomie, die als temporäre Maßnahme zu betrachten ist, wird die Urämie beseitigt; später erfolgt die Rekonstruktion der ableitenden Harnwege.
  - Nephrektomie: bei weitgehend irreversibler Zerstörung des Nierenparenchyms, bei tuberkulöser Pyonephrose, kombiniert mit einer Superinfektion oder Steinbildung, bei einer Kittniere; im seltenen Fall einer schweren doppelseitigen Nierentuberkulose soll die Nephrektomie der schlechteren Niere nur unter strengster Indikation erfolgen.
- Ureter
  - Ureterresektion: bei kurzer Ureterstenose nach stenosierender Ureteritis, nachdem die Tuberkulose durch tuberkulostatische Behandlung stabilisiert ist; der Stenoseresektion folgt die terminoterminale Ureteranastomose unter Schienung des Ureters. Ureterozystoneostomie: bei tiefer Ureterstenose.

- Boari-Plastik oder Bildung einer Hörnerblase: bei Stenosen des pelvinen Ureteres, sofern die Blase nicht tuberkulös befallen ist und eine normale Kapazität aufweist.
- Ureterostomia cutanea: gleiche Indikation wie bei der Nephrostomie; ferner als definitive Urinableitung bei Schrumpfblase. Ureterosigmoidostomie: seltene Indikation bei der Tuberkulose, da die Ureteren meist erweitert sind und mit einem Reflux in das Nierenhohlsystem gerechnet werden muß.
- Ureterersatz mit Dünndarm: bei totaler oder multipler Stenosierung des Ureters.

● Blase:
- Enterozystoplastik (Kolozystoplastik, Ileozystoplastik): bei sklerosierter Schrumpfblase, erhaltenem Sphinkter und freier Urethra; es wird dadurch wieder eine normale Blasenkapazität erreicht.

● Urethra:
- Urethradilatation: bei sekundären tuberkulösen Strikturen, die sich unter konservativer Behandlung stabilisiert haben. Urethraplastik: ersetzt heute weitgehend die chronischen Bougierungen; auch hier muß sich die Striktur stabilisiert haben, und es darf keine Bazillurie mehr nachweisbar sein. Innere Urethrotomie: mit schlechten Resultaten

● Genitalien:
- Epididymektomie: bei chronisch rezidivierender Epididymitis, kombiniert mit starken Schmerzen. Semicastratio: bei abszedierender Orchiepididymitis; eine evtl. Skrotalfistel kann somit gleichzeitig reseziert werden.

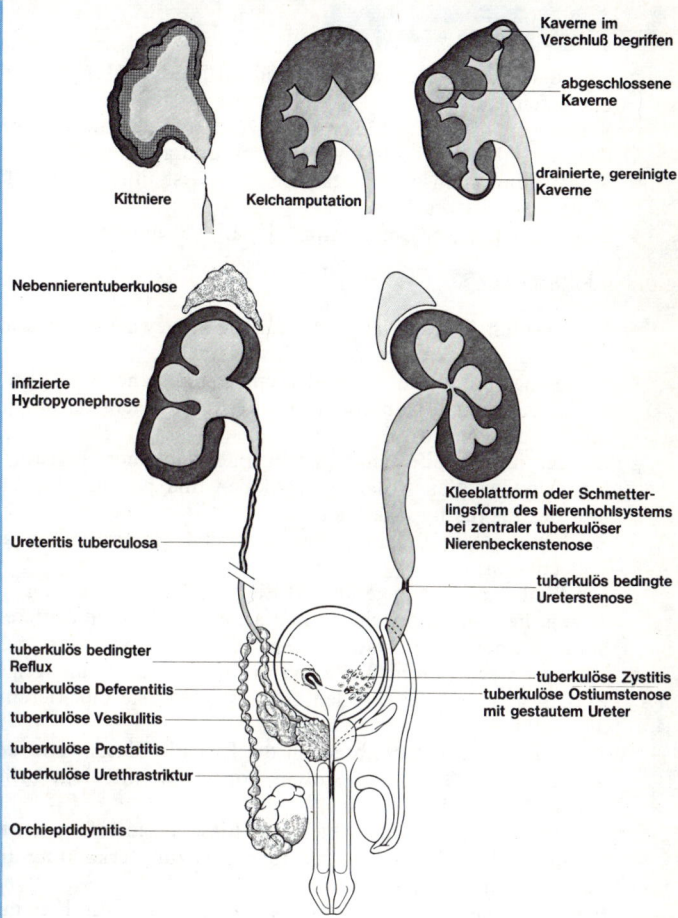

Kaverne im Verschluß begriffen

abgeschlossene Kaverne

drainierte, gereinigte Kaverne

Kittniere

Kelchamputation

Nebennierentuberkulose

infizierte Hydropyonephrose

Kleeblattform oder Schmetterlingsform des Nierenhohlsystems bei zentraler tuberkulöser Nierenbeckenstenose

Ureteritis tuberculosa

tuberkulös bedingte Ureterstenose

tuberkulös bedingter Reflux

tuberkulöse Zystitis
tuberkulöse Ostiumstenose mit gestautem Ureter

tuberkulöse Deferentitis

tuberkulöse Vesikulitis

tuberkulöse Prostatitis

tuberkulöse Urethrastriktur

Orchiepididymitis

Abb. 6 Urogenitaltuberkulose mit ihren hauptsächlichsten Erscheinungsformen

Bilharziose

Allgemeines

- Auf der ganzen Welt sind ungefähr 100 Mio. Menschen davon betroffen.
- Schistosoma haematobium: Hauptverbreitungsgebiete Nord- und Ostafrika, kleine Herde im Iran, Irak und auf Madagaskar.
- Schistosoma mansoni: Niltal, Zentral-, Ost- und Westafrika, Venezuela, Ostbrasilien.
- Schistosoma japonicum: China, Japan, Philippinen.

Epidemiologie

- Der Mensch ist der Hauptwirt für die ausgewachsenen und geschlechtsreifen wurmartigen Schistosomen.
- Für S. haematobium ist er der einzig mögliche Wirt, für S. mansoni und S. japonicum sind einzelne Tierarten möglich (enterologische Form):
  Die geschlechtsreifen männlichen und weiblichen Schistosomen leben in den Venen der perivesikalen und perirektalen Plexus und des Plexus hypogastricus.
  Sie können bis 20 Jahre leben und sind die ganze Zeit geschlechtsreif.
  Ein Weibchen legt ungefähr 30 Eier pro Tag.
  Atypische, aber mögliche Lokalisationen der geschlechtsreifen Schistosomen: V. portae, V. hepatica, Lungenarterien.
- Die Eier werden vom Weibchen in die venösen Kapillaren der Blasenwand und des distalen Ureters gelegt; sie blockieren dort die Gefäße:
  Mit einem Sporn durchbrechen die Eier die Blasenwand und werden in die Blase ausgestoßen, von wo sie mit dem Urin ausgeschieden werden.
  Ein Teil der Eier wird nicht in die Blase ausgestoßen, geht zugrunde und wirkt als Fremdkörper, was zur Verkalkung und Sklerose der Blasenwand führt.
  Bei atypischer Lage der Schistosomen gelangen die Eier durch die verschiedenen Gefäßanastomosennetze im Prinzip in alle übrigen Organe und bilden dort Granulome.
- Die mit dem Urin ausgeschwemmten Eier können nur in warmem Süßwasser weiterleben und entwickeln sich innerhalb 2–3 Tagen zu einer Larve (Miracidias):
  Die Larven leben höchstens 48 Std.
  Sie befallen dort Süßwasserschnecken (vorzugsweise Biomphalaria glabrata, Bulinus truncatus).
  Diese Wasserschnecken leben 12–15 Monate lang, vorwiegend in stehenden Gewässern (Sümpfen, Teichen, trägen Flüssen, Badeanstalten, Zisternen), können aber Trockenperioden überdauern.

- Im Zwischenwirt Schnecke entwickeln sich die Larven zu Zerkarien:
  Die Zerkarien verlassen den Zwischenwirt nach 2–3 Wochen wieder.
  Sie überleben im Wasser höchstens 36 Std. und befallen von hier wieder den Menschen als endgültigen Hauptwirt.
- Nach dem Befall des menschlichen Gefäßsystems auf transkutanem Weg werden die Zerkarien zu jungen, noch nicht geschlechtsreifen Schistosomen:
  Diese wandern via rechtes Herz, Lungenarterien, Lungen, linkes Herz, arterielles und venöses Kreislaufsystem zum definitiven Lebensort.
  Dort wachsen sie zu geschlechtsreifen Schistosomen aus, befruchten sich und legen Eier.
  Der ganze Kreislauf dauert ungefähr 2 Monate.
  In endemischen Gebieten kann der Mensch eine spezifische Immunität entwickeln; der Europäer wird sich jedoch beim Kontakt mit absoluter Sicherheit infizieren.

Prophylaxe

- Systematische Beseitigung aller als Zwischenwirt in Frage kommenden Schnecken durch Molluskizide (Bayluscid, Pentachlorphenol, Kupfersulfat).
- Meiden befallener Gewässer. Benutzung geeigneter Schutzkleider in zerkarienverseuchten Gewässern. Schutz vor Verunreinigung der Gewässer mit Urin oder Kot infizierter Menschen und Tiere.

Pathogenese, Komplikationen

- Schrumpfblase auf 2 Wegen:
  Durch Narbenbildung in der Blasenwand durch die ausgestoßenen Eier.
  Durch Sklerosierung und Verkalkung als Fremdkörperreaktion auf die abgestorbenen Eier.
- Als Folge: Blasenhalssklerose, Blasensteine, spontane Blasenruptur, perivesikale Abszeßbildung.
- Vesikorenaler Reflux:
  Primär durch direkten Befall von Ostium und distalem Ureter.
  Sekundär durch die sich ausbildende Schrumpfblase.
- Sekundäre Stenosierung des distalen Ureters mit konsekutiver Hydronephrose.
- Sekundärinfekte führen zu Schleimhautexulzerationen, pseudopapillären Läsionen, Perizystitis.

- Bei chronischen Formen entsteht häufig ein Pflasterepithelkarzinom.
- Interstitielle Nephritis, Glomerulonephritis, Sepsis, Sterilität als Folge von Entzündung und Obstruktion.

Klinische Symptomatologie

- Bei transkutanem Parasiteneintritt und der Wanderung durch die Blutbahnen: Jucken, Kopfschmerzen, Fieber, Schüttelfröste, erhebliche Schweißausbrüche.
- Zystitische Beschwerden, Blasenkapazitätsverlust, Blasensteine.
- Mikro- und Makrohämaturien.
- Proteinurie.
- Nierenschmerzen: durch Reflux oder Stauung.
- Urämie.
- Sepsis.

Diagnostik

- Nachweis von Schistosoma in Blut und Urin.
- Komplementbindungsreaktion, indirekter Hämagglutinationstest, Immunofluoreszenz, Zerkarienhüllenreaktion.
- Zystoskopie: Ausbildung von „Tuberkeln", Knotenbildung aus mehreren „Tuberkeln", Schleimhautulzerationen, pseudopapilläre Tumoren, Blaseninkrustationen, Blasensteine, infiltrierendes Karzinom, Kapazitätsabnahme.
- Blasenschleimhautbiopsien.
- i.v. Urographie: Evtl. Verkalkungen in der Blasengegend, evtl. Stauung der oberen Harnwege.
- Zystographie: Kapazität, Reflux.

Differentialdiagnose

- Unspezifische Zystitis.
- Spezifische Zystitis.
- Interstitielle Zystitis.
- Aseptische Pyurie.
- Blasentumoren.

Therapie

- Erfolgreich bei früh gestellter Diagnose.
- Stibophen (Neo-Antimosan, Fuadin): parenteral; initial 1,5 ml; dann jeden 2. Tag 3,5 ml bis zu 100 ml.
- Lucanthon (Miracil D), Niridazol (Ambilhar): peroral; 25 mg/kg Körpergewicht 7 Tage. Diese Präparate sind neurotoxisch.
- Antimon, Kalziumtartrat: 60 mg, dann 90 mg, dann 120 mg.
- Sulfonamide und Antibiotika bei Mischinfektionen.

Operationsindikation

- Chirurgische Behandlung der Komplikationen einer Bilharziose nach Stabilisierung der Primärerkrankung:
  Behandlung der Strikturen.
  Ureterozystoneostomie.
  Chirurgisch-radiologische Behandlung des Bilharziosekarzinoms.
  Evtl. totale Zystektomie und supravesikale Harnableitung.

Allgemeines

- Echinococcus granularis oder cysticus:
  Auf der ganzen Welt verbreitet.
  Bildet im Zwischenwirt bis kindskopfgroße, gut abgrenzbare
  unilokuläre Zysten, welche Tochterzysten entwickeln können.
  Zystenlokalisation beim Menschen vorwiegend in der Leber
  (2/3 aller Fälle), dann in Lungen, Nieren, Knochen, Hirn.
- Echinococcus alveolaris oder multilocularis:
  Vorwiegend in Mitteleuropa und Mittelasien vorkommend:
  In Zwischenwirt multiple Blasen, die sich in der Leber krebs-
  artig weiter ausdehnen und Zerfallszonen entwickeln.
  Befällt fast ausschließlich die Leber, nie das Harnsystem.

Epidemiologie

- Hauptwirt: Hund (Wolf, Schakal, Fuchs, andere Fleischfresser).
  Entwickelt sich im Dünndarm zum erwachsenen Bandwurm mit
  einer Länge von ca. 7 mm.
  Vermehrung hermaphroditisch-sexuell.
  Die äußerst resistenten, mikroskopisch kleinen Eier gelangen
  mit dem Kot nach außen.
  Sie sind infektiös für Mensch, Schaf, Kuh, Pferd, Schwein, an-
  dere Pflanzenfresser.
- Bei oraler Aufnahme kommt es im Zwischenwirt zur Echino-
  kokkuszyste (mit Skolizes und Hydatidenwänden).
  Das aufgenommene Ei entwickelt sich zum Embryo.
  Dieser durchdringt die Darmwand und gelangt in die Leber,
  dann in die Lungen und in die übrigen Organe und entwickelt
  sich nach definitiver Ansiedlung zur Echinokokkuszyste.
  In der Echinokokkuszyste geschieht die Vermehrung vegetativ;
  es bilden sich die Skolizes.
- Beim Befall der Nieren kann die Zyste sekundär ins Hohlsystem
  durchbrechen und deszendieren.
- Werden die befallenen Organe des Zwischenwirtes durch Karnivo-
  ren gefressen, so ist der Kreis zum Hauptwirt geschlossen.
  Die Skolizes siedeln sich im Dünndarm an und reifen zum Bandwurm aus.
  Ist der Mensch als Zwischenwirt befallen, so endet damit natür-
  licherweise der Kreislauf.

Klinische Symptomatologie

- Bei Befall der Leber:
  Tumor in abdomine.
  Leberenzymstörungen.

Bei intraperitonealer Perforation der Zyste Peritonitis, Schock.
Bei retroperitonealer Perforation Entwicklung retroperitonealer
Tochterzysten.
- Bei Befall der Niere:
Symptomatologie des raumfordernden Prozesses.
Meist guter Allgemeinzustand.
Bei Zystenperforation ins Nierenhohlsystem evtl. Koliken,
Dysurie, Hämaturie.
Urtikaria, Pruritus unklare Fieberschübe möglich.
Bei Superinfekt gesamte Symptomatologie einer Urogenitalent-
zündung möglich.

Diagnostik

- Blutbild: Eosinophilie, kann passager sein.
- Urinstatus: Nachweis von Skolizes oder Hydatidenfragmenten;
Superinfekt.
- Intrakutantest nach Casoni: äußerst empfindliche Frühreaktion;
bleibt aber nach chirurgischer Heilung jahrelang bestehen.
- Komplementbindungsreaktion nach Weinberg: in 80–90% bei
Befallensein des Menschen positiv; fällt ab nach Entfernung der
Zyste; dient auch als Nachweis für Residualzysten und Rezidive.
- i.v. Urographie: oft Verkalkungen der Zystenwand, aber nicht
obligat.
- Evtl. retrograde Pyelographie.
- Evtl. Zystoskopie.

Therapie

- Chirurgische Entfernung der Echinokokkuszyste.
Dabei muß peinlichst darauf geachtet werden, daß die Zyste
intraoperativ nicht perforiert, da es dadurch zu einer massiven
Aussaat von Skolizes und zu schweren allergischen Schockzu-
ständen kommen kann.
- Deshalb nach Freilegung der Zyste Injektion von 2%iger hypertonischer Kochsalzlösung, welche die Skolizes innerhalb von
5–10 Min. abtötet, in die Zyste.
- Bei großen verkalkten Zysten mit sekundärem Nierenparenchymschaden: Nephrektomie.
- Kleine Zysten können mit der gesamten Zystenwand exstirpiert,
evtl. durch Nierenteilresektion entfernt werden.
- Kann eine Zyste nicht total entfernt werden und ist eine Nephrektomie nicht möglich, kann die Zyste mit der Haut marsupialisiert werden; dabei ist die Gefahr eines Rezidivs erheblich.
- Eine medikamentöse Therapie des Nierenechinokokkus existiert
bis jetzt nicht.

Urolithiasis

Allgemeines

- Die Häufigkeit beträgt 20% des gesamten urologischen Krankengutes.
- Die Morbidität in Europa schwankt zwischen 1−10% der Gesamtbevölkerung, entsprechend der geographischen Verteilung des Steinleidens.
- Prädisponierende Faktoren: geologische Faktoren, Klima, Rasse, Ernährung.
- Häufigkeitsgipfel bei Männern zwischen 25 und 40 Jahren, bei Frauen zwischen 24 und 40 sowie zwischen 50 und 65 Jahren.
- Das Verhältnis von Frauen zu Männern beträgt ca. 2:1.

Morphologie

- Kalziumoxalat: (ca. 70%)
  Monohydrat.
  Dihydrat.
  Mischsteine.
- Phosphate: (ca. 14%)
  Magnesiumammoniumphosphat.
  Kalziumphosphat.
  Gemischte Phosphate.
- Harnsäure: (ca. 13%)
  Harnsäure.
  Ammoniumurat.
  Gemischte Urate.
- Zystin.
- Xanthin.

Ätiologie

- Chemische Faktoren:
  Steinbildende Harninhaltsstoffe: Kalziumoxalat, Magnesium-ammoniumphosphat, Kalziumphosphat, Harnsäure, Zystin.
  Ausscheidung von Endprodukten des normalen und pathologischen Stoffwechsels.
- Physikalische Faktoren:
  Kristallisationsneigung des Harns.
  Überschreitung der Sättigungsgrenze: fieberhafte Erkrankungen, heißes Klima, starkes Schwitzen, Magen-Darm-Erkrankungen mit Erbrechen, Diarrhö.
  Harn-pH: u.a. von Nahrung und Medikamenten beeinflußt.
  Aussalzeffekt.

- Bakteriologische Faktoren:
Bakteriurie.
Antigen-Antikörper-Wirkung.
Gewebsschädigungen.
Stoffwechselprodukte von Bakterien.
Alkalinisierung des Urins.
- Anatomische Faktoren:
Anatomische oder postoperative Stenosen.
Abflußbehinderungen: Atonie, Prostatahyperplasie.
- Metabolische Faktoren:
Primärer Hyperparathyreoidismus.
Hyperkalzurie.
Hyperurikosurie.
Oxalurie.
Zystinurie.

Makroskopische Aspekte

- Kalziumoxalatstein:
Hart, unregelmäßig, zackig; Oberfläche rauh, höckerig; größere Steine meist maulbeerförmig.
Besondere Formen: Jackstone mit pyramidenartigen Stacheln, Farbe Weißgrau bis Braun, gelegentlich durch Hämoglobinauflagerungen schwärzlich verfärbt.
Röntgendicht, mit unterschiedlicher Struktur und meist radiärer Streifung.
- Phosphatstein:
Fein, aufgerauht oder glatt, bröcklig.
Farbe Weiß bis Graubraun.
Schwächer röntgendicht, mit wechselnder Struktur und konzentrischer oder laminärer Beschichtung.
- Tripelphosphatstein:
Selten, von mörtelartiger Konsistenz, Oberfläche leicht gekörnt.
Schwach röntgendicht, ohne Schichtung.
- Harnsäurestein:
Rundlich, Oberfläche glatt bis feinhöckrig, sehr hart.
Farbe Gelbgrau bis Dunkelrotbraun.
Radiologisch nicht sichtbar.
Basischer Ammoniumuratstein: wie Harnsäurestein, jedoch weich und bröcklig.
- Zystinstein:
Rund bis oval, glatt, gelegentlich gekörnt.
Farbe typisch: Gelblich bis Ocker.
Schwach röntgendicht als flauer Schatten.

Urolithiasis

- Mechanischer Reiz:
  Kleine rundliche, glatte Konkremente verursachen keine Schleimhautläsionen.
  Zackige Steine bleiben hängen und führen zu ödematösen Veränderungen mit Drucknekrosen und Peripyelitis oder Periureteritis.
  Eine spontane Ureterperforation bei der Lithiasis ist selten.
  Häufiger wird eine Fornixruptur, bedingt durch Stauung, beobachtet, welche sich jedoch meist spontan wieder verschließt.
  Als Spätfolge eines eingeklemmten, aber spontan abgegangenen Uretersteins kann eine Ureterstenose entstehen.
- Harnstauung:
  Blockierung auf Höhe Kelchhals, Nierenbeckenabgang, Ureter durch eingeklemmten Stein führt zur Harnrückstauung.
  - Stadium I: Nierengröße unverändert, normale Parenchymbreite; Ektasie der Kelche mit zunehmender Erweiterung des Hohlsystems.
  - Stadium II: Niere vergrößert, Verschmälerung des Parenchyms, Abplattung der Papillen.
  - Stadium III: zunehmende Nierenvergrößerung, Bildung einer Hydronephrose mit Parenchymatrophie. In diesem Stadium sind Parenchymläsionen als irreversibel zu betrachten.

  Eine Harnstauungsniere entwickelt sich rascher bei Steineinklemmung im Bereich des oberen Ureterdrittels, langsamer bei tiefer gelegenen Steinen.
  Dafür kann bei tiefen Uretersteinen die Niere ohne jede Symptomatik ihre Funktion einstellen.
- Infektion:
  Harnwegskonkremente wirken als Fremdkörper und begünstigen eine Infektion.
  Bei vorbestehender Harnwegsinfektion und sekundärer Steinbildung können sich schon im Anfangsstadium der Erkrankung septische Komplikationen einstellen.
  Je nach Grad der Infektion können sich eine einfache Pyelonephritis, eine ulzeröse Pyelonephritis, Abszeßbildungen im Parenchym, eine Pyonephrose als Endzustand ausbilden.
  Eine chronische Lithiasis birgt die Gefahr einer chronischen Pyelonephritis mit anschließender pyelonephritischer Schrumpfniere in sich.

Klinische Symptomatologie

- Steinkolik:
Bei den subjektiven Beschwerden handelt es sich entweder um Koliken oder dumpfe Lumbalschmerzen.
Die Steinkolik entsteht nicht durch eine Hyperperistaltik, sondern durch eine Tonuserhöhung im gestauten Harntrakt.
Parenchymsteine, Papillennekrosen, Papillenverkalkungen, Ausgußsteine können sich ohne Beschwerden entwickeln.
Die klassische Nierenkolik beginnt plötzlich mit krampfartigen Schmerzattacken, ausgehend von der Nierenloge mit Ausstrahlungen entlang des Ureters in die Genitalien und zur Oberschenkelinnenseite.
Während der Kolik ist der Patient unruhig und krümmt sich.
Tiefsitzende Uretersteine sind charakterisiert durch imperativen Harndrang und Hodenschmerzen.
Zwischen den Koliken völlige Beschwerdefreiheit.
Fieber, Schüttelfröste, zystitische Beschwerden deuten auf eine infizierte Urolithiasis.
- Hämaturie:
Eine Hämaturie bei Urolithiasis findet sich in ungefähr 25%.
Meistens handelt es sich um eine Mikrohämaturie, seltener um Makrohämaturien.
- Steinabgang:
Der Steinabgang ist der Beweis für eine steinbedingte Nierenkolik.
Andererseits bedeutet ein Steinabgang keine Heilung, da noch weitere Konkremente im Hohlsystem vorhanden sein können.
Harnsäuresteine können jahrelang ohne subjektive Beschwerden ausgeschieden werden.
Hingegen kann eine Oxalurie mit Abgang von Oxalatkristallen kolikartige Beschwerden auslösen.
Ein abgegangener Stein muß chemisch analysiert werden.
- Pyurie bei Steinpatienten bedeutet eine Begleitinfektion.

Diagnostik

- Anamnese: familiäre Belastung; frühere Schmerzepisoden mit Steinabgängen; Operationen; längerdauernde Immobilisation; Medikamente (alkalinisierende Substanzen, Vitamin-D-Präparate).
- Klinik: Koliken mit typischen Ausstrahlungen; dumpfe Schmerzen, druckdolente Nierenlogen; atypisches Abdominalsyndrom mit Subileus.
- Blutbild: Anämie, Leukozytose.
- Blutserologie: Harnstoff, Kreatinin, Kalzium, Phosphate, alkalische Phosphatase, Magnesium, Harnsäure, Cholesterin, Kalium.

- Urinanalyse: Quantitative 24-Std.-Ausscheidung von Kalzium, Phosphaten, Harnsäure, Oxalaten.
- Steinanalyse eines evtl. abgegangenen Steines.
- Radiologische Untersuchungen:
  Abdomenleeraufnahme im Liegen.
  i.v. Urographie nach 10, 30 Min., evtl. Spätaufnahmen, evtl. aufgedrehte Aufnahmen.
  Infusionsurographie, evtl. mit Tomographie (bei schlechter Nierenfunktion).
  Retrograde Pyelographie nur unter strenger Indikation: nicht kontrastdichte Konkremente, Lage, Abklärung des Ureters in bezug auf verdächtige Konkrementschatten, Feststellung einer evtl. Obstruktion bei negativer Urographie.
  Nierenangiographie: evtl. bei funktionsloser Niere; als Zusatzuntersuchung vor komplizierten Nierenoperationen.

Differentialdiagnose

- Chronisch-interstitielle Nephritis mit Abgang von Papillennekrosen.
- Akute Pyelonephritis.
- Schwammniere.
- Nephrokalzinose (Hyperparathyreoidismus, renale tubuläre Azidose, Vitamin-D-Überdosierung).
- Nierentumoren (Karzinome, Zysten).
- Nierentuberkulose.
- Nierenmißbildungen.
- Niereninfarkt.
- Uretertumoren.
- Ureterstenosen.
- Ureterkompression (Tumoren, Metastasen, retroperitoneale Fibrose).
- Ureterinfiltration (Primärtumoren, Lymphknotenmetastasen).
- Iatrogene Ureterläsionen.

Konservative Therapie

- Allgemeines:
  Trinkkur: Spülungseffekt; Harnverdünnung; Verringerung des Angebotes steinbildender Substanzen. Dabei ist eine Harnausscheidung von über 2000 ml/24 Std. bei einem spezifischen Gewicht des Urins von maximal 1010 zu fordern.
  Diätetische Maßnahmen: Nahrungsmittel mit erhöhtem Gehalt an steinbildenden Substanzen sind einzuschränken.
  Medikamentöse Behandlung: Harnwegsinfekte sind resistenzgerecht mit Chemotherapeutika zu behandeln unter regelmäßiger Kontrolle der Urinbakteriologie.

- Spezielle konservative Therapie:
Bei Kalziumoxalat und Kalziumphosphatsteindiathese: Erhöhung der täglichen Urinmenge; Milch und Milchprodukte einschränken, oxalhaltige Gemüse (Spinat, Spargeln) meiden;
bei Hyperkalzurie: Pyrophosphat (Reducto) Kationenaustauscher (Campanyl), Thiacide (Esidrix, Esidrex); Ansäuern des alkalischen Urins.
Bei Harnsäurediathese: Alkalinisierung des Urins (Uralyt-U); Förderung der Diurese über 2000 ml/24 Std.; Vermeidung purinhaltiger Nahrungsmittel (Gehirn, Leber, Niere, Sardellen, Sardinen, Heringe, Fleischextrakte); Senken des Serumharnsäurespiegels mit Allopurinol (Zyloric), Vermeiden oder Bekämpfen eines Urininfektes.
Bei Zystinsteindiathese: Diurese; Infektbekämpfung; Alkalinisierung, Verminderung der renalen Zystinexkretion mit D-Penicillamin (Trolovol, Cuprimine, Thiola); Pyridoxin (Vitamin B 6) wegen des Antivitamineffektes von D-Penicillamin.
Vitamin C in hohen Dosen (verschiebt Redox-Vorgang Cystein-Zystin auf die Seite des löslichen Zysteins).

Neue technische Verfahren

- Ureterorenoskopische Steinentfernung.
Technik: Zystoskopisch wird ein Führungsdraht in den Ureter eingelegt. Dilatation des intramuralen Teils des Ureters mit Kunststoffdilatatoren über dem Führungsdraht unter Durchleutungskontrolle. Einführung des Ureterorenoskops in den Ureter über dem Führungsdraht. Fixation des Uretersteins mit einer Dormiasonde oder Kortschem Körbchen und Zerkleinerung des Steins mit der Ultraschallsonde und evtl. Entfernung der Restkonkremente mit einer Faßzange oder Zeiss-Schlinge.
- Perkutane Litholapaxie.
Technik: retrograde Harnleiterschienung mit Ballonkatheter. Retrograde Infusion von Kontrastmittel und Indigocarmin ins Nierenbeckenkelchsystem. Perkutane ultraschallgesteuerte Nierenfistelung. Die Dilatation des Nephrostomiekanals erfolgt mit Teleskopbougies unter Durchleuchtung. Anschließend Einführung des Lithotripters, so daß die Zerstörung des Nierenbeckensteins oder der Kelchsteine mittels Ultraschall unter optischer Kontrolle erfolgen kann. Die Steinbröckel werden mit Spülung oder mit dem Extraktor entfernt. Anschließend Nephrostomie, um eine weitere Dauerspülung des Nierenbeckens zu ermöglichen. Nierenbeckenabgangsstenosen können u.U. durch dieses Verfahren noch angegangen werden.

Urolithiasis

- ESWL (Extrakorporelle Stoßwellenlithotripsie).
  Diese neue Nierensteinzertrümmerungsanlage ist seit 1982 in verschiedenen Zentren von Westeuropa und USA in Gebrauch.
  Technik: Eine durch rhythmische Funkentladung erzeugte Druckwelle, sogenannte Stoßwelle, wird von Reflektoren in den Körper eingeleitet und mit 2 achsengetrennten technischen Systemen auf den genau lokalisierten Nierenstein zentriert.
  Indikation: ca. 80 % der Fälle können mit diesem System behandelt werden.
  Kontraindikation: Uretersteine im distalen Drittel, Patienten unter Antikoagulantien.

Indikation der neuen technischen Verfahren

- Die neu eingeführten technischen Verfahren ergänzen die konventionellen chirurgischen Maßnahmen.
- Die perkutane Technik wird sicher einen beachtlichen Teil der Steinoperationen ersetzen.
- Die komplizierten doppelseitigen Nierensteineingriffe werden sich wahrscheinlich in Zukunft auf hochspezialisierte Zentren konzentrieren, welche ein ESWL besitzen.
- Da bekanntlich 20 % der ESWL-Patienten nach der Behandlung nicht definitiv steinfrei werden oder später Komplikationen entwickeln (Reststein, Rezidivstein, Blutungen, Infektionen u.a.), ist vom einweisenden Urologen zu bestimmen, was weiter unternommen werden muß. Deshalb ist eine intensive Zusammenarbeit zwischen dem praktischen Urologen und den Behandlungszentren erforderlich.
- Nephrektomie:
  Seit Einführen der neuen technischen Verfahren hat sich die Indikationsstellung zur Nephrektomie nicht wesentlich verändert. Eine an Lithiasis erkrankte Niere muß erhalten werden, solange sie funktionstüchtig ist und das Leben des Patienten nicht gefährdet. Die Nephrektomie ist vorzuschlagen, wenn alle zur Verfügung stehenden konservativen und operativen Maßnahmen versagen und vor allem wenn wiederholte Blutungen oder Infektionen sich trotz der Behandlung den Patienten gefährden.
  Bei diesen aussichtslosen Situationen ist es sinnlos, weiter konservative Maßnahmen zu treffen, um zu versuchen, die erkrankte Niere zu retten, indem man damit riskiert, den Patienten zu verlieren.
- Bei den ganz schweren Fällen einer erkrankten Einzelniere besteht jetzt immer wieder die Möglichkeit einer späteren Dialyse oder einer Nierentransplantation.

- Normale Indikation:
  Jede chirurgische Behandlung der Urolithiasis bekämpft lediglich die Folgen der eigentlichen Steinkrankheit.
  Ursächlich muß deshalb das Steinleiden vor der Operation genau abgeklärt werden.
  Eine kausale Therapie oder Prophylaxe ist für jeden Fall postoperativ zu fordern.
  Die Rezidivquote ist hoch, sie beträgt je nach Ursache 20–30 %.

- Kolikbekämpfung:
  Im akuten Anfall: Spasmolytika und Analgetika (Baralgin, Buscopan compositum); keine Morphinpräparate!
  Bei langdauernden, therapieresistenten Koliken ist eine Infusion mit Spasmolytika und Analgetika von Vorteil.
  Nur bei hartnäckigen, schweren Koliken und gesicherter Diagnose sind zusätzliche Morphinderivate erlaubt; sie aggravieren jedoch die Darmparalyse.
  Zusätzliche physikalische Mittel: warme Bäder, nicht liegen, sondern herumgehen.

- Operationsindikation; operiert werden nur:
  Konkremente, die für den Patienten eine Gefahr darstellen (Infektion, Harnstauung).
  Konkremente, die keine Aussicht auf Spontanabgang haben.
  Steine, deren Größe und Lokalisation für eine Operation zugänglich sind.
  Vitale Indikation: akute Harnstauung mit aszendierendem Infekt.
  Absolute Indikation: langdauernde Blockierung mit zunehmenden Stauungsschädigungen, Versagen der konservativen Behandlung, Harnwegsstauung mit Infektion.
  Relative Indikation: kleine Nierenbecken- oder Nierenkelchkonkremente ohne Beschwerden, ohne Infekt, ohne Stauung.

- Wahl des Operationsverfahrens:
  Kelchsteine: Intrasinusale Pyelokalikotomie; Nephrotomie (abgeschlossene Nierenkelchsteine); Nierenpolresektion (Steinnester, infiziertes erweitertes Kelchsystem); Fibrinpyelotomie (multiple Steine im gesamten Nierenbeckenkelchsystem).
  Nierenbeckenstein: transsinusale Pyelotomie.
  Ausgußstein: erweiterte transsinusale Pyelokalikotomie; evtl. mit zusätzlichen Nephrotomien; Sektionsschnitt (unter strenger Indikation); Sektionsschnitt unter lokaler Hypothermie (wenn die Zeitdauer der Nierengefäßstielabklemmung voraussichtlich 10–15 Min. überschreiten wird).
  Ureterstein: Ureterotomie; Ureterozystoneostomie (bei tiefen Uretersteinen mit schweren entzündlichen Ostienveränderungen).
  Ostiumstein: Ostiumschlitzung angezeigt bei einem am Ostium eingeklemmten Stein oder bei einem Stein ohne subjekti-

ve Beschwerden in einer Ureterozele mit intermittierenden Infekten.

Blasenstein: Lithotripsie (mit konventionellem elektrohydraulischem oder Ultraschall-Lithotriptor); Sectio alta (bei großen Blasensteinen und insbesondere wenn gleichzeitig an Prostata oder Blase offen operiert werden muß).

Prostatasteine: transurethrale oder offene Prostatektomie.

Urethrastein: transurethrale Steinentfernung, Urethrotomie.

- Instrumentelle Steinentfernung:

Mit der Zeiss-Schlinge; Extraktionsinstrumente wie z.B. die Dormia-Sonde sollten vermieden werden.

Voraussetzung zur Zeiss-Schlingenextraktion: Steinlage im unteren Ureterdrittel; die Zeiss-Schlinge muß neben dem zu extrahierenden Konkrement vorbeigeschoben werden können.

Prinzip: mit der Zeiss-Schlinge wird ein Stein nicht extrahiert, sondern soll durch die normale Ureterperistaltik herausgestoßen werden.

Technik: Anlegen der Zeiss-Schlinge mit nachfolgender Röntgenlagekontrolle; Mobilisation des Patienten; erst nach 24 Std. kann ein minimales Gewicht an die Schlinge angelegt werden; während der Schlinge Hospitalisation, Antibiotika, Spasmoanalgetika.

- Instrumentelle Steinentfernung:

Dauerspülung des Nierenbeckens mit doppelläufigem Ureter- oder Nephrostomiekatheter.

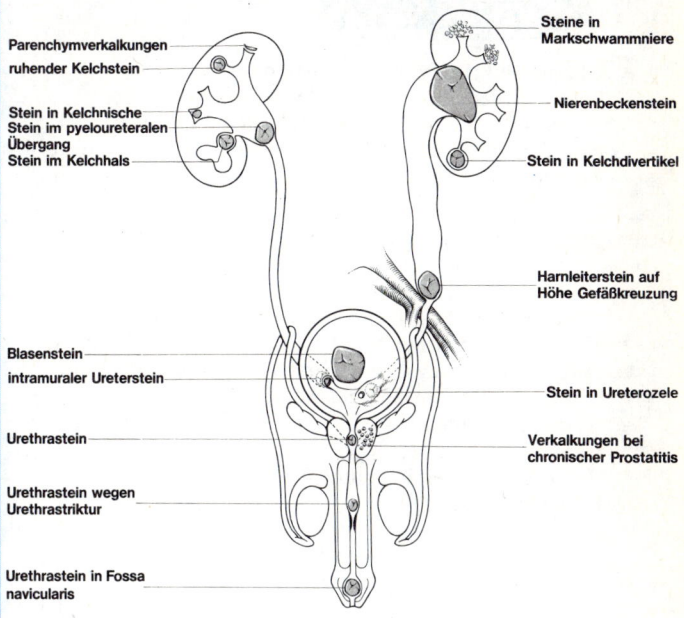

Parenchymverkalkungen
ruhender Kelchstein

Stein in Kelchnische
Stein im pyeloureteralen
Übergang
Stein im Kelchhals

Steine in
Markschwammniere

Nierenbeckenstein

Stein in Kelchdivertikel

Harnleiterstein auf
Höhe Gefäßkreuzung

Blasenstein
intramuraler Ureterstein

Stein in Ureterozele

Urethrastein

Verkalkungen bei
chronischer Prostatitis

Urethrastein wegen
Urethrastriktur

Urethrastein in Fossa
navicularis

Abb. 7 Die verschiedenen Möglichkeiten der Steinlokalisation

Allgemeines

- Überproduktion von Parathormon:
  Solitäre oder multiple Parathyreoidea-Adenome.
  Teilsymptom einer endokrinen Adenomatose.
  Primäre Hyperplasie der wasserhellen Parathyreoideazellen.
  Parathyreoidea-Karzinom.

Pathophysiologie

- Vermehrung der osteozytären Osteolyse.
- Vermehrung des osteoklastischen Abbaues.
- Vermehrte Ausscheidung von Kalzium und Phosphat.
- Osteitis fibrosa cystica generalisata (Recklinghausen).
- Erhöhung der Phosphatclearance:
  Hypophosphatämie.
  Hyperphosphaturie.
- Herabsetzung der Kalziumclearance:
  Hyperkalzämie.
  Hyperkalzurie.
  Erhöhung der intestinalen Kalziumrückresorption.
- Vermehrte renale Magnesiumausscheidung.
- Allgemeine muskuläre Hypotonie durch Hemmung der neuro-
  muskulären Erregbarkeit.

Klinische Formen

- Allgemeine Symptomatologie: bei allen klinischen Formen ab-
  hängig vom Serumkalziumspiegel:
  Allgemeine Müdigkeit, Unwohlsein.
  Muskuläre Hypotonie.
  Unbestimmte abdominale Beschwerden.
  Unbestimmte Skelettbeschwerden, Knochenschmerzen.
  Psychoorganisches Syndrom: Depression, Apathie, Somnolenz,
  Reizbarkeit, Aggressivität.
- Ossäre Form:
  Rücken-, Kreuz-, Gliederschmerzen.
  Dorsale Kyphose oder Kyphoskoliose.
  Verkürzung des Halses und des Rumpfes (Kleinerwerden).
  Knochenzysten und Osteoklastome.
  Oberkiefer- und Unterkiefertumoren (Epulis).
  Pseudogicht, artikuläre Chondrokalzinose.
  Pathologische Frakturen.

- Renale Form: Mitbeteiligung der Nieren bis zu 70%:
  Durst, Polyurie, Polydipsie.
  Schwache Urinkonzentration, im allgemeinen nicht über 1016.
  Nephrolithiasis.
  Tubuläre Verkalkungen, Nephrokalzinose.
  Renale Hypertonie.
- Gastrointestinale Form:
  Oberbauchbeschwerden.
  Meteorismus, Dyspepsie, Obstipation, Erbrechen.
  Ulcus ventriculi und duodeni, durch Milchdiät aggraviert.
  Pankreatitis.
- Parathyreotoxisches Syndrom (Serumkalzium über 15 mg%):
  Extreme Müdigkeit.
  Kopfschmerzen.
  Verwirrungszustände, Halluzinationen.
  Hypertonie mit vaskulären Begleiterscheinungen.
  Urämie.
  Koma mit Hyperpyrexie.

Diagnostik

- Blutserologie: Hyperkalzämie, Hypophosphatämie, erhöhtes
  ionisiertes Kalzium, Parathormon erhöht.
- Phosphatrückresorptionstest erniedrigt.
- Quantitative Urinanalyse: Hyperkalzurie, Hyperphosphaturie.
- Oft Isostenurie.
- Radiologische Skelettveränderungen: allgemeine Osteoporose,
  Mattglasaspekt des Schädels, Spongiosierung der Kortikalis, sub-
  periostale Resorption der Phalangen, Knochenzysten, Epulis.
- Nephrolithiasis, tubuläre Verkalkungen, Nephrokalzinose.
- EKG-Veränderungen.
- Allgemeine muskuläre Hypotonie.

Differentialdiagnose

- Ostitis fibrosa cystica des sekundären Hyperparathyreoidismus.
- Tertiärer Hyperparathyreoidismus.
- Osteoporose, Rachitis.
- Morbus Paget.
- Multiples Myelom.
- Skelettmetastasen.
- Solitäre Knochenzysten.
- Riesenzelltumor der Knochen.
- Paraneoplastisches Syndrom.
- Morbus Boeck.
- Vitamin-D-Intoxikation.
- Hyperthyreose.
- Milch-Alkali-Syndrom.
- Morbus Addison.
- Pathologische Hyperkalzurie anderer Genese.
- Idiopathische Hyperkalzämie des Kindes.
- Idiopathische Hyperkalzurie.
- Thiazide-Diuretika-Syndrom.

Operationsindikation

- Jeder gesicherte primäre Hyperparathyreoidismus ist operativ zu sanieren: Entfernung der Epithelkörperchenadenome.
- Jeder langdauernde Fall von sekundärem Hyperparathyreoidismus muß operativ revidiert werden.
- Bei primärem Hyperparathyreoidismus mit Nephrolithiasis soll zuerst der Hyperparathyreoidismus geheilt und erst anschließend die Nephrolithiasis operativ angegangen werden, da es bei umgekehrter Reihenfolge wegen der postoperativen massiven Hyperkalzurie zu einer erneuten Steinbildung innerhalb Tagen kommen kann.

Allgemeines

- Das bis jetzt nicht genau definierte Syndrom des sekundären Hyperparathyreoidismus entsteht bei erhöhter Parathormonproduktion, bei erhöhter Parathormonausscheidung oder durch eine Parathyreoideahyperplasie.
- Pathologische Anatomie: diffuse Hyperplasie und mikroadenomatöse multiple Hyperplasie.

Pathophysiologie

- Dekompensierte Nierenaffektion bei chronischer Urämie.
- Alle Formen der Osteomalazie.
- Hypomagnesämie.
- Chronische Hypokalzämie.
- Absinken des ionisierten Serumkalziumspiegels.
- Malabsorptionssyndrom.
- Vitamin-D-Mangel.
- Nach Nierentransplantation.

Diagnostik

- Blutserologie: Hypokalzämie, meist Hyperphosphatämie, erhöhte alkalische Phosphatase.
- Quantitative Urinanalyse: Hyperkalzurie, Hyperphosphaturie.
- Radiologische Untersuchungen:
  Osteomalazie, gemischt mit Osteitis fibrosa, herdförmige Osteosklerose, Bandsklerose der Lumbalwirbelkörper (Zebrawirbel, periarterielle und periartikuläre Verkalkungen.
  i.v. Urographie: oft Nephrokalzinose.
- Myopathie und tetanische Anfälle.

Differentialdiagnose

- Primärer Hyperparathyreoidismus mit tubulären Verkalkungen, Urämie und Skelettmitbeteiligung.
- Primäre Hauptzellhyperplasie der Nebenschilddrüsen.
- Nephrolithiasis mit sekundärer Pyelonephritis.
- Chronische Niereninsuffizienz.

Therapie

- Vitamin-D-Therapie peroral:
  Anfangsdosierung 0,25−0,5 mg/Tag.
  Dosierung steigern bis 12 mg/Tag.
  Vitamin-D-Überdosierung vermeiden.
  Kontrolle der alkalischen Phosphatase.
  Bei Stabilisierung Vitamin D als Dauertherapie: 0,25 mg/Tag.
- Chirurgische Therapie:
  Operationsindikation bei Versagen der Vitamin-D-Therapie.
  Revision der 4 Nebenschilddrüsen: Bei Hyperplasie der beiden
  oberen oder der beiden unteren Nebenschilddrüsen werden
  diese reseziert. Bei Hyperplasie aller vier Nebenschilddrüsen
  werden die drei größeren reseziert, die letzte teilreseziert.

Spätkomplikationen

- Tertiärer Hyperparathyreoidismus:
- Entsteht aus einem langdauernden sekundären Hyperparathyreoidismus.
- Hyperplasie aller vier Epithelkörperchen.
- Ein hyperplastisches Epithelkörperchen entwickelt ein Adenom.
- Die klinische Symptomatologie ist die gleiche wie beim primären Hyperparathyreoidismus.
- Diagnose: wie beim primären HPT.
- Therapie: chirurgische Entfernung des entsprechenden Adenoms.

Allgemeines

- Nebennierenmarktumor mit abnorm hoher Produktion von Katecholaminen (Adrenalin, Noradrenalin) durch die chromaphinen Zellen des Nebennierenmarks.
- Abbauvorgang: Tyrosin − Dopa − Dopamin − Noradrenalin − Adrenalin:
  40% der Katecholamine werden als Vanillinmandelsäure im Harn ausgeschieden.
  40% der Katecholamine werden als Metanephrin bzw. Normetanephrin im Harn ausgeschieden.
- Adrenalin steigert die Pulsfrequenz, das Minutenvolumen, den systolischen Blutdruck, senkt die periphere Resistenz.
- Noradrenalin senkt die Pulsfrequenz, steigert die periphere Resistenz, d.h. den systolischen und diastolischen Blutdruck.
- Sympathikogoniome können eine phäochromozytomähnliche Symptomatologie entwickeln.
- Paragangliome sind Phäochromozytome, die sich vom extra-adrenalen Gewebe aus entwickelt haben.
- Maligne Phäochromozytome sind mit Ganglioneuroblastomen zu vergleichen.

Klinische Symptomatologie

- Paroxysmale Hypertonie, persistierende Hypertonie bei jungen Patienten.
- Anfälle von Kopfschmerzen, Nervosität, Herzklopfen, übermäßigem Schwitzen.
- Gewichtsabnahme.
- Allgemeine Müdigkeit und abnorme Schwäche.
- Unbestimmte Thorax- und Abdominalbeschwerden.
- Hypovolämie.
- Hypermetabolismus.
- Gelegentlich Diabetes mellitus.

Diagnostik

- Paroxismale Hypertonie oder persistierende Hypertonie bei Patienten unter 40 Jahren.
- Allgemeine Müdigkeit, abnorme Schwäche.
- Hypovolämie.
- Blutbild: Leukozytose.
- Blutserologie: erhöhter Nüchternblutzucker, erhöhter Hämatokrit, Katecholamine erhöht.

- Urinanalysen: Glukosurie, erhöhte Ausscheidung von Katechol-
  aminen und deren Metaboliten (Vanillinmandelsäure, Metane-
  phrin, Dopamin).
- Spezifische pharmakologische Tests:
  Phentolamintest: Alpharezeptorenblockade führt zu protrahier-
  ter Hypotonie.
  Provokationstest mit Histamin und Tyramin: Damit kann ein
  hypertonischer Anfall ausgelöst werden.
  Glukagontest: seltene Anwendung.
- Radiologische Untersuchungen: Arteriographie und Phlebo-
  graphie der A. und V. suprarenalis: Damit kann sehr oft der
  Nebennierentumor dargestellt werden.
- Computertomographie in der heutigen Zeit gibt genaue Aus-
  kunft über Dimensionen des Tumors und Beteiligung der Nach-
  barorgane.
- Szintigraphie:
  Angewendet wird [131]J-Meta-Jodobenzylguanidin, i.v. verabreicht.
  Erlaubt eine Differenzierung zwischen gutartigen Tumoren und
  metastasierenden Tumoren des Sympathikus.
- Blutplasmavolumen unerläßlich zur Bestimmung der Hypovol-
  ämie, welche präoperativ korrigiert werden muß.

Differentialdiagnose

- Renale Hypertonie.
- Vasomotorische Erkrankungen, Migräne, zerebrale Durchblu-
  tungsstörungen.
- Hyperinsulinismus.

Operationsindikation

- Die einzige Behandlung eines Phäochromozytoms ist die Adrenalektomie.
- Dabei muß die Lokalisation des Phäochromozytoms radiologisch
  und durch direkte Katecholaminbestimmungen durch Kavakathe-
  terismus fixiert werden.

Allgemeines

- Entstehung durch Überproduktion von Glukokortikoidsteroiden.

Pathophysiologie

- Nebenrindenhyperplasie durch Störung des hypothalamisch-hypophysären Regulationsmechanismus.
- Nebennierenrindenhyperplasie durch ektopischen ACTH-produzierenden Tumor.
- Bilaterale Nebennierenrindenadenomatose.
- Solitäres Nebennierenrindenadenom.
- Nebennierenrindenkarzinom.
- Medikamentöse Entstehung infolge Verabreichung von Kortisol oder ACTH.

Klinische Symptomatologie

- Müdigkeit; steht meist im Gegensatz zum blühenden Aussehen der Patienten.
- Adynamie, Bettlägerigkeit.
- Hunger- und Durstgefühl.
- Wirbelsäulenschmerzen.
- Stammfettsucht, Striae, Vollmondgesicht.
- Rötung und seborrhoischer Glanz des Gesichts.
- Hirsutismus.
- Muskelatrophie.
- Hypertonie.
- Amenorrhö.
- Hypogonadismus.
- Hämorrhagische Diatese.
- Endokrines Psychosyndrom.

Diagnostik

- Allgemeine Klinik.
- Blutbild: Leukopenie, Eosinophilie.
- Blutserologie: Hypokaliämie, Hypochlorämie, ACTH erhöht, Plasmakortikoide erhöht.
- Urinanalysen: Urinkortikoide (17-Hydroxykortikoide als Kortisolabbauprodukt) erhöht, freies Urinkortisol erhöht, 17-Ketosteroide vor allem bei Vorliegen eines Karzinoms erhöht.
- Radiologische Untersuchungen:
  Osteoporose.

I.v. Urographie: gelegentlich vergrößerte Nebenniere sichtbar. Selektive Darstellung der Nebennierenarterien und -venen: vergrößerte Nebenniere oder Nebennierenadenom darstellbar (am besten mit Phlebographie), pathologische Gefäße in der Arteriographie deuten auf malignen Prozeß.

- Radiojodcholesterin. Szintigraphie der Nebennieren.
- Computertomographie der Nebennieren. Sehr geeignet zur Seitenlokalisation eines endokrin aktiven Nebennierenrindenadenoms. Kann eine bilaterale noduläre Hyperplasie und seltene kortisolproduzierende NN-Adenome erkennen lassen, ebenfalls wichtig, um ein NN-Rindenkarzinom zu erfassen.

Therapie

- Bei gesichertem einseitigen Nebennierenrindentumor: Lumbotomie bei kleinem Tumor; thorakoretroperitoneale Freilegung bei großem Tumor.
- Bei fehlender Seitenlokalisation oder bilateraler Hyperplasie: Freilegung beider Nebennieren durch bilaterale dorsale Schnittführung.

Pathogenese

- Primärer Aldosteronismus:
  Aldosteronproduzierender Nebennierenrindentumor.
  In 90% Solitäradenom, in 10% multiple Adenome, selten doppelseitig, gelegentlich im suprarenalen Fettgewebe.
- Sekundärer Aldosteronismus:
  Gesteigerte Renin-Angiotensin-Produktion.
  Maligne oder renale Hypertonie.
  Nephrotisches Syndrom.
  Leberzirrhose.
  Herzinsuffizienz.

Klinische Symptomatologie

- Abnorme allgemeine Müdigkeit.
- Hypertonie, oft mit Retinopathie.
- Kopfschmerzen.
- Schwere Muskelatonie.
- Intermittierende Parästhesien und Paresen.
- Polyurie, Nykturie.
- Polydipsie.
- Gelegentlich tetanische Anfälle.

Diagnostik

- Blutserologie: Hypokaliämie, Hypernatriämie, Hypomagnesämie, Aldosteron erhöht, Renin und Angiotension (bestimmt auf Höhe der Nebennierenvenen) erniedrigt, verminderte Glukosetoleranz.
- Radiologische Untersuchung:
  Nebennierenphlebographie: Darstellung des Adenoms in ca. 50–60 % der Fälle.
- Aldosteronkonzentration im Nebennierenvenenblut.
- Jod-131-Cholesterinszintigraphie. Bei beidseitiger Hyperplasie ist eine übermäßige Aufnahme von Radioaktivität über beiden Nieren nachweisbar.
  In einem Adenom ist der Tumor zu erkennen. Die kontralaterale Seite ist wegen Suppression nicht verändert.
- Computertomographie: kann nur Tumoren über 1 cm Durchmesser erfassen.

Differentialdiagnose

- Cushing-Syndrom.
- Maligne Hypertonie.
- Renale Hypertonie.
- Tubuläre Nephropathie.

- Sekundärer Aldosteronismus mit sämtlichen pathogenetischen Möglichkeiten.

Operationsindikation

- Beim primären Hyperaldosteronismus mit gesichertem Adenom ist die Adrenalektomie indiziert.
- Bei gesicherter Diagnose und unsicherer Lokalisation: Dorsale Freilegung beider Nebennieren.
- Wegen der Häufigkeit kleiner aberrierender Adenome im Fettgewebe muß die suprarenale Loge vollständig ausgeräumt werden.

Arterielles System

- Akzessorische Nierenarterien verlaufen zum Nierenhilus und stammen aus der Aorta.
- Aberrante Arterien verlaufen zum Nierenpol und stammen aus der Aorta, der A. renalis oder der A. iliaca communis.
- Wichtig werden überzählige Arterien bei Nierentransplantationen.
- Die aberrierenden Polarterien können an der Entwicklung einer sekundären Hydronephrose beteiligt sein, wenn sie das Nierenbecken oder den pyeloureteralen Übergang mittels des fibrovaskulären Gefäßstranges komprimieren.
- Akzessorische Hilusgefäße können den technischen Ablauf einer Operation erschweren.

Venöses System

- Akzessorische und aberrierende Venen kommen häufig vor, begleiten akzessorische und aberrierende Arterien.
- Sie haben für die Chirurgie keine wesentliche Bedeutung, da sie dank ihrer reichen Anastomosen ohne Gefahr ligiert und durchtrennt werden können.

Pathogenese

- Bei Ischämie wegen Arterienstenose ist die Blutversorgung der Nephrone vermindert.
- Reaktiv wird in den Zellen der Arteriolenwand des juxtaglomerulären Apparates vermehrt Renin gebildet.
- Als Folge darauf entsteht mehr Angiotensin I, welches in das aktive Angiotensin II umgewandelt wird.
- Angiotensin II provoziert eine Vasokonstriktion und eine Vermehrung der Aldosteronproduktion in den Nebennieren.
- Die resultierende Hypertonie steht demzufolge im Zusammenhang mit einer physiologischen Reaktion des Renin-Angiotensin-Aldosteron-Systems.
- Nach dieser ersten Phase der Hypertension entwickelt sich ohne Behandlung die zweite Phase, die allgemeine Angiosklerose.
- Diese Angiosklerose greift u.a. auf die andere Niere über.
- Die Nephroangiosklerose der Arteriolen der gesunden Niere provoziert durch Ischämie wiederum eine erhöhte Reninsekretion, so daß der Patient nicht nur durch die erkrankte Niere, sondern jetzt auch durch die ehemals gesunde, sekundär durch Angiosklerose befallene Niere gefährdet ist.

Ätiologie

- Arteriosklerotische Stenose der A. renalis:
  Überwiegend bei Männern nach dem 50. Altersjahr.
  Lokalisation vorwiegend im proximalen Anteil der A. renalis, besonders am Abgang von der Aorta.
- Fibromuskuläre stenosierende Hyperplasie der A. renalis:
  Befällt zu 80% jüngere Frauen.
  Eher im mittleren und distalen Drittel der Nierenarterie gelegen.
  Die Stenosierung der A. renalis erfolgt durch Thrombose. Embolie (Mitralstenose, Endokarditis oder Aneurysma).
- Eine Stenose durch Kompression der A. renalis von außen ist sehr selten.
- Eine einseitige renale Ischämie bei Stenose der A. renalis verursacht eine Hypertonie, welche sich nach rascher Beseitigung der Stenose meist wieder zurückbildet.

Klinische Symptomatologie

- Kopfschmerzen.
- Ohrensausen.
- Schwindelanfälle.
- Hypertonie in jugendlichem Alter ohne familiäre Belastung.

- Lumbalschmerzen.
- Hämaturien.
- Evtl. kardiale Komplikationen.

Diagnostik

- Abdominale Auskultation: evtl. Gefäßgeräusche hörbar.
- Hypertonie.
- Seitengetrennte Funktionstests:
  Test nach Rapoport: Konzentrationsunterschiede von Natrium und Kreatinin im Urin.
  Isotopenclearance.
- Radiologische Untersuchungen:
  i.v. Urographie: Größenunterschied der Nierenparenchymschatten, verzögerte Kontrastmittelausscheidung in den Frühaufnahmen (1, 2, 3, 4, 5 Min. nach Kontrastmittelinjektion), vermehrte Kontrastmittelspeicherung in Spätaufnahmen.
  Arteriographie der A. renalis: einzige Möglichkeit einer eindeutigen Diagnose.

Differentialdiagnose

- Essentielle Hypertonie.
- Kardiovaskuläre Hypertonie.
- Endokrine Erkrankungen:
  Conn-Syndrom.
  Morbus Cushing.
  Phäochromozytom.
- Renale Hypertonie:
  Chronische Pyelonephritis.
  Pyelonephritische Schrumpfniere.
  Interstitielle Schrumpfniere.
  Interstitielle Nephritis.
  Glomerulonephritis, Glomerulosklerose.
  Tuberkulose.
  Hydronephrotische Schrumpfniere.
  Posttraumatisch: Nierenkontusion, Status nach Nierenfreilegung mit Gefäßverletzung oder Polarterienligatur.

Therapie

- Konservativ-medizinische Behandlung bei „benigner" arterieller Hypertonie.
- Operative Kontraindikation: bei Patienten in hohem Alter und/oder zusätzlichen renalen oder kardiovaskulären Komplikationen.

- Chirugisch muß versucht werden, die Stenose zu resezieren oder das stenotische Gebiet zu erweitern, um so die Niere erhalten zu können.
- Indikation zur operativen Rekonstruktion:
  Mehrfach kontrollierte weiterbestehende Hypertonie mit systolischen Werten über 160 mm/Hg und diastolisch über 95 mm/Hg.
  Angiographisch nachgewiesene Stenose der A. renalis.
  Nachgewiesene Nierenischämie (seitengetrennte Harnuntersuchungen, offensichtliche urographische Veränderungen).
- Operative Möglichkeiten:
  Kurze Stenose: Resektion der Stenose und End-zu-End-Anastomose der A. renalis.
  Längere Stenose: Patchgrafft-Methode.
  Große Defekte: bei genügend langem Stumpf der A. renalis Homotransplantation distal des alten Abganges der A. renalis.
- Indikationen zur Nephrektomie:
  Unmöglichkeit einer Rekonstruktion.
  Schrumpfniere.
  Intermedizinische allgemeine Kontraindikationen zu rekonstruktiven Eingriffen.

Allgemeines

- Man unterscheidet echte Aneurysmen von falschen Aneurysmen: bei letzteren handelt es sich um ein organisiertes paraarteriell ausgebildetes Hämatom bei einer Periarteriitis.
- Morphologie: sackförmige, spindelige, kranzförmige Aneurysmen.
- Ein Aneurysma dissecans kann durch eine Arteriosklerose der A. renalis oder posttraumatisch bedingt sein.
- Das zentrale Aneurysma befällt die A. renalis, das periphere Aneurysma, die Äste der A. renalis.
- Die Diagnose des Aneurysmas wird oft zufällig gestellt aufgrund sekundärer Verkalkungen oder rundlicher Impressionen des Nierenbeckens.
- Ein Aneurysma kann zu gefährlichen Komplikationen führen.

Ätiologie

- Angeboren.
- Arteriosklerose.
- Periarteriitis nodosa.
- Lues.
- Traumata.

Klinische Symptomatologie

- Ein kleines peripheres Aneurysma entwickelt sich meist symptomlos.
- Dumpfe Schmerzen im Oberbauch oder in der Nierengegend.
- Hämaturie.
- Hypertonie.
- Aneurysmaruptur (endet sehr oft tödlich): plötzlicher schwerer Schockzustand mit starken renalen Beschwerden und Abdominalsymptomatik.

Diagnostik

- I.v. Urographie: evtl. Aneurysmaverkalkung, evtl. Nierenatrophie mit herabgesetzter Nierenfunktion, rundliche Impression auf das Hohlsystem.
- Arteriographie: Verlagerung der A. renalis, typische, meist sackförmige Kontrastmitteldarstellung des Aneurysmas; thrombotische Massen im Aneurysma und Verkalkungen der Aneurysmawand sind nicht selten.

Differentialdiagnose

- Abdominalerkrankungen.
- Hypertonie anderer Genese.
- Perforiertes oder dissezierendes Aortenaneurysma.

Operationsindikation

- Verkalkte kleinere Aneurysmen rupturieren sehr selten, benötigen deshalb keine operative Intervention.
- Operation angezeigt bei renalen Beschwerden, Hämaturie oder Hypertonie.
- Eine Aneurysmaruptur bedeutet eine Notfalloperation.
- Operative Möglichkeiten:
  Resektion des Aneurysmas und Rekonstruktion der A. renalis.
  Nierenteilresektion bei peripherem Aneurysma.
  Nephrektomie bei großem Aneurysma und Aneurysmaruptur.

Allgemeines

- Seltene Erkrankung, die auch unter dem Namen arteriovenöses Aneurysma oder arteriovenöses Angiom bekannt ist.
- Lokalisation: im Nierenhilus oder im Parenchym.

Ätiologie

- Kongenital (Angiom) oft multilokulär in Leber und Gehirn.
- Traumatische Nierenruptur.
- Spontane Entwicklung bei malignen Prozessen.
- Bei Status nach Nephrektomie am Hilusstumpf.
- Bei Status nach Nierenteilresektion.
- Bei Status nach offener oder geschlossener Nierenbiopsie.

Klinische Symptomatologie

- Vielmals ohne Symptomatik.
- Hämaturie.
- Hypertonie (nicht konstant).
- Herzinsuffizienz (durch Rechtsherzüberlastung bei hohem Shuntvolumen).

Diagnostik

- Große Fisteln gelegentlich auskultatorisch erfaßbar.
- Radiologische Untersuchungen:
  i.v. Urographie: schlechtere Parenchymdurchblutung, evtl. fehlende Ausscheidung: bei peripherer Fistel entsprechender funktioneller Nierenparenchymteilausfall; evtl. Impression des Nierenbeckens.
  Arteriographie: Lokalisation und Größe der Fistel können damit genau dargestellt werden, starke Erweiterung des venösen Fistelanteiles, Parenchymatrophie und schlechtere Durchblutung im betroffenen Gebiet.

Differentialdiagnose

- Abdominalerkrankung anderer Genese.
- Hypertonie anderer Ätiologie.
- Primär kardial bedingte Herzinsuffizienz.

Therapie

- Bei peripher gelegenen Fisteln ist selten einmal eine Nierenteilresektion möglich.
- Meist ist die Nephrektomie die Methode der Wahl.
- Bei Fisteln im Nierenhilus nach Nephrektomie sind eine Nachresektion und die separate Unterbindung der Hilusgefäße angezeigt.

Niereninfarkt

Pathogenese

- Bei ausgeprägter Stenose.
- Bei vollständiger Gefäßverlegung durch Embolie oder Thrombose.
- Bei Verschluß der A. renalis: Totalinfarkt.
- Bei Verschluß von Ästen der Nierenarterien: Teilinfarkt.
- Da die größeren Gefäße Endarterien sind, entsteht ein hämorrhagischer Infarkt.

Ätiologie

- Embolien:
  Thromben bei Aorten und Mitralvitien.
  Bei Herzwandthrombose.
  Infektiöse Endokarditis.
  Chirurgische Gefäßverletzung.
- Arterielle Thrombosen wegen lokaler Gefäßveränderungen:
  Arteriosklerose.
  Periarteriitis nodosa.
  Lupus erythematodes.
  Endangitis obliterans.
  Sklerodermie.
  Aneurysma der Nierenarterie.

Klinische Symptomatologie

- Kleine Infarkte können symptomlos verlaufen.
- Plötzlich eintretender Schmerz im Mittelbauch.
- Gelegentlich Défense.
- Oft vorgetäuschte Appendizitis, Cholezystitis, Ulcus ventriculi aut duodeni, Nierenkolik.
- Klopfdolente Nierenloge.
- Mikro-/Makrohämaturien.
- Evtl. reflektorische Oligurie/Anurie.
- Passagere oder bleibende Hypertonie.
- Fieber, einige Tage nach dem Ereignis (Resorption).

Diagnostik

- Plötzliche Hypertonie.
- Urinsediment: Mikro-/Makrohämaturien, Leukozyturie, evtl. granulierte Zylinder, evtl. Albuminurie.
- Blutbild: Leukozytose.
- Radiologische Untersuchungen:
  i.v. Urographie: keine oder ganz geringfügige und verzögerte Ausscheidung, im Spätzustand Teilinfarkte sichtbar (keine Parenchymdarstellung, narbige Einziehungen der Nierenkontur).
  Selektive Nierenarteriographie: erbringt die endgültige Diagnose.

Differentialdiagnose

- Appendicitis acuta.
- Cholecystitis acuta.
- Ulcus ventriculi aut duodeni.
- Pancreatitis acuta.
- Nierenkolik.
- Dissezierendes Aortenaneurysma.

Therapie

- Im akuten Zustand:
  Schocktherapie.
  Antibiotika.
  Diureseförderung.
  Antikoagulation.
- Operationsindikation:
  Weiterbestehende Schmerzen.
  Bleibende Hypertonie.
- Operative Möglichkeiten:
  Konservativ-chirurgisch: Embolektomie, Thrombektomie, selten erfolgreich.
  Nierenteilresektion bei kleinerem Teilinfarkt.
  Nephrektomie.
- Notfallmäßige Nephrektomie bei septischem Infarkt.

Allgemeines

- Seltene Erkrankung.
- Ausgehend von der V. cava oder den Vv. arcuatae.
- Oft beide Nieren gleichzeitig befallen.
- Bei schneller Thrombosierung: hämorrhagischer Niereninfarkt mit Entwicklung einer Hypertonie.
- Bei langsamer Thrombosierung: allmähliche Entwicklung eines nephrotischen Syndroms.

Ätiologie

- Aszendierende Thrombophlebitis, ausgehend von den Becken-stammgefäßen oder der V. ovarica.
- Hypernephrom mit Tumorwachstum in die V. renalis.
- Amyloidose.
- Hyperparathyreoidismus.
- Generalisiertes Myelom.
- Nach Herzinfarkt oder Kollaps.
- Nach starker Entwässerung mit Saluretika.
- Bei bestehendem nephrotischem Syndrom, welches massiv mit Diuretika und Hormonen behandelt wird.

Klinische Symptomatologie

- Akute Schmerzen, ähnlich einer Nierenkolik.
- Evtl. Niere als vergrößert palpierbar.
- Hämaturie.
- Oligurie/Anurie.
- Allmählicher Blutdruckanstieg.
- Bei langsamer Entwicklung: dumpfe Oberbauchbeschwerden.
- Bei chronischen Fällen: abdominale venöse Kollateralen sichtbar.

Diagnostik

- Allmählicher Blutdruckanstieg.
- Urinsediment: Hämaturie, ausgeprägte Proteinurie.
- Radiologische Untersuchungen:
  i.v. Urographie: im akuten Stadium vergrößerter Nierenschatten ohne Kontrastmittelausscheidung, in der chronischen Phase evtl. verzögerte Ausscheidung.
  Kavographie, Nierenvenenphlebographie: erbringt die endgültige Diagnose.

Differentialdiagnose

- Nierenkolik.
- Andere Abdominalerkrankungen.
- Sämtliche Möglichkeiten, die mit einem nephrotischen Syndrom einhergehen.

Therapie

- Wenn die Diagnose sehr früh gestellt wird und die Erkrankung von einer Kavathrombose ausgeht, kann eine Gefäßdesobliteration versucht werden; Prognose sehr schlecht.
- Nephrektomie.

Allgemeines

- Nierenmißbildungen sind häufig (ca. 3−4%).
- Neben den eigentlichen Mißbildungen findet man sog. Dispositionsanomalien, die funktionell meist bedeutungslos sind.
- Diese Dispositionsanomalien treten mit einer Frequenz von ca. 5% auf und sind deshalb wichtig, weil sie sehr oft verkannt oder falsch interpretiert werden.
- Nierenmißbildungen begünstigen verschiedene sekundäre Komplikationen.
- Eine familiäre Belastung von Nierenmißbildungen ist bekannt.

Klinische Formen (Abb. 8)

- Agenesie: Häufigkeit weniger als 1°/∞; keine Niere vorhanden.
- Aplasie: Häufigkeit weniger als 1%:
  Die Niere ist vorhanden, aber rudimentär entwickelt.
  Häufige Komplikationen: Verknöcherung, Verkalkung, zystische Degeneration.
  Kompensatorische Hypertrophie der Gegenseite konstant:
  Wichtig bei der Differentialdiagnose einer stummen Niere unbekannter Genese.
  Zystoskopische Diagnose: kein oder atrophisches Ostium mit einem auf der entsprechenden Seite atrophisch ausgebildeten Trigonum.
  i.v. Urographie: keine Ausscheidung auf der befallenen Seite.
  Retrograde Pyelographie: bei durchgängigem Ostium blind endender Ureter.
  Arteriographie: rudimentäre, funktionsuntüchtige, obliterierte Arterien.
  Normal ausgebildete, normal gelagerte Nebenniere.
- Hypoplasie (Zwergniere): Häufigkeit unter 1%:
  Man spricht von einer Hypoplasie, wenn die Niere in ihrer Entwicklung zurückgeblieben ist und 50 g nicht übersteigt (Normalgewicht der Niere: 10−12 g bei der Geburt, 140−160 g im Erwachsenenalter).
  Die Funktion der hypoplastischen Niere ist im allgemeinen nicht wesentlich verändert.
  I.v. Urographie: Die Niere liegt sehr medial, zeigt ein längliches Nierenbecken und wenige Kelche, die sich normal entfalten bei relativ dünnem Parenchymsaum.
  Kompensatorische Hypertrophie der Gegenseite.
  Differentialdiagnose: Schrumpfniere bei Gefäßerkrankung; pyelonephritische Schrumpfniere; vesikorenaler Reflux mit Pyelonephritis; interstitielle Nephritis.

- Überzählige Nieren:
Normal konfigurierte Nieren mit normalem Ureter und normal ausgebildetem Ostium oder mit geteiltem Ureter.
Doppelniere: einseitig und doppelseitig; Häufigkeit unter 1%.
Drei Nieren: ähnliche Eigenschaften; sehr selten.

- Hyperplasie:
Meist bei kongenitaler Mißbildung der Gegenseite.
Sekundäre Hyperplasie: bei Nephrektomie der Gegenseite in der Jugend.

- Rotationsanomalie:
Axiale Rotation der Niere um ca. 45 Grad.
Das Nierenbecken befindet sich auf der Ventralseite und liegt extrarenal.
Die Kelche projizieren sich im allgemeinen ebenfalls gegen medial.
Dystop gelegene und Verschmelzungsnieren zeigen alle eine Axialrotation.

- Dystopie: Häufigkeit unter 1°/oo:
Eine dystop gelagerte Niere ist immer kleiner als eine normale.
Ihre Größe hängt von ihrer Lage ab, indem sie um so kleiner ausgebildet sein wird, je kaudaler sie lokalisiert ist, d.h., daß eine Beckenniere immer relativ klein ist.
Die Nebenniere folgt der Dystopie nicht.
Die dystope Niere zeigt im allgemeinen zahlreiche Hilusgefäße, welche sie in ihrer Lage fixieren.
Die lumbale Nierendystopie ist keine Nephroptose.
Die ileopelvine Nierendystopie wird sehr oft irrtümlicherweise als Abdominaltumor (u.a. Ovarialzyste) diagnostiziert und unter falscher Diagnose entfernt.
Die Beckenniere wird meistens zufällig anläßlich einer Urographie entdeckt.
Sehr selten trifft man auf eine gekreuzte Dystopie. Die beiden auf gleicher Seite gelegenen Nieren werden dann oft nicht erkannt oder mißdeutet.

- Verschmelzung: Häufigkeit 1−2°/oo:
Die gekreuzte Nierendystopie ist meist mit einer Nierenverschmelzung verbunden.
„Sigmoidniere" bedeutet eine Verbindung des unteren Nierenpoles mit dem oberen Nierenpol der dystop gelagerten Niere.
Eine totale Nierenverschmelzung bedeutet die Vereinigung beider Nierenparenchymsysteme, die gegeneinander nicht abgegrenzt werden können, die jedoch 2 Nierenbecken aufweisen.
Eine Kuchenniere ist eine totale Verschmelzung beider Parenchym- und Hohlsysteme, lokalisiert vor der unteren Lumbalwirbelsäule oder vor dem Sakrum.

Hufeisenniere (s. S. 125).
- Nephroptose (s. S. 134).
- Zystenniere (s. S. 130).
- Nierenzyste (s. S. 127).
- Markschwammniere (s. S. 132).

Klinische Symptomatologie

- Nierenmißbildungen werden in überwiegender Mehrzahl zufällig entdeckt.
- Eine Nierenmißbildung als solche provoziert keine wesentlichen subjektiven Beschwerden, solange keine Komplikationen eintreten.
- Nierenmißbildungen neigen vermehrt zu Komplikationen:
  Traumatische Komplikationen.
  Vaskuläre Komplikationen.
  Spezifische und unspezifische Infektionen.
  Lithiasis.
  Tumoren.

Diagnostik

- Eine Nierenmißbildung wird durch eine i.v. Urographie, evtl. Infusionsurographie, erkannt und diagnostiziert.
- Spezielle Untersuchungen wie retrograde Pyelographie, Arteriographie, Szintigraphie sind unter strenger Indikation anzuwenden, um eine Diagnose ggf. zu präzisieren.
- Instrumentelle Untersuchungen wie retrograde Pyelographie sind wegen erhöhter Komplikationsmöglichkeiten mit Vorsicht anzuwenden.

Therapie

- Grundprinzip: Die Therapie von Nierenmißbildungen soll möglichst konservativ sein.
- Eine Nephrektomie ist dann angezeigt, wenn keine Nierenfunktion mehr vorhanden ist.
- Bei Vorliegen von Nierenmißbildungen ist vor jeder Nephrektomie eine Urographie durchzuführen wegen des gehäuften Vorkommens bilateraler Mißbildungen.

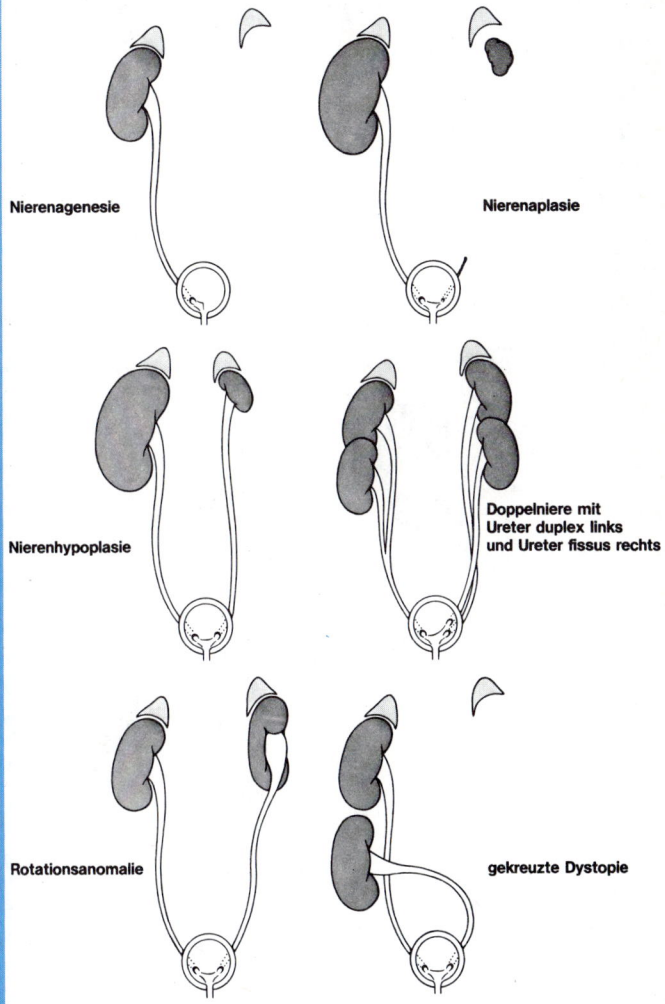

Nierenagenesie

Nierenaplasie

Nierenhypoplasie

Doppelniere mit
Ureter duplex links
und Ureter fissus rechts

Rotationsanomalie

gekreuzte Dystopie

Abb. 8 Nierenanomalien

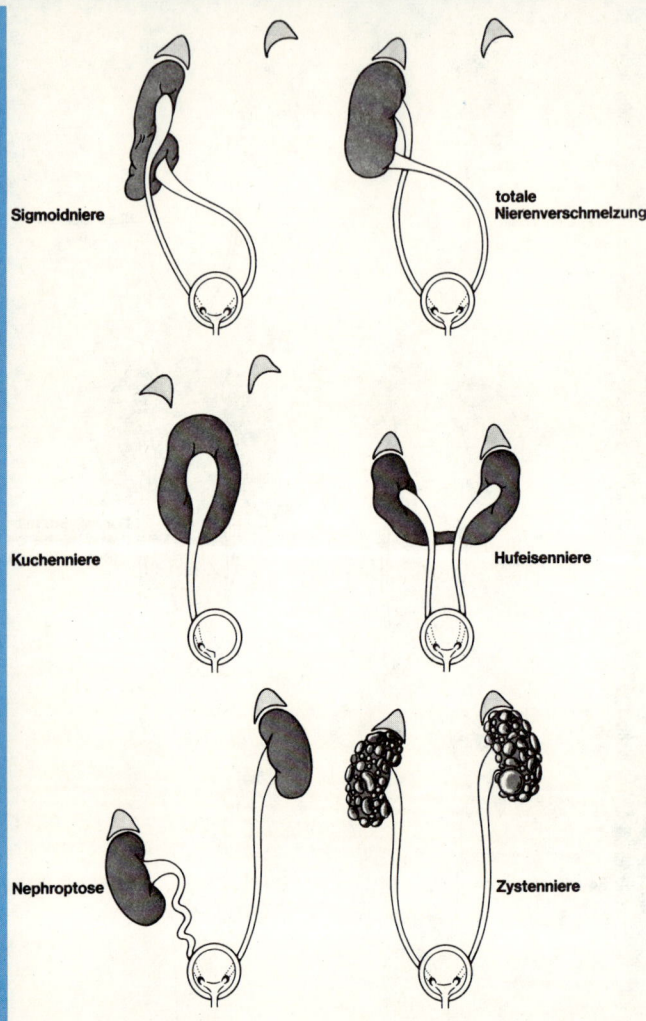

Sigmoidniere

totale
Nierenverschmelzung

Kuchenniere

Hufeisenniere

Nephroptose

Zystenniere

Abb. 8 Nierenanomalien

Allgemeines

- Häufigkeit: $1-1,5°/∞$.
- Oft finden sich familiär gehäuft andere Nierenmißbildungen.
- Beide Nieren sind im allgemeinen am unteren Pol mit einer mehr oder weniger dicken Brücke aus Parenchym oder mittels eines fibrösen Stranges verbunden.
- Der Isthmus befindet sich auf Höhe von L4.
- Rotation beider Nieren um ca. 45 Grad in allen 3 Achsen:
  Rotation in der Längsachse, der linken Niere im Gegenuhrzeigersinn, der rechten Niere im Uhrzeigersinn bei Blick in kraniokaudaler Richtung, so daß die Nierenbecken ventral zu liegen kommen.
  Rotation in der horizontalen Achse, so daß der Nierenunterpol von dorsal nach ventral verschoben wird.
  Rotation in der vertikalen Achse, so daß der Unterpol von lateral nach medial wandert.

Klinische Symptomatologie

- Unklare Abdominalbeschwerden, vor allem bei Hyperlordosierung und Druck auf das Abdomen (die Patienten können nicht auf dem Bauch liegen).
- Evtl. Zeichen eines Urininfektes.
- Evtl. Symptomatik einer Urolithiasis oder einer Hydronephrose.

Diagnostik

- Urinstatus: relativ häufig Mikrohämaturien; Pyurie und Bakteriurie bei komplizierendem Infekt.
- Radiologische Untersuchungen: i.v. Urographie/Infusionsurographie: Vereinigung beider Unterpolparenchymschatten; Axialrotation der Nieren deutlich zu erkennen, indem sich die unteren Kelchgruppen oft medial des Nierenbeckens projizieren und die Ureterenverläufe deutlich über den Unterpol ziehend erkennbar sind. Isthmus vielmals deutlich sichtbar.

Operationsindikation

- Hufeisennieren ohne Abflußstörung benötigen keine operative Behandlung.
- Die Durchtrennung des Isthmus wegen Abdominalbeschwerden ist eine schlechte Operation, die den Patienten meist nicht beschwerdefrei macht.

- Bei sekundärer Lithiasis ist eine Pyelotomie angezeigt; sie ist technisch sehr einfach, da sich das Nierenbecken auf der Nierenvorderseite befindet.
- Bei einseitigen Nierenkomplikationen wie Hydronephrose oder Tumor ist eine Operation unter gleicher Indikation wie bei normal entwickelten Nieren vorzunehmen. Dabei wird der Isthmus durchtrennt und vom Unterpol der gesunden Niere abgelöst.

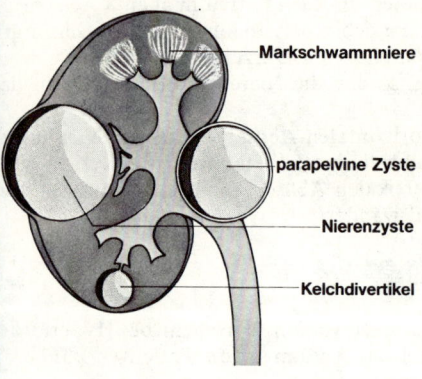

Abb. 9 Möglichkeiten zystischer Anomalien im Nierenbereich

Allgemeines

- Häufige Erkrankung, die meist als Zufallsbefund urographisch zur Darstellung gelangt.
- Autoptisch findet man in ungefähr 10% solitäre Nierenzysten.
- Bei Autopsien von Erwachsenen über 50 Jahre finden sich bis zu 50% Nierenzysten, wobei die Männer häufiger betroffen sind als die Frauen.
- Häufigkeit der Zyste nach ihrer Lokalisation:
  Unilaterale Solitärzysten ca. 10%.
  Bilaterale Zysten ca. 5%.
  Keine wesentlichen Lokalisationsunterschiede zwischen linker und rechter Niere sowie oberem und unterem Nierenpol.
- Parapelvine Zysten in ca. 10%.
- Nierenzysten werden nicht selten mit Kelchdivertikeln oder Markschwammnieren verwechselt.

Pathogenese

- Der Entstehungsmechanismus von Nierenzysten ist nicht genau bekannt; vor allem ist die Frage der Entstehung von multiplen Zysten noch nicht beantwortet.
- Es wurden deshalb verschiedene Theorien vorgeschlagen:
  Viele zystische Erkrankungen stehen im Zusammenhang mit toxischen Nephropathien.
  Dynamische und obstruktive Veränderungen im Bereiche der ableitenden Harnwege sind imstande, sekundäre Läsionen in den Nierentubuli zu verursachen.
  Hereditärer Faktor im Zusammenhang mit einer allgemein metabolischen Störung.
  Erworbene Zysten im Erwachsenenalter (auffallend ist das gehäufte Auftreten von Nierenzysten bei Prostatikern in ca. 30%).

Klinische Formen (Abb. 9)

- Nierenzysten als einziger Befund.
- Nierenzysten, kombiniert mit einer Urolithiasis in 15%:
  Zufallskombination: Die Zyste wird urographisch bei einer Steinsymptomatologie entdeckt.
  Häufigste Kombination mit einer Harnsäurediathese.
  Diagnose oft schwierig, wenn es sich nicht um schattengebende Steine handelt.
- Nierenzysten, kombiniert mit einer Hypertonie in 20%:
  Trotz häufiger Kombination scheint es sich um einen Zufall zu handeln, da beide Erkrankungen mit 50 Jahren auftreten.

- Die Erklärung für eine echte Kombination zwischen Nierenzysten und Hypertonie sind:

Kompression der Nierenzyste auf das Parenchym mit sekundären ischämischen Zonen.

Kompression der Zyste auf das Nierenbeckenkelchsystem mit
sekundärer Rückstauung und lokalen Zirkulationsstörungen.

Direkte Kompression der Nierengefäße durch die Nierenzyste
im Sinne eines Goldblattphänomens.

- Nierenzysten, kombiniert mit einer Polyglobulie:

Seltene Kombination, wobei die Ursache der Polyglobulie bei
Zysten noch nicht geklärt ist.

Evtl. Ähnlichkeit im Entstehungsmechanismus einer Polyglobulie
und eines Nierenkarzinoms.

- Nierenzysten, kombiniert mit Nierentumoren in 5−10%:

Tumor und Nierenzyste ohne Zusammenhang.

Zystische Degeneration in einem Nierenkarzinom.

Tumorbildung in der freien Zystenwand.

Tumorbildung im Bereich der Nierenzystenimplantationsbasis.

Komplikationen

- Nierenzysten wachsen langsam und im allgemeinen ohne wesentliche Beeinträchtigung der Nierenfunktion.
- Blutung in die Zysten (Schokoladezysten) in ca. 1%:

Zufallsbefund bei einer Zystenpunktion.

Posttraumatisch.

Während der Entwicklung eines intrazystischen Prozesses.

- Zystenruptur:

Spontane Ruptur bei Veränderung des intrapelvinen Druckes
mit Kompression der Zyste, bei Druckvermehrung in der Zyste
selbst oder infolge intrazystischer Blutung.

Traumatische Rupturen bei Nierenkontusion.

- Infektion der Zysten in ca. 2%:

Aszendierend von einer Pyelonephritis.

Hämatogen.

Klinische Symptomatologie

- Ungefähr 70% der Nierenzysten verlaufen asymptomatisch.
- Nierenschmerzen (Kompressionsschmerzen) ohne Ausstrahlung.
- Nierenkoliken.
- Mikro- und Makrohämaturien: in 20% dieser Fälle ohne Zusam-
  menhang mit der Zyste, sondern mit anderer Urogenitalerkrankung.
- Symptomatologie bedingt durch einen Nierentumor (diese Kom-
  bination läßt sich in ca. 25% feststellen).
- Harnwegsinfekt: meist nicht wegen der Zyste, da diese extrem
  selten mit dem Hohlsystem kommunizieren.

Diagnostik

- Radiologische Untersuchungen:
  i.v. Urographie/Infusionsurographie: In der Leeraufnahme ergibt die Zyste wegen des Flüssigkeitsgehaltes eine homogene Verschattung (in mehr als 80%); exzentrische Vorwölbung des Nierenschattens; Verkalkungen nur in Kombination mit einem Karzinom bekannt; normale Ausscheidung, Verdrängung und Elongation der Nierenkelche, weder Kelchamputationen noch Arrosionen oder Zerstörung des Kelchsystems.
- Arteriographie: Arterien bogenförmig, elongiert, keine pathologische Gefäße, große der Zyste entsprechende gefäßarme oder avaskuläre Zonen.
- Zystenpunktion (unter strenger Indikation!) zur Differentialdiagnose Zyste – Nierentumor durch zytologische Untersuchung des flüssigen Inhaltes; Zystenfüllung mit Kontrastmittel; therapeutische Entleerung der Zyste.
- Ultraschalldiagnostik zur Differenzierung einer Flüssigkeitsansammlung von einem soliden Tumor.
- Lumboskopie: Entleerung der Zyste und zytologische Untersuchung der Flüssigkeit, direktes Ausleuchten der Zyste zum Ausleuchten eines Karzinoms.
- Computertomographie und NMR nicht unbedingt angezeigt.

Therapie

- Kleine Zysten benötigen keine Behandlung; jedoch sind regelmäßige Kontrollen notwendig.
- Zystenpunktion und Entleerung: hohe Rezidivquote.
- Indikation zur chirurgischen Freilegung:
  Wenn trotz allen Untersuchungen ein Verdacht auf ein Nierentumor weiterbesteht.
  Bei großen Zysten.
  Bei subjektiven Beschwerden.
  Bei Rezidiv nach Punktion und Entleerung.
  Bei gleichzeitiger Lithiasis, welche eine chirurgische Intervention benötigt.
  Bei Kombination der Zyste mit Hypertonie oder Hyperglobulie.
- Operative Möglichkeiten:
  Resektion der freien Zystenwand: häufigstes Vorgehen bei solitären Zysten oder multiplen Zysten und normalen Nieren.
  Nierenteilresektion: nur in seltenen Fällen angezeigt.
  Nephrektomie: bei der Kombination mit einem Karzinom, bei schwerer Nierenparenchymläsion durch die Zyste.

Zystennieren

Allgemeines

- Hereditäre Erkrankung.
- In überwiegender Mehrzahl doppelseitig auftretend.
- Gleichzeitig finden sich vielmals zystische Degenerationen anderer Organe: Leber, Milz, Pankreas, Lungen.
- Nur selten werden die Patienten älter als 50 Jahre; sie sterben an Nierenversagen oder Komplikationen der sich entwickelnden Hypertonie.

Pathogenese

- Abnorme Entwicklung oder Vereinigung der Sammelröhrchen ergibt eine sekundäre Degeneration der entsprechenden Tubuli.
- Durch Kompression der Zysten auf das Nierenparenchym entsteht eine zunehmende Atrophie.
- Peritubuläre fibrotische Veränderungen sind konstante Merkmale der Erkrankung.
- Arteriolosklerose und entzündliche Faktoren aggravieren und beschleunigen den Krankheitsverlauf.
- Entwicklung einer schwer zu behandelnden Hypertonie durch Kompression des Nierenparenchyms und die sich entwickelnde Arteriolosklerose.

Komplikationen

- Nierentumoren in einer polyzystischen Niere sind nicht selten.
- Pyelonephritis: häufigste Komplikation.
- Langsame Aggravierung der Niereninsuffizienz und Zunahme einer therapieresistenten Hypertonie sind in der Regel der weitere Verlauf.

Klinische Symptomatologie

- Die Beschwerden manifestieren sich meist zwischen dem 30. und 40. Lebensjahr.
- Die mit multiplen Zysten durchsetzten Nieren vergrößern sich langsam bis zu palpablen Tumoren.
- Flankenschmerzen.
- Kompressionserscheinungen der Nachbarorgane.
- Allgemeine Müdigkeit.
- Suburämie, Urämie mit Durstgefühl, Appetitlosigkeit.
- Toxische Anämie.
- Zunehmende Hypertonie.

Diagnostik

- Familiäre Belastung.
- Evtl. großer Tumor in der Nierengegend palpierbar.
- Hypertonie.
- Blutbild: Anämie.
- Blutserologie: sehr oft Nierenfunktionseinschränkung.
- Urinsediment: Mikro-/Makrohämaturien, Proteinurie.
- Isosthenurie.
- Radiologische Untersuchungen:
  i.v. Urographie/Infusionsurographie (Abb. 8): große Nieren-
  schatten, unregelmäßige Nierenkonturen, herabgesetzte Nieren-
  funktion, typisches Bild der intraparenchymatösen Zystenbil-
  dung mit Kelchverdrängungen, Kelchelongationen, Eindellung
  des Hohlsystems.
  Arteriographie: Verdrängung und Elongation der Arterien, keine
  pathologischen Gefäße, avaskuläre Zonen.
  Szintigraphie: multiple Höhlenbildungen.

Differentialdiagnose

- Nierentumoren.
- Chronische Pyelonephritis.
- Glomerulonephritis.
- Hydronephrosen.

Therapie

- Eine konservative Therapie ist möglichst anzustreben:
  Genügend Flüssigkeit.
  Proteinarme Diät.
  Chemotherapeutika bei Urininfekt.
  Symptomatische Behandlung der Suburämie und der Hypertonie.
- Operationsindikation nur bei schweren einseitigen Komplikatio-
  nen.
- Die früher durchgeführten Ignipunktur und Zystenresektionen
  ergaben keine Besserung der Nierenfunktion. Ferner besteht bei
  diesen Eingriffen die Gefahr einer schweren Blutung oder einer
  sekundären Infektion.
- Teilresektion oder Nephrektomie sind nur bei schweren und
  dauernden Hämaturien, Pyonephrose oder Verdacht auf gleichzeitigen Nierentumor angezeigt.
- Wegen der infausten Prognose ist bei jugendlichen Patienten mit
  schwerer Niereninsuffizienz die Frage der Nierentransplantation
  zu diskutieren.

Allgemeines

- Synonyma: medulläre Schwammniere, Markzystenniere „rene a spugna", „rein en éponge", „medulary sponge kidney".
- Kongenitale, überwiegend beidseitige Mißbildung auf Höhe der Sammelröhrchen.
- Die Erkrankung tritt in jedem, vor allem aber im mittleren Lebensalter in Erscheinung.
- Früher wurde diese Erkrankung als selten angesehen, einerseits weil sie selten Beschwerden verursacht, andererseits weil sie fehlgedeutet und nicht diagnostiziert wurde. Die ersten Beschreibungen dieser Mißbildungen stammen von 1949; früher wurde sie oft mit der Nephrokalzinose verwechselt.

Pathogenese

- Im wesentlichen unklar; allgemein wird eine nicht erbliche, ontogenetische Fehlentwicklung der Sammelrohre angenommen.
- Fehlerhafte Vereinigung der Ureterknospe mit dem Nierenblastem.
- Die Sammelröhrchen sind zystisch erweitert und enthalten eine kolloidartige Flüssigkeit; später bilden sich sehr häufig Konkremente.

Klinische Symptomatologie

- Die Markschwammniere selbst verursacht keine Beschwerden.
- Trotz ausgeprägter morphologischer Veränderungen beeinflußt sie nur selten die Nierenfunktion.
- Die Symptomatologie beginnt mit den Komplikationen.
- Hämaturien: intermittierend, verursacht durch sekundäre Konkrementbildung.
- Pyurie und Bakteriurie bei zusätzlichem Infekt.
- Koliken bei Steinabgang.
- Ohne Infekt oder Lithiasis keine Nierenschmerzen.

Diagnostik

- Radiologische Untersuchungen:
  i.v. Urographie (Abb. 7 u. 9): In der Leeraufnahme sind kleine Konkrementagglomerate auf Höhe der Pyramiden typisch; Nierenfunktion meist nicht eingeschränkt; in den Ausscheidungsaufnahmen typische Veränderungen mit Füllung der befallenen Sammelröhrchen (Fächerform, Blumenstraußform, Traubenform, Mosaikform).

Retrograde Pyelographie (bei sicherer Diagnose in der i.v. Urographie nicht nötig): Sie sichert die Diagnose, indem sie völlig
normal ausfällt, ohne Darstellung der erweiterten Sammelröhrchen.

Differentialdiagnose

- Nierentuberkulose.
- Papillennekrose.
- Nephrokalzinose.
- Angeborene Kelchzysten.
- Kelchdivertikel.
- Tubuläre Stase oder Reflux.

Therapie

- Markschwammnieren ohne Komplikationen sind nicht zu be-
  handeln.
- Bei Steinkoliken entsprechende Maßnahmen.
- Bei eingeklemmten Konkrementen vorerst Versuch der konser-
  vativen Therapie mit Ausschwemmung; wenn ohne Erfolg, ope-
  rative Intervention.
- Bei Harnwegsinfekt resistenzgerechte Chemotherapie.
- Bei ausgedehnten Läsionen Nierenteilresektion.
- Nephrektomie: selten angezeigt; nur bei Nieren mit schwerer
  irreversibler Pyelonephritis, kombiniert mit Urolithiasis und
  Hämaturie und normaler kontralateraler Niere.

Nephroptose

Allgemeines

- Die rechte Niere liegt normalerweise etwas tiefer als die linke.
- Beim Stehen senken sich beide Nieren um 3−4 cm.
- Eine Nephroptose bedeutet eine Senkung von mehr als 5 cm.
- Eine Nephroptose ist häufiger auf der rechten Seite zu beob-achten. Sie kann auch bilateral vorkommen; Frauen sind häufi-ger davon befallen.
- Die durch eine Nephroptose verursachten Schmerzen sind nicht durch eine Harnstauung entstanden, sondern durch eine vermin-derte Parenchymdurchblutung, bedingt durch Zug am Nieren-hilus durch das Absinken der Niere.
- Ursachen:
  Allgemeine Muskelhypotonie.
  Abmagerung.
  Status nach mehreren durchgemachten Schwangerschaften.
  Dispositionsanomalien.

Klinische Symptomatologie

- Lumboabdominalbeschwerden im Stehen; können gelegentlich provoziert werden durch körperliche Anstrengung.
- Verschwinden der Beschwerden im Liegen.
- Oft kombiniert mit gastroenterologischen Beschwerden.
- Neurovegetative Störungen ohne Zusammenhang mit der Ne-phroptose.
- Gelegentlich intermittierende Mikro- und Makrohämaturien.

Diagnostik

- Leptosomer Konstitutionstyp.
- Die Senkniere ist meist deutlich palpabel und gut beweglich.
- Radiologische Untersuchungen:
  i.v. Urographie (Abb. 8): Im Stehen sinkt die Niere mehr als 5 cm; Nierenfunktion nicht eingeschränkt, meist Axialrotation mit Senkung des Oberpols nach lateral, geschlängelter unge-stauter Ureter.
  Isotopennephrogramm: muß in stehender und liegender Position ausgeführt werden; dabei muß eine verminderte Parenchym-durchblutung im Stehen zur Darstellung gelangen, mit initial vermindertem Aktivitätsanstieg, verspätetem Erreichen des Akti-vitätsgipfels.

Differentialdiagnose

- Nierenmißbildungen: Beckenniere, Kuchenniere, gekreuzte Nierendystopie, Verschmelzungsniere.
- Intermittierende Hydronephrose.
- Nichtkontrastgebende Pyelolithiasis.
- Vena-ovarica-Syndrom.
- Retrokavaler Ureter.
- Gastroenterologische Erkrankungen.
- Leber- oder Gallenwegserkrankungen.
- Neurovegetative Störungen.

Operationsindikation

- In der Regel ist eine konservative Therapie angezeigt: Gewichtszunahme.
  Behandlung einer gelegentlichen Magen-Darm-Infektion.
  Behandlung evtl. neurovegetativer Störungen.
- Die Nephropexie ist die schwerste Komplikation einer Nephroptose (Couvelaire).
- Die einzige Operationsindikation stellt sich dann, wenn durch das Absinken der Niere Parenchymdurchblutungsstörungen auftreten. Dies läßt sich einzig und eindeutig durch Isotopennephrogramme im Liegen und im Stehen nachweisen. Dabei muß die verminderte Durchblutung im Stehen zur Darstellung gelangen: initial verminderter Aktivitätsanstieg, verspätetes Erreichen des Aktivitätsgipfels.

Verletzungsarten

- Offene Nierenverletzung:
  Ursache: Schußverletzungen, schwere Verkehrsunfälle.
  Häufigkeit: ca. 5% der gesamten Nierenverletzungen.
  Pathologie: Meist sind mehrere benachbarte Organe mitbetroffen (Lungen, Zwerchfell, Leber, Milz, Magen, Darm, große Gefäße).
- Geschlossene Nierenverletzungen:
  Ursache: Arbeitsunfälle (45%), Verkehrsunfälle (35%), Sportunfälle (20%).
- Mechanismus: direktes Trauma von ventral oder indirektes Trauma, z.B. Sturz auf das Gesäß. Es handelt sich meist um Biegungs-, Kompressions- oder Berstungsrupturen.
  Prädisponiert sind Hydronephrosen, kompensatorisch hypertrophe Nieren (bei Nephrektomie der Gegenseite), Kinder.

Klinische Formen (Abb. 10)

- Parenchymverletzung: einfache Nierenkontusion (in mehr als 50%):
  Starke Schmerzen in der Nierenloge durch Kapseldehnung wegen subkapsulären Hämatoms.
  Kein Hämatom in der Nierenloge.
  Mikrohämaturien.
  Kollapserscheinungen während kurzer Zeit.
- Ruptur von Parenchym und Kapsel (ca. 15%):
  Relativ wenig Beschwerden.
  Entwicklung eines Hämatoms in der Nierenloge.
  Mikrohämaturien.
  Bei größeren Hämatomen Kollapserscheinungen.
- Ruptur des Nierenparenchyms und des Nierenhohlsystems (ohne Kapsel) (ca. 15%):
  Meist wenig lokale Beschwerden.
  Kein Hämatom in der Nierenloge.
  Massive Makrohämaturien.
  Kollaps vom Grad der Hämaturie abhängig.
- Totale Nierenruptur (Parenchym, Kapsel, Nierenhohlsystem) (ca. 15%):
  Hämatom in der Nierenloge.
  Massive Makrohämaturien.
  Schwerer Schock.
- Isolierte Nierengefäßruptur:
  Rasches Eintreten eines schweren Schocks.
  Bedrohlicher Zustand, wenn der Patient nicht sofort als Notfall operiert werden kann.

- Isolierte Nierenbecken-/Ureterruptur:
  Anfänglich wenig subjektive Beschwerden.
  In den folgenden Tagen dumpfe Flankenschmerzen.
  Innerhalb der nächsten 3–6 Wochen Entwicklung einer sog.
  Pseudohydronephrose (s. S. 158).
- Pathologische Nierenrupturen; entstehen durch inadäquate Gewalteinwirkungen bei:
  Nierenmißbildungen.
  Hydronephrosen.
  Nierensteinen.
  Nierentumoren.

Diagnostik

- Anamnese.
- Flankenschmerzen mit mehr oder weniger rascher Entstehung eines Hämatoms in der Nierenloge.
- Schocksymptomatik.
- Oligo-/Anurie.
- Mikro-/Makrohämaturien.
- Abdominalsymptomatik: Ileus, Subileus, Schmerzen, evtl. zunehmender Bauchumfang.
- Radiologische Untersuchungen:
  Infusionsurographie, evtl. mit Tomographien: evtl. fehlender Psoasschatten, ausgeprägter Meteorismus; gleichzeitig auf Rippenfrakturen und Wirbelverletzungen achten; Kontrastmittelaustritte als Beweis von Parenchymverletzungen und eröffnetem Hohlsystem, unvollständige Darstellung des Hohlsystems, nephrographischer Effekt, keine Ausscheidung.
  Arteriographie: Darstellung von Gefäßläsionen, Gefäßabrissen, traumatischen Thrombosen; im gleichen Untersuchungsgang können Leber-, Milz- und Darmarterien dargestellt werden.
- Sonographie zur Feststellung eines evtl. abgesprengten Nierenpoles.
- CT und NMR.

Konservative Therapie

- Lediglich bei Nierenkontusionen und leichten Nierenrupturen.
- Schockbekämpfung.
- Bettruhe.
- Antibiotische Abschirmung.
- Symptomatische Behandlung des Begleitileus.
- Urographische Kontrolle nach 2–3 Wochen unbedingt erforderlich.

Spätkomplikationen nach konservativer Behandlung

- Urinfistel.
- Hydronephrose.
- Abszeß.
- Nierensteine.
- Hypertonie (durch Kompression des Nierenparenchyms durch das pararenale Hämatom).
- Nierenarterienaneurysmen.
- Ausfall der Nierenfunktion:
  Bei Kompression der Nierengefäße durch Hämatome.
  Nach Nierengefäßverletzungen.
  Bei Ausbildung einer Pseudohydronephrose.

Operationsindikation

- Während früher eine extrem konservative Therapie empfohlen wurde, steht man heute auf dem Standpunkt einer möglichst frühzeitigen operativen Revision.
- Vorerst Bekämpfung des Schockzustandes.
- Anschließend chirurgische Revision bei:
  Offener Nierenverletzung.
  Zunahme der allgemeinen Symptome.
  Persistierenden schweren Makrohämaturien.
  Nichtbeherrschen des Schockzustandes.
  Verdacht auf Kombinationsverletzungen.
  Radiologisch nachweisbarem Urinextravasat.
  Radiologisch dargestellten Gefäßverletzungen.

Operative Therapie

- Offene Verletzungen:
  Revision der Wundhöhle.
  Nephrektomie oft nicht zu umgehen.
- Geschlossene Verletzungen:
  Das Vorgehen hängt vom Zustand der Niere ab.
  Ausräumung des pararenalen Hämatoms.
  Wenn irgendwie möglich, konservative Rekonstruktion anzustreben.
  Exakte Blutstillung und Parenchymnähte.
  Bei abgesprengtem Nierenpol ist eine Teilresektion erlaubt, wenn bei guter Durchblutung der Restniere eine zuverlässige Adaptation des Restparenchyms und ein genauer Verschluß des Nierenhohlsystems möglich ist.

In Fällen, bei denen das Rupturgeschehen mehr als 24 Std. zurückliegt, ist wegen erhöhter Gefahr einer Dehiszenz der Parenchymnaht von einer Teilresektion abzuraten.
Die primäre Nephrektomie ist die einzige Lösung bei einer schweren totalen Nierenzerstörung, bei sekundär infizierten Nierenverletzungen und bei pathologischen Nierenrupturen.
Bei Gefäßverletzungen oder Gefäßobliterationen sind eine Rekonstruktion und eine Desobliteration anzustreben.

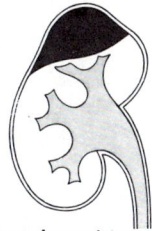

Parenchymverletzung mit subkapsulärem Hämatom

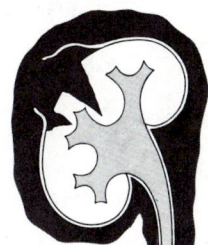

Ruptur von Parenchym und Kapsel ohne Hohlsystem

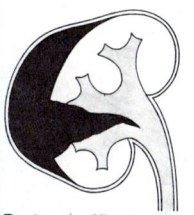

Ruptur von Nierenparenchym und Nierenhohlsystem ohne Kapsel

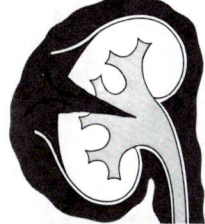

totale Nierenruptur: Parenchym, Hohlsystem und Kapsel

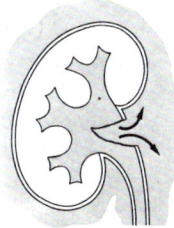

isolierte Nierenbeckenruptur

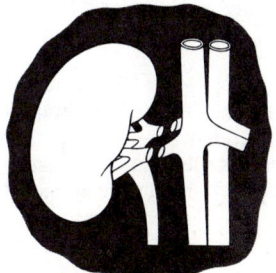

isolierter Gefäßabriß

Abb. 10 Möglichkeiten der Nierenverletzungen

Pyelonephritis acuta

Allgemeines

- Eine Pyelitis allein existiert nicht. Eine Mitbeteiligung des Nierenparenchyms ist konstant.
- Primäre hämatogene Infektion.
- Sekundäre lymphogene oder retrograd-aszendierende Infektion (Reflux, Stauung).
- Prädispositionsfaktoren:
  Schwangerschaft.
  Abflußhindernisse an den ableitenden Harnwegen.
  Vesikorenaler Reflux.
  Lithiasis.
  Mißbildungen.
  Tumoren.
  Diabetes mellitus.
  Phenacetinabusus.
  Gastrointestinale Erkrankungen.

Klinische Symptomatologie

- Im Anfangsstadium akutes Krankheitsbild mit Abgeschlagenheit, schlechtem Allgemeinzustand.
- Fieber bis 40 °C mit Schüttelfrösten.
- Schmerzhafte Nieren- und Blasengegend.
- Unbestimmte Rückenbeschwerden.
- Brechreiz, Erbrechen.
- Paralytischer Ileus.
- Oligurie, Pyurie, Bakteriurie, evtl. Hämaturie.

Diagnostik

- Allgemeines Krankheitsbild.
- Stark erhöhte Blutsenkung.
- Hypertonie.
- Oligurie.
- Urinsediment: Pyurie, Bakteriurie, evtl. Hämaturie.
- I.v. Urographie/Infusionsurographie: wegen Oligurie schwache Kontrastmittelausscheidung, so daß die Aufnahmen sehr oft schlecht beurteilbar sind; bei erstem Schub meist keine morphologischen Veränderungen sichtbar.

Differentialdiagnose

- Paranephritischer Abszeß.
- Pankreatitis.
- Basale Pneumonie mit Pleuritis.
- Cholezystopathie, Cholecystitis acuta.
- Appendicitis acuta.
- Kolondivertikelose, -divertikulitis.

Komplikationen

- Bei falscher Diagnose oder mangelhafter Behandlung kann sich eine chronische Pyelonephritis entwickeln.
- Primärer Übergang zur abszedierenden Pyelonephritis, Pyonephrose.
- Bakteriämischer/toxischer Schock.
- Sekundäre Arteriosklerose.
- Sekundäre Lithiasis.
- Hypertonie.

Therapie

- Im akuten Stadium: konservative Behandlung mit Antibiotika anhand der kulturellen Bakteriologie und Resistenzprüfung.
- Parenterale Flüssigkeitszufuhr.
- Überwachung der Kreislaufsituation.
- Nach Abklingen der akuten Phase: Verabreichung von Chemotherapeutika über mehrere Wochen bei regelmäßiger Kontrolle von Urinsediment und Urinbakteriologie.
- Sanierung evtl. vorhandener chirurgisch zu behandelnder pathogenetischer Faktoren (Mißbildungen, Obstruktionen, Lithiasis etc.).

Pyelonephritis chronica

Pathogenese

- Sekundär hämatogene Infektion.
- Lymphogene Streuung von den unteren Harnwegen über die periureteralen Lymphbahnen.
- Kanalikulär-aszendierende Infektion bei Ureterostiuminsuffizienz oder Obstruktionen der ableitenden Harnwege.

Klinische Symptomatologie

- Die symptomenarme chronische Pyelonephritis ist sehr häufig.
- Allgemeine Müdigkeit, unbestimmte Lendenschmerzen.
- Gelegentlich kolikartige Beschwerden.
- Gewichtsabnahme.
- Intermittierende Fieberanfälle.
- Oligurie.
- Harnwegsinfekte mit Pyurie, Bakteriurie, Hämaturie.

Diagnostik

- Klinisches Bild und Anamnese.
- Intermittierende Fieberepisoden.
- Rezidivierender oder bestehender Harnwegsinfekt.
- Oligurie.
- Blutserologie: evtl. Nierenfunktionseinschränkung, Azidose.
- Radiologische Untersuchungen:
  i.v. Urographie/Infusionsurographie: in der Leeraufnahme evtl. Konkremente oder tubuläre Verkalkungen, Kortikalis vermindert, evtl. mit narbigen Einziehungen, Kelchhalsstenosen, verplumpte Kelche, Status nach Abgang von Papillennekrosen. Refluxzystographie: zum Ausschluß oder Beweis eines für eine chronische Pyelonephritis verantwortlichen vesikorenalen Refluxes.

Differentialdiagnose

- Akute interstitielle Nephritis.
- Chronische interstitielle Nephritis.
- Megakalikose.
- Hydronephrose mit konsekutiver Schrumpfniere.
- Tuberkulose.
- Nierenkarbunkel.
- Paranephritis, Perinephritis, paranephritischer Abszeß.

Komplikationen

- Akute Pyelonephritis.
- Abszedierende Pyelonephritis.
- Paranephritischer Abszeß.
- Pyonephrose.
- Arteriosklerotische Nierenischämie.
- Pyelonephritische Schrumpfniere.
- Hypertonie.
- Nierenversagen.

Therapie

- Intensive Chemotherapie entsprechend der Urinbakteriologie und Resistenzprüfungen.
- Urinansäuerung.
- Erhöhung der Flüssigkeitszufuhr.
- Chirurgische Behandlung:
  Bei einseitiger Affektion mit irreversiblen Läsionen oder gesicherter Hypertonie (Renintest, Angiographie) ist die Nephrektomie angezeigt.
  Behandlung kausaler Erkrankungen (Korrektur von Mißbildungen, Entfernung von Obstruktionen und Steinen, Korrektur eines vesikorenalen Refluxes).

Pathogenese

- Komplikationsmöglichkeit bei einer fortgeschrittenen Pyelonephritis.
- Perforation einer Steinpyonephrose.
- Folge einer hämatogenen Staphylokokkeninfektion, ausgehend von einem extrarenalen Fokalherd (Furunkel, Anthrax, Impetigo).

Klinische Symptomatologie

- Plötzliches oder allmähliches Auftreten von starken Lumbalschmerzen.
- Hohes Fieber.
- Auf der betroffenen Seite Rötung der Haut.
- Resistenz in der Lumbalgegend.
- Psoassyndrom.
- Schonhaltung der Wirbelsäule in Richtung der befallenen Seite.
- Zwerchfellhochstand.
- Evtl. Inspirationsschmerzen.

Diagnostik

- Anamnese, klinische Symptomatologie.
- Harnwegsinfekt kann gelegentlich fehlen.
- Radiologische Untersuchungen:
  Thoraxdurchleuchtung: verminderte Zwerchfellexkursion, Zwerchfellhochstand.
  I.v. Urographie: in der Leeraufnahme fehlender Psoasschatten, Skoliose der Lumbalwirbelsäule; in den Ausscheidungsaufnahmen meist Zeichen einer chronischen Pyelonephritis; in den Veratmungsbildern Bewegungseinschränkung der betroffenen Niere; als Begleitbefunde Lithiasis, Hydronephrose, Papillennekrosen möglich.
- Arteriographie der A. renalis.
- Sonographie, CT, NMR: Verdrängungserscheinungen, Durchbruch der Nierenfettkapsel mit Darstellung des Extravasates oder der Abszeßbildung evtl. mit Spiegel.

Differentialdiagnose

- Akute Pyelonephritis.
- Chronische Pyelonephritis in akutem Schub.
- Infizierte Hydronephrose.
- Perinephritis.
- Tuberkulose, inkl. Senkungsabszeß.
- Nierenzyste, u.a. Echinokokkuszyste.
- Nebennierenaffektion.
- Andere akute gastrointestinale Erkrankungen.
- Cholecystitis acuta.
- Appendicitis acuta.

Therapie

- Im Anfangsstadium einer Paranephritis ist eine intensive antibiotische Behandlung erlaubt.
- Bei einer perforierten infizierten Nierenaffektion ist die Nephrektomie mit gleichzeitiger Abszeßdrainage indiziert.
- Bei einem abgekapselten paranephritischen Abszeß ohne große Nierendestruktion ist die alleinige Abszeßdrainage erlaubt. Allerdings ist eine kurzfristige urographische Kontrolle unumgänglich, da mit postoperativen Komplikationen gerechnet werden muß (vor allem Ureter und Nierenbeckenobstruktionen und konsekutive Harnstauungsniere).

Benigne Tumoren

Allgemeines (Abb. 11)

- Gutartige Nierentumoren sind selten.
- Es handelt sich meist um Zufallsbefunde bei der Autopsie.
- Aus Nierenadenomen können sich Nierenkarzinome entwickeln.

Histopathologie

- Adenom.
- Hämangiom, Angiolipom, Lymphangiom.
- Fibrom, Lipom, Myom, Neurofibrom, Chondrom.

Klinische Symptomatologie

- Hämaturie: vor allem bei Hämangiomen und Adenomen.
- Bei großen Nierentumoren: auffallend gutes Aussehen des Patienten.
  Flankenschmerzen.
  Palpierbarer Tumor in der Nierenloge.
  Verdrängungserscheinungen der Nachbarorgane.
- Selten andere Symptome.

Diagnostik

- Selten palpabler Tumor.
- Radiologische Untersuchungen:
  i.v. Urographie (Abb. 11): kugelige Verschattung am Rande der normalen Nierenkontur, regelmäßige bogenförmige Verdrängung des Nierenbeckenkelchsystems, weder Kelchamputationen noch Kelcharrosionen.
  Nierenarteriographie: spärliche arterielle Tumorversorgung, keine pathologischen Gefäße; das Kontrastmittel wird vom Tumor nicht gespeichert.

Differentialdiagnose

- Nierenkarzinom, Nierensarkom, Nierenmetastasen.
- Nierenzyste.

Therapie

- Bei kleinen Tumoren ohne Hämaturie regelmäßige Kontrollen.
- Bei gleichzeitiger Hämaturie ist die Nierenfreilegung angezeigt.
- Nierenteilresektion oder Nephrektomie bei größeren benignen Tumoren.

Allgemeines (Abb. 11)

- Maligne Nierentumoren machen ungefähr 2% aller malignen Tumoren aus.
- 80% aller Nierentumoren sind maligne.
- Häufigkeitsverteilung: Männer zu Frauen ungefähr 2 : 1.
- Die linke Niere wird öfter befallen als die rechte.

Pathologie

- Ätiologie des Hypernephroms:
  Degeneration von fetalen Nebennniereninklusionen im Nierenparenchym = echtes Hypernephrom oder Grawitz-Tumor. Theorie teilweise umstritten. Äußerst seltene Entstehungsform.
  In überwiegender Mehrzahl handelt es sich bei den Hypernephromen um eine maligne Degeneration des Tubulusepithels.
- Ausgangspunkt im allgemeinen von einem Nierenpol.
- Meist langsames Wachstum mit Verdrängung und Infiltration.
- Multiple Tumoren entwickeln sich relativ oft bei Patienten mit Morbus Lindau oder tuberöser Hirnsklerose.
- Verdrängung und Infiltration in die Nachbarorgane: Zwerchfell, Leber, Milz, Pankreas, Kolon, Duodenum.
- Typisch beim Hypernephrom ist die Affinität zur venösen Abflußbahn mit Tumoreinbruch in die V. renalis (50%) und in die V. cava (10%):
  Es entwickeln sich rasch Appositionsthromben.
  Entwicklung einer Varikozele links bei Thrombose der V. renalis, einer Varikozele rechts erst bei Thrombosierung der V. cava.
- Metastasierung:
  Lymphogen in die hilären Lymphknoten (ca. 30%); von dort kranial ins Mediastinum bis zu den supraklavikulären Lymphknoten und kaudalwärts in die paraaortalen, parakavalen und iliakalen Lymphknoten.
  Hämatogen in die V. renalis und in die V. cava, in die Kapselvenen und von dort in die paravertebralen Venenplexus, in die V. suprarenalis, V. testicularis oder V. ovarica.
  Häufigste Fernmetastasen: Lungen, Knochen, Leber, Nebennieren, Gehirn.
  Sog. Solitärmetastasen des Nierenkarzinoms sind bekannt, aber nicht häufig (1%). Nach Entfernung von sog. solitären Fernmetastasen sind sehr oft schon intraoperativ oder kurz postoperativ weitere Metastasen zu beobachten.
- Histopathologie:
  Adenokarzinom (Hypernephrom, Grawitz-Tumor).
  Wilms-Tumor (embryonales Karzinom).
  Fibrosarkom, Leiomyosarkom, Rhabdomyosarkom.

Maligne Tumoren

Klinische Symptomatologie

- Klassische Trias maligner Nierentumoren: Hämaturie, Lumbalschmerzen, palpabler Tumor; alle drei sind Spätsymptome.
- Symptomlose Makro- und Mikrohämaturien.
- Nierenkoliken bei massiver Blutung mit Abgang von Koagula.
- Subfebrile Temperaturen.
- Nachtschweiß.
- Anämie.
- Evtl. symptomatische Varikozele.
- Abdominalsyndrom: Anorexie, Brechreiz, Subileus bis Ileus.

Diagnostik

- Palpation: Die meisten Nierentumoren sind nicht palpabel.
- Urinstatus: Mikro-/Makrohämaturien.
- Blutstatus: gelegentliche Hyperkalzämie, Polyglobulie (in ca. 10%), oft erhöhte alkalische Phosphatase und erhöhte Alpha-II-Globuline.
- Gerinnungsstatus: oft Prothrombin erniedrigt.
- Radiologische Untersuchungen:
- i.v. Urographie (Abb. 11): In der Leeraufnahme großer Nierenschatten, in ca. 10% mit Kalkablagerungen, gelegentlich Psoasschatten nicht sichtbar; in den Ausscheidungsaufnahmen Füllungsdefekte des Hohlsystems mit Kelchverdrängungen und Kelchamputationen; funktionslose Niere bei Infiltration des Nierenhilus mit Einmauerung der Gefäße, Gefäßthrombosen, Einmauerung des Nierenbeckenabganges; in Spätaufnahmen dann gelegentlich geringgradige Kontrastmittelausscheidung in hydronephrotisch erweitertes Hohlsystem mit nephrographischem Effekt.
- Retrograde Pyelographie: bei funktionsloser Niere.
  Selektive Nierenarteriographie: Darstellung sog. pathologischer Gefäße mit Hypervaskularisation des Tumors durch Gefäßneubildung, Arterienkalibersprüngen, a.v. Shunts; in der venösen Phase wird die auffallend längere Kontrastmittelspeicherung eines malignen Nierentumors erkennbar.
- Pharmakoarteriographie: basiert auf der Tatsache, daß pathologische Gefäße sich auf Adrenalin nicht kontrahieren; dementsprechend stellen sich nach Injektion von Adrenalin die pathologischen Tumorgefäße weiterhin dar, währenddessen die übrigen kleinen Nierenarterien nicht mehr zur Darstellung gelangen.
- Kavographie: Darstellung einer Verdrängung, einer Wandinfiltration oder einer Thrombose der V. renalis oder der V. cava; wichtig zur Wahl des operativen Zuganges (s. S. 317).

- Thoraxbild: Sichtung nach Lungenmetastasen.
- Evtl. Magen-Darm-Passage/Holzknecht-Untersuchung: zur Darstellung evtl. Verdrängungen oder Infiltrationen des Gastrointestinaltraktes.
- Skelettaufnahmen (Beckenübersicht, Wirbelsäule): vor allem bei erhöhter alkalischer Phosphatase.
- Evtl. Lymphographie: schlechte Abklärungsmöglichkeit wegen der vielen falschen Resultate (ca. 40 %).
- Sonographie
  Treffsicherheit in ca. 95 % der Fälle bei der Differenzierung zwischen soliden Tumoren und zystischen Veränderungen.
  Möglichkeit der gleichzeitigen ultraschallgesteuerten Feinnadelpunktion.
  Die Füllung einer Zyste mit Kontrastmittel erlaubt eine genaue Abgrenzung der Nierenzystenwand.
  Die Feinnadelpunktion erlaubt noch eine zytologische Untersuchung des entnommenen Zystenpunktates.
- CT und NMR
  Genaue Abklärung der Dimension eines raumfordernden Prozesses der Niere.
  Darstellung des Gefäßstieles zur Frage einer Gefäßbeteiligung.
  Abklärung des paraaortalen bzw. parakavalen Raumes.
  Festlegung einer etwaigen Infiltration in den Nachbarstrukturen.
  Abklärung der Operabilität eines Nierentumors.

TNM-Klassifikation

- Primärtumor:
  T0   Kein Primärtumor vorhanden.
  T1   Kleiner Tumor ohne Nierenvergrößerung.
  T2   Größerer Tumor mit Verformung/Vergrößerung der Niere, Befall des Kelchsystems/Nierenbeckens, Kontinuität des Kortex erhalten.
  T3   Tumor mit Ausbreitung in die Fettkapsel oder am Hilus.
  T4   Befall der Nachbarorgane oder der Bauchwand.
- Lymphknoten:
  N0   Kein Befall der regionären Lymphknoten.
  N1   Befall eines einzelnen homolateralen regionären Lymphknotens.
  N2   Befall kontrolateraler oder bilateraler oder mehrerer regionärer Lymphknoten.
  N3   Fixierte regionäre Lymphknoten (chirurgische Exploration).
  N4   Befall von juxtaregionären Lymphknoten.
- Fernmetastasen:
  M0   Keine Metastasen feststellbar.

M 1a) Fernmetastasen: biochemische Parameter,
  b) solitäre Metastasen,
  c) multiple Metastasen,
  d) multiple Metastasen in verschiedenen Organen.
- Histopathologisches Grading:
G2   Hoher Differenzierungsgrad.
G2   Mittlerer Differenzierungsgrad.
G3   Geringerer Grad der Differenzierung oder Entdifferenzierung.
GX   Differenzierungsgrad kann nicht bestimmt werden.
- Befall der Venen
V0   Venen tumorfrei.
V1   Befall der V. renalis.
V2   Befall der V. cava.
VX   Ausmaß des Venenbefalls nicht zu bestimmen.

Differentialdiagnose

- Gutartiger Nierentumor.
- Hydronephrose.
- Nierentuberkulose.
- Nephrolithiasis.
- Nierenzysten und Zystennieren, parapelvine Nierenzysten.
- Lebertumor.
- Cholezystopathie.
- Retroperitonealer Tumor.
- Tumor des Gastrointestinaltraktes, Milztumor, Pankreastumor, Pankreaszyste.
- Nebennierentumor.

Therapie

- Die Nephrektomie ist die Methode der Wahl in der Behandlung maligner Nierentumoren.
- Die Nierenteilresektion ist bei Tumorbefall einer Einzelniere oder Restniere angezeigt.
- Von einer Nierenteilresektion bei einem Nierenpoltumor bei normaler Gegenniere ist abzuraten.
- Bei Patienten in inoperablem Zustand und starken nephrogenen Blutungen kann eine instrumentelle Embolisation der A. renalis versucht werden. Damit werden lediglich die Hämaturie beseitigt und gelegentlich vorübergehend subjektive Beschwerden günstig beeinflußt.
- Die Röntgentherapie hat auf das Hypernephrom keinen Einfluß. Bei Wilms-Tumoren wird sie mit Erfolg postoperativ eingesetzt.

● Zytostatische Behandlungen gegen das Hypernephrom zeigen bis jetzt keine positiven Ergebnisse; lediglich beim Wilms-Tumor wird sie erfolgreich eingesetzt.

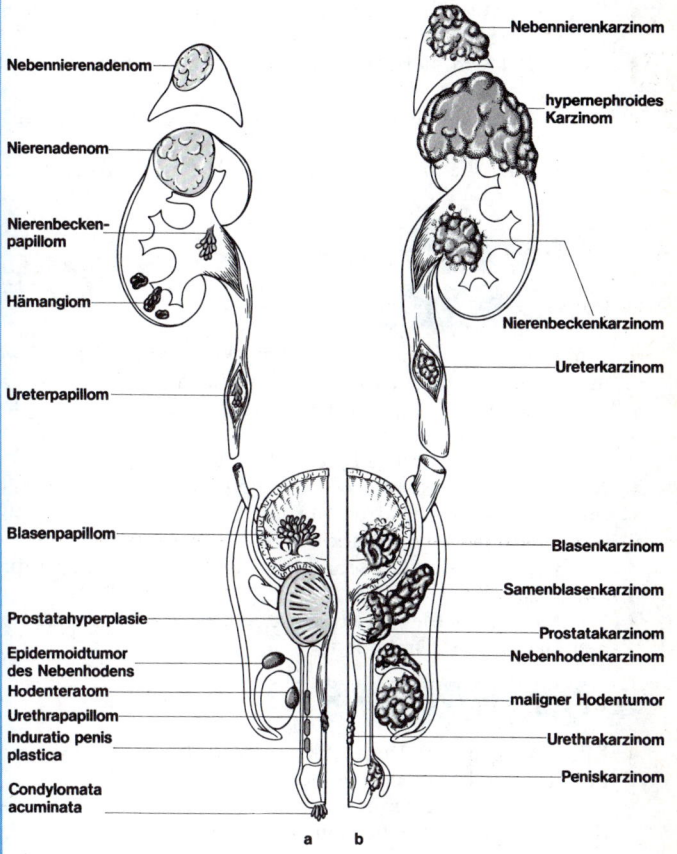

Abb. 11a u. b Urogenitaltumoren: a) benigne Tumoren, b) maligne Tumoren

A. Mikrokalikose

Allgemeines

- Relativ häufige Entwicklungsanomalie, die einen oder mehrere Kelche befallen kann.
- Es handelt sich dabei um sehr kleine, aber normal ausgebildete Kelche.
- Die Differentialdiagnose gegenüber entzündlichen Nierenprozessen ist gelegentlich schwierig.
- An sich hat die Mikrokalikose keine besondere Bedeutung.

B. Megakalikose

Allgemeines

- Einseitige oder doppelseitige Entwicklungsanomalie, bei welcher die Sammelröhren und damit die Papillen fehlen.
- Die Pyramidenlücke wird dabei von den ausgebuchteten Kelchen ausgefüllt.
- Oft findet sich gleichzeitig eine Polykalikose.
- Normal gebaute Nierenrinde ohne Nierenfunktionsstörung.
- Im Gegensatz zur Hydronephrose besteht bei der Megakalikose kein erhöhter intrapelviner Druck.
- Die Megakalikose wird sehr oft falsch interpretiert und diagnostiziert.
- Nicht selten ist die Megakalikose mit einem segmentären pelvinen Megaureter kombiniert.

Klinische Symptomatologie

- Klinisch kann eine Megakalikose völlig stumm bleiben und als Zufallsbefund entdeckt werden.
- Bei sekundären Komplikationen wie Lithiasis und Urininfekt führt sie zur entsprechenden Symptomatik.

Diagnostik

- I.v. Urographie: höchstens geringfügig vergrößerter Nierenschatten bei normaler Nierenparenchymbreite; prompte Kontrastmittelausscheidung; die großen Kelche, welche meist zahlreicher als normal ausgebildet sind, bilden unregelmäßige, mosaikartige Kontrastmittelschatten, welche sich schließlich aneinander facettenförmig anpassen; das Nierenbecken füllt sich etwas verspätet, da das Kelchsystem ein größeres Volumen aufweist, wobei dieser Effekt nicht mit einer verzögerten Ausscheidung infolge Nierenfunktionsstörung verwechselt werden darf; das Nierenbecken ist oft leicht vergrößert bei freiem Nierenbeckenabgang; es ist von den mosaikförmigen Kelchschatten gleichmäßig umgeben, im Gegensatz zur Hydronephrose, wo diese sich auf das Nierenbecken projizieren.

Differentialdiagnose

- Nierenbeckenabgangsstenose.
- Harnstauungsniere anderer Genese.

Komplikationen

- Steinbildung wegen der Tendenz zur Urinstase.
- Urininfekt infolge der Vergrößerung des Hohlraumsystems und der relativen Urinstase.

Operationsindikation

- Eine zufällig entdeckte Megakalikose bedarf keiner Behandlung.
- Eine operative Intervention richtet sich nach den Komplikationen.
- Wegen des häufig doppelseitigen Vorkommens einer Megakalikose sollte möglichst konservativ operiert werden.

Allgemeines

- Erbsengroße, selten größere zystische Gebilde, welche mit engem Hals mit einem Kelch in Verbindung stehen.
- Sind als fehldifferenzierte Kelche anzusehen, in welche die Sammelröhrchen münden.
- Sie sind mit Epithel ausgekleidet und sollten besser Kalyxzysten benannt werden.

Klinische Symptomatologie

- Meist als Zufallsbefund anläßlich einer Urographie entdeckt.
- Machen entsprechende Symptome bei Komplikationen:
  Steinbildung in Kalyxzyste.
  Infizierte Kalyxzyste.

Diagnostik

- I.v. Urographie (Abb. 9): auf der Leeraufnahme evtl. Konkremente in der Kalyxzyste sichtbar; die Kalyxzysten füllen sich zeitgleich mit den anderen Kelchen (Differentialdiagnose zu gereinigter Tbc-Kaverne!); es handelt sich meist um einen ca. erbsengroßen, gut begrenzten Hohlraum, welcher mit engem Hals in einen Kelch mündet, meist in Ober- oder Unterpol gelegen.

Differentialdiagnose

- Parenchymverkalkung.
- Gereinigte Kaverne.

Therapie

- Ohne Komplikationen: keine Behandlung.
- Bei Komplikationen: wenn möglich, Polresektion.

Allgemeines

- Es handelt sich um eine Entwicklungsanomalie des Nierenbeckens bei einer Niere.
- Sie ist nicht zu verwechseln mit der Doppelniere, die ebenfalls zwei Nierenbecken aufweist.
- Das doppelte Nierenbecken entstand aus einer Ureterknospe, die sich geteilt hat.
- In der Regel entspricht der obere, kleinere Anteil der oberen Kelchgruppe, während dem der untere Anteil der mittleren und unteren Kelchgruppe angehören.
- Eine Niere mit einem doppelten Nierenbecken erkrankt nicht häufiger als eine normale Niere.
- Es handelt sich meist um einen Zufallsbefund.

Pathophysiologie

- Ein großes, sog. ampulläres Nierenbecken mit normaler Entlee-
  rungsphysiologie ist keine Hydronephrose.
- Eine Hydronephrose ist eine Erweiterung und Vergrößerung des
  Nierenbeckenkelchsystems aufgrund einer Entleerungsstörung,
  die sich im Prinzip auf jeder Höhe des oberen und unteren
  Harntraktes befinden kann.
- Entstehungsmechanismen:
  Sog. kongenitale Hydronephrose wegen einer Nierenbeckenab-
  gangsstenose.
  Erworbene Hydronephrose wegen entzündlicher (Peripyelitis,
  Periureteritis, entzündlich bedingten vesikorenalen Refluxes)
  oder obstruktiver (Lithiasis, Tuberkulose, Prostata, Strikturen)
  Prozesse.

Klinische Symptomatologie

- Schmerzen:
  Dumpfe Flankenschmerzen ohne Ausstrahlung.
  Intermittierende Flankenschmerzen bei kurzzeitiger Blockie-
  rung.
  Koliken.
- Große Hydronephrose oft als Tumor palpierbar, gelegentlich
  mit deutlicher Fluktuation.
- Fast konstante leichte Albuminurie.
- Pyurie: bei Infekt oder Lithiasis.
- Abdominale Beschwerden mit Subileus.

Diagnostik

- Radiologische Untersuchungen:
  i.v. Urographie: in der Leeraufnahme vergrößerter Nierenschatten bei sichtbarem Psoasschatten, evtl. Konkremente sichtbar;
  verzögerte Ausscheidung, langsame, oft flaue Darstellung des
  mehr oder weniger stark dilatierten Nierenbeckenkelchsystems;
  Spätaufnahmen sind wichtig, da sehr oft erst dadurch eine genaue Morphologie zutage kommt.
  Retrograde Pyelographie: nur in jenen Fällen angezeigt, bei wel-
  chen mittels der i.v. Urographie keine sichere Diagnose möglich
  ist; sie ist oft notwendig zur Darstellung des genauen Obstruk-
  tionsortes.
- Sonographie, CT, NMR nur mit relativer Indikation bei nicht
  genau abgeklärten Fällen.

Differentialdiagnose

- Nierentumor.
- Nierentuberkulose.
- Primäre Nephrolithiasis.
- Nierenmißbildungen.
- Retroperitonealer Tumor.
- Ovarialzyste, Ovarialkarzinom.
- Appendizitis, Meckelsches Divertikel.
- Kolitis, Darmtumoren.
- Pankreatitis, Pankreaszyste, Pankreaskarzinom.
- Cholezystopathie.
- Lebererkrankungen.

Komplikationen

- Hämaturie.
- Infektion.
- Lithiasis.
- Hydronephrotische Schrumpfniere.

Operationsindikation

- Eine Nephrektomie ist nur unter strenger Indikation vorzunehmen:
  Die Gegenniere muß normal oder bei einer doppelseitigen Hydronephrose genügend funktionstauglich sein.
  Schwere Harnwegsinfektion.
  Kompliziert durch eine Pyonephrose.
  Ausgedehnte oder schwer zugängliche sekundäre Nephrolithiasis.
  Schlechtes Resultat einer primär durchgeführten Nierenbeckenplastik.
- Bei einer doppelseitigen Hydronephrose und beiderseits vorgesehener operativer Sanierung soll im Prinzip zuerst die bessere Niere operiert werden.
- Ziel einer Operation bei einer Harnstauungsniere ist eine zuverlässige vollständige Entleerung des Nierenhohlsystems.
- Bei Hydronephrosen wegen Steine sind sämtliche Steine möglichst in einer Sitzung zu entfernen.

Allgemeines

- Unter einer Pseudohydronephrose versteht man den abgekapselten Einschluß von Urin außerhalb des Hohlsystems.
- Sie entsteht durch eine Urinextravasation:
  Spontan: selten.
  Traumatisch.
  Iatrogen nach retrograder Instrumentierung.
  Postoperativ nach intraoperativer Verletzung von Nierenbecken oder Ureter.
  Postoperativ bei ungenügender Drainage.
- Sie wird begünstigt oder unterhalten bei distaler Obstruktion.
  Nierenbeckenabgangsstenose.
  Ureterstenosen.
  Verlagerung durch Steine, Fibrin oder Koagula.
  Prostatahyperplasie oder Prostatakarzinom.
- Sonderform Pseudohydroureter:
  Seltener als Pseudohydronephrose vorkommend.
  Gleiche Ätiologie.
  Gleicher Verlauf.

Entstehungsmechanismus und Verlauf

- Urinextravasation aus dem Hohlsystem.
- Dichtet sich das Leck nicht innerhalb von Stunden ab oder wird das Extravasat nicht nach außen drainiert, bildet sich reaktiv eine Hülle aus fibrozellulärem Bindegewebe aus.
- Diese Hülle, welche radiologisch mittels i.v. Urographie zur Darstellung gebracht werden kann, wird als Pseudohydronephrose bezeichnet; sie ist in der Lage, mehrere Liter Urin aufzunehmen.
- Infiziert sich der Urin in der Pseudohydronephrose, so ist durch diese Komplikation die Diagnose zu stellen; sie wird jedoch aus Unkenntnis des Krankheitsbildes oft verpaßt.
- Tritt keine Infektion hinzu, geht die Niere durch Druckatrophie oder Obstruktion der ableitenden Harnwege durch die Pseudohydronephrose unter asymptomatischen Beschwerden zugrunde.

Klinische Symptomatologie

- Anfänglich oft wenige bis keine Symptomatik.
- Mikro-/Makrohämaturien: nicht obligat.
- Ziehende Lumbalschmerzen.
- Zunehmender Tumor in der Nierenloge oder im Unterbauch.
- Bei komplizierendem Infekt:
  Fieber.
  Zunehmende Lumbalgien.
  Gramnegative Sepsis.

Diagnostik

- Anamnese.
- In fortgeschrittenen Stadien ist die fluktuierende Pseudohydronephrose oft lumbal oder im Unterbauch palpierbar.
- Radiologische Untersuchungen:
i.v. Urographie/besser Infusionsurographie: in der Leeraufnahme oft als diffuse Verschattung sichtbar, in fortgeschrittenem Stadium evtl. Zwerchfellhochstand, Kolon- und Dünndarmverdrängungen; in den Ausscheidungsaufnahmen im Frühstadium Kontrastmittelextravasation sichtbar, während im Spätstadium meist eine stumme Niere resultiert, wenn jedoch noch funktionierend, praktisch immer verlagert; Darstellung eines großen abgekapselten mit Kontrastmittel gefüllten Sackes, dessen Kommunikation mit dem Hohlsystem oft nicht sichtbar ist; in Spätaufnahmen ist die Pseudohydronephrose meist gut sichtbar, ebenfalls evtl. die Kommunikation mit dem Hohlsystem.
Evtl. retrograde Pyelographie: Ureter- und Nierenbeckensystemverlagerung darstellbar; evtl. Ureterstopp nachweisbar.
Evtl. Nierenarteriographie: Parenchymruptur sichtbar; in Spätbildern Pseudohydronephrose darstellbar.

Differentialdiagnose

- Retroperitoneales Hämatom.
- Traumatische Hydronephrose.
- Solitäre große Nierenzyste mit oder ohne Ruptur.
- Peripelvine Zyste.
- Retroperitoneale zystische Tumoren anderer Genese.

Komplikationen

- Infekt.
- Hypertonie.
- Kolonverdrängung mit Subileus.
- Varikozele.

Therapie

- Möglichst frühzeitige Diagnosestellung.
- In Frühfällen ist meist eine nierenerhaltende operative Korrektur möglich:
Entfernung der Pseudohydronephrose.
Verschluß des Lecks und gute Drainage.
Nierenteilresektion.
- In Spätfällen ist die Nephrektomie meist nicht zu umgehen.

Ätiologie

- Kreuzende Gefäße (meist Unterpolarterien) über Nierenbecken oder Ureter (ca. 50%).
- Ureteropelvine Adhäsionen, meist infektionsbedingt (ca. 30%).
- Bindegewebige Briden, meist mit einem aberrierenden Gefäß vergesellschaftet.
- Eigentliche Stenosen.
- Rotations- oder Lageanomalien.
- Die Grenze zwischen Nierenbecken und Ureter bedeutet auch embryologisch und innervatorisch eine Grenze, so daß es sich bei der Entstehung einer Nierenbeckenabgangsstenose gelegentlich primär lediglich um eine dynamische und nicht mechanische Komponente handelt.

Klinische Symptomatologie

- Sehr variabel. Man unterscheidet:
  Eine akute Form, oft mit Anurie.
  Eine chronische progrediente Form.
- Schmerzen:
  Heftige Lumbalschmerzen.
  Leichte lumbale Druckdolenz.
  Bei Kindern oft „Nabelkoliken".
  Typisch: Schmerzbeginn kurz nach Einnahme großer Flüssigkeitsmengen.
- Blässe, Übelkeit, Erbrechen.
- Oligurie, oft in der Schmerzphase.
- Mikro-/Makrohämaturien.
- Fieber bei gleichzeitig bestehendem Infekt.
- Palpabler Abdominaltumor mit evtl. Verdrängungssymptomen der Nachbarorgane bei der chronischen Form.

Diagnostik

- Radiologische Untersuchungen:
  i.v. Urographie: in der Leeraufnahme evtl. vergrößerter Nierenschatten, evtl. Konkremente sichtbar; in den Ausscheidungsaufnahmen verlangsamte, flaue Anfärbung eines ektatischen Nierenbeckens und evtl. erweiterter Nierenkelche; Spätbilder erbringen oft die Diagnose; Nierenbeckenabgang oft als stenotisch ausgezogen dargestellt, oft als sog. hoher Ureterabgang sichtbar.
  Retrograde Pyelographie: wegen der Gefahr einer Infizierung mit Vorsicht und wenn möglich unmittelbar präoperativ durchzuführen; damit läßt sich der stenosierte Ureterabgang klar darstellen, oft lediglich mittels des sog. Einspritzphänomens (Düsenwirkung der Stenose für das Kontrastmittel).

Differentialdiagnose

- Siehe unter Differentialdiagnose der Hydronephrose (s. S. 157).

Komplikationen

- Hämaturie.
- Pyurie, Pyonephrose.
- Akuter Verschluß mit Anurie der befallenen Seite.
- Sekundäre Lithiasis.
- Hydronephrostische Schrumpfniere.

Operationsindikation

- Eine Nephrektomie sollte wegen des oftmals zeitlich verschobe-
  nen bilateralen Auftretens einer Nierenbeckenabgangsstenose
  vermieden werden.
- Bei Beschwerdefreiheit und lediglich mäßig gestautem Nierenbecken darf zugewartet werden, allerdings unter regelmäßiger
  radiologischer Kontrolle, um eine Dekompensation nicht zu ver-
  passen.
- Eine beginnende Dilatation der Kelchhälse bedeutet die Indikation zur Nierenbeckenplastik.
- Bei beidseitiger Nierenbeckenabgangsstenose ist zuerst die bessere Seite zu operieren, außer bei akutem Verschluß mit radiologisch funktionsloser Niere.

Parapelvine Zyste

Allgemeines

- Es handelt sich um zystische Gebilde, welche vom Nierenhilus ausgehen.
- Ätiologie:
  Sehr wahrscheinlich kongenital.
  Man diskutiert eine doppelte Nierenbeckenanlage mit einem Nierenbecken ohne Anschluß an einen Ureter.
- Verlaufsmöglichkeiten:
  Ohne irgendwelche Beeinflussung.
  Durch Druck auf das Nierenparenchym: partielle Parenchymatrophie.
  Durch Druck auf das Nierenbecken: gestautes Kelchsystem.
  Durch Druck auf die Nierenarterie: Entwicklung einer Hypertonie.
  Kombinationen.

Klinische Symptomatologie

- Sehr oft als Zufallsbefund anläßlich einer Urographie entdeckt.
- Leichte bis mäßige unbestimmte Lumbalschmerzen.
- Echte Nierenkoliken.
- Anurie: selten.
- Allmähliche Entwicklung einer Suburämie bis Urämie.
- Mikro-/Makrohämaturien.
- Pyurie: bei gestautem und infiziertem Hohlsystem.
- Hypertonie: durch Druck auf die A. renalis.

Diagnostik

- I.v. Urographie (Abb. 9): Füllungsdefekte im Bereich des Nierenbeckens, äußerliche Kompression auf Nierenbecken und Ureter, evtl. gestautes Hohlsystem mit Kelchverdrängungen, keine Kommunikation zwischen Zyste und Nierenhohlsystem.

Therapie

- Wenn ohne Komplikationen (Stauung, Infekte, Hypertonie): keine Behandlung; Kontrollen.
- Wenn klinische Manifestation, u.a. auch bei Schmerzen: operative Entfernung der Zyste.

Allgemeines

- Häufigkeit: ca. 10% der Nierentumoren.
- Männer werden häufiger befallen als Frauen.
- Häufigstes Auftreten zwischen 50. und 60. Altersjahr.

Ätiologie

- Ein chronischer Infekt kann bei der Entwicklung eines Nierenbeckentumors, vor allem bei Pflasterzellkarzinomen, mitspielen.
- Ebenfalls kann eine langdauernde Nephrolithiasis durch konstante Schleimhautreizung eine Tumorbildung begünstigen.
- Die Entstehung eines Nierenbeckenkarzinoms bei der Bilharziose ist bekannt.
- Eine chronische Harnstauung wird ebenfalls als Dispositionsfaktor betrachtet.
- Verschiedene chemische Stoffe und ihre Abbau- und Endprodukte, welche durch die Nieren ausgeschieden werden, gelten heute als sehr wahrscheinlich für die Entstehung eines Nierenbeckenkarzinoms, induzierend:
  Triptophan-Reihe.
  Anilinfarbstoffe (Nikotin!).
  Phenacetin.
- Die sog. Thorotrastniere entwickelt in ca. 5% ein Karzinom mit einer Latenzzeit von mindestens 10–15 Jahren und mehr. Es handelt sich dabei um Plattenepithelkarzinome und Spindelzellsarkome. Eine Thorotrastniere entstand bei den früher mit Thorotrast durchgeführten retrograden Pyelographien.

Pathologie

- Histologischer Aufbau:
  Papillom.
  Maligne Papillomatose.
  Papilläres Karzinom.
  Pflasterzellkarzinom.
- Der Malignitätsgrad ist abhängig vom Differenzierungsgrad der Karzinomzellen:
  Die hochdifferenzierten Tumoren sind gewöhnlich prognostisch relativ günstig.
  Schwach differenzierte Tumoren infiltrieren meist rasch die Submukosa und haben deshalb eine schlechtere Prognose.
  Das anaplastische Karzinom und vor allem das Pflasterzellkarzinom infiltrieren frühzeitig die Nierenbeckenwand und die parapelvinen Lymphbahnen, so daß ihre Prognose als sehr schlecht zu betrachten ist.

- Die Metastasierung erfolgt lymphogen und befällt im allgemeinen die paravertebralen Lymphknoten.
- Hämatogene Tumormetastasen sind selten: Lungen, Leber, Knochen.
- Die kanalikuläre Metastasierung der papillären Nierenbeckentumoren in Ureter und Blase ist häufig. Sie erfolgt z.T. submukös, z.T. lymphogen.

Klinische Symptomatologie

- Schmerzlose Mikro- und Makrohämaturien.
- Nieren- und Ureterkoliken, provoziert durch Tumorabgänge oder bei massiver Blutung durch abgehende Blutkoagula.
- Fieberschübe bei sekundärem Infekt.

Diagnostik

- Radiologische Untersuchungen:
  i.v. Urographie (Abb. 11): Füllungsdefekt im Nierenbeckenkelchsystem mit Erweiterung der betroffenen Kelche, Arrosion oder Amputation einer Kelchgruppe, evtl. Obstruktionszeichen am pyeloureteralen Übergang.
  Retrograde Pyelographie: angezeigt bei einer i.v. Urographie mit ungenügender Auskunft; unter Bildverstärker kann der Tumor bei vorsichtiger Kontrastmittelinstillation umspült und zur Darstellung gebracht werden.
  Nierenarteriographie: Da die Nierenbeckentumoren arteriographisch nicht zur Darstellung gelangen, ist sie wenig sinnvoll; bei Darstellung feiner pathologischer Gefäße, die sehr oft schwer zu beurteilen sind, handelt es sich um Infiltrationen des Nierenbeckentumors ins Nierenparenchym; der Nierenbeckentumor kann u.U. das Kontrastmittel sehr kurze Zeit speichern.
- Urinzytologie (gewonnen aus Spülflüssigkeit durch einen UK!): ergibt bei Nierenbeckentumor mangels effizienter Spülmöglichkeit in nur geringem Prozentsatz (10−20%) eine diagnostische Auskunft; sie sollte bei einer retrograden Kontrastmittelfüllung vorgängig trotzdem durchgeführt werden.

Differentialdiagnose

- Nierenparenchymtumor.
- Nephrolithiasis: vor allem Harnsäuresteine und schwach schattengebende Ausgußsteine (cave Kombination Nierenbeckentumor und Lithiasis).
- Nierentuberkulose.
- Blutkoagula im Nierenbecken.
- Schwammniere.

Therapie

- Die Methode der Wahl ist die Nephroureterektomie unter Mitnahme einer das Ureterostium mit einnehmenden Blasenmanschette.
- Wegen der Häufigkeit multipel auftretender Tumoren und wegen der rasch deszendierenden Metastasierung ist von einer konservativen Behandlung der erkrankten Niere durch Teilresektion des Nierenbeckens und/oder des Nierenparenchyms abzuraten.
- Einzige Indikation für eine konservativ-chirurgische Operation ist eine funktionelle Einzelniere.

Allgemeines

- In der 6. Fetalwoche bildet sich aus dem distalen Abschnitt des Wolffschen Ganges der sog. Nierensproß, aus welchem sich Ureter, Nierenbecken und Sammelrohre entwickeln. Aus den kaudalen Ursegmentstielen entsteht das metanephrogene Blastem, welches unter dem stimulierenden Einfluß des Nierensprosses die Nierentubuli bildet. Bei Ausbleiben der Sprossung resultiert die unilaterale oder seltener die bilaterale Agenesie des Ureters.
- Bei der Agenesie fehlt das Ureterostium bei gleichzeitiger Hypoplasie des entsprechenden Trigonumanteiles (Abb. 8).
- Bei der Aplasie ist der Ureter vorhanden, aber in einen fibrösen Strang umgewandelt. Das Ostium ist bei normal ausgebildetem Trigonum meist vorhanden. Gleichzeitig findet sich eine Nierenaplasie (Abb. 8).

Klinische Symptomatologie

- In der Regel keine.
- Die Agenesie oder Aplasie wird meist bei akutem Verschluß der Gegenseite, die zu einer Anurie führt, diagnostiziert.

Diagnostik

- Radiologische Untersuchungen:
i.v. Urographie: kein Nierenschatten, fehlende Kontrastmittelausscheidung.
Retrograde Pyelographie: nicht möglich.
Zystoskopie: Verziehung oder Hypoplasie des Trigonums auf der entsprechenden Seite, Ostium evtl. vorhanden, kontraktionslos, sehr klein, meist verschlossen.

Allgemeines

- Relativ häufige Entstehungsanomalie bei Doppelnieren oder doppelter Nierenbeckenkelchanlage.
- Entsteht durch Verdoppelung oder Verdreifachung des Uretersprosses.
- Beim Ureter duplex münden beide Ureteren in die Blase mit einem separaten Ureterostium, wobei das distal gelegene Ostium dem oberen Nierenanteil entspricht.
- Beim Ureter fissus vereinigen sich beide Ureteren im allgemeinen im pelvinen Anteil und münden mit einem Ostium in die Blase.
- Beide Ureteren sind auf ihrer ganzen Verlaufsstrecke mittels einer gemeinsamen Bindegewebshülle umscheidet.
- Beim Ureter duplex kann ein Ureter dystop in die Urethra münden, was bei der Frau meist mit einer Urininkontinenz einhergeht, beim Mann in der Regel nicht.
- Der Ureter triplex ist eine sehr seltene Entwicklungsanomalie mit drei Nierenbeckenkelchsystemen, welche separat oder unter Vereinigung in die Blase münden.

Klinische Symptomatologie

- Ohne Komplikationen verläuft diese Anomalie symptomlos.
- Bei sekundärem Infekt oder Reflux findet sich die entsprechende Symptomatologie.

Diagnostik

- Radiologische Untersuchungen
  i.v. Urographie (Abb. 8): meist beide Ureteren sichtbar, oft auch ihre Überkreuzung im pelvinen Anteil; ein Ureter fissus ist oft nicht mit Sicherheit zu diagnostizieren; bezüglich Infekt und Reflux ist meist der obere kleinere Nierenanteil betroffen. Retrograde Pyelographie: nur notwendig, wenn die Diagnose durch die i.v. Urographie nicht gesichert ist oder zur Separatharngewinnung bezüglich Infekt.
  Refluxzystographie: Das distal gelegene Ostium, d.h. der obere kleinere Nierenanteil, ist viel öfter durch einen Reflux kompliziert.
- Zystoskopie: zwecks Verifizierung, ob eines oder zwei Ostien vorhanden sind resp. ob mit einem Ureter fissus oder duplex gerechnet werden muß.

Komplikationen

- Stenose an der Gabelung des Ureter fissus oder an einem der beiden Ureterostien.
- Vesikorenaler Reflux, meist des distal gelegenen Ostiums.
- Sekundäre Infektion.
- Bei Ureter fissus Pendelurin, welcher zur Urinstase führt und eine Infektion oder Steinbildung begünstigt.
- Sehr oft münden Doppelureteren in Form einer Ureterozele.

Therapie

- Ohne Komplikationen keine besondere Behandlung.
- Infektbehandlung je nach Antibiogramm.
- Chirurgische Behandlung nach Art der Komplikation:
  Ureterozystoneostomie.
  Heminephrektomie.
  Antirefluxplastik.
  Steinentfernung.

Allgemeines

- Echte Ureterdivertikel sind sehr selten.
- Entstehung: Teilung des Uretersprosses, wobei der eine Teil nicht mehr weiter wächst.
- Lokalisation: meist im pelvinen oder unmittelbar prävesikalen Ureteranteil.

Klinische Symptomatologie

- Ohne Komplikationen, keine Symptome.

Diagnostik

- Radiologische Untersuchungen:
  i.v. Urographie: Meist kommt das Divertikel damit zur Darstellung (Abb. 12).
  Retrograde Pyelographie: zur Lokalisation und genauen Darstellung, wenn dies mittels i.v. Urographie nicht möglich.

Differentialdiagnose

- Falsches oder Pseudodivertikel nach operativer oder traumatischer Ureterverletzung.
- Bei Status nach Ureterotomie.
- Entzündlicher periureteraler Prozeß (Traktionsdivertikel).

Komplikationen

- Divertikel können gelegentlich größere Ausmaße annehmen.
- Harninfekt durch Pendelurin mit Urinstase.

Therapie

- Echte kleine Ureterdivertikel benötigen keine Behandlung.
- Große oder infizierte Divertikel werden reseziert unter End-zu-End-Anastomose des Ureters mit Ureterschienung.

Allgemeines

- Entstehung: Vereinigungsstörung zwischen Uretersproß und Nierenblastem.

Klinische Symptomatologie

- Nicht selten kolikartige Beschwerden durch die Peristaltik des Ureterstumpfes.
- Bei Infekt, welcher gehäuft auftritt, entsprechende Symptomatologie.

Diagnostik

- Radiologische Untersuchungen:
  i.v. Urographie: Da beim blind endenden Ureter das Ostium meist inkompetent ist, wird er durch das refluierende Kontrastmittel meist dargestellt (Abb. 12).
  Retrograde Pyelographie: zur Sicherung der Diagnose und Bestimmung der Ureterlänge.
  Refluxzystographie: meist mit Reflux verbunden; unter Bildverstärker ist die Ureterperistaltik deutlich nachweisbar.

Therapie

- Ureterektomie bei Schmerzen oder Harnwegsinfekt.

Allgemeines

- Definition: Ein Megaureter ist ein erweiterter Ureter mit kompensatorisch muskulärer Hypertrophie ohne vesikoureteralen Reflux.
- Entstehung: Es handelt sich um eine angeborene funktionelle Ureterstenose, die meist im prävesikalen Ureter liegt.
- Der Entstehungsmechanismus ist noch nicht bis in alle Details bekannt. Es existieren folgende Hypothesen:
  Segmentäre Ureterhypoplasie auf einer Strecke von wenigen Millimeter bis Zentimeter mit einer Reduktion des Ureterdurchmessers und lediglich mit bindegewebiger Wandbeschaffenheit; normales Ureterostium.
  Stenosierung durch massive Muskelhypertrophie im Gebiet der Waldeyerschen Scheide; das Ureterostium kann hier mitbeteiligt sein.
  Anarchistische Gewebsanordnung der Ureterwand mit Muskelfasern, Bindegewebe und korallenartigen epithelialen Ureterausstülpungen mit sehr engem Ureterlumen.
  Klappenartige Uretermembran als Überrest einer fetalen Trennwand zwischen Ureterknospe und Wolffschem Gang.
  Das Fehlen von intramuralen Ureterganglien (analog Morbus Hirschsprung), welches lange angenommen wurde, konnte nicht bewiesen werden.
- Die Kombination mit weiteren Mißbildungen ist häufig: Megakalikose, Nierenbeckenabgangsstenose, Nierenagenesie.
- Klinische Formen:
  Segmentärer Megaureter: lediglich leichte lokalisierte Erweiterung des pelvinen Ureteranteils.
  Klassischer Megaureter mit Erweiterung des ganzen Ureters mit mäßiger Ektasie des Nierenbeckenkelchsystems bei erhaltener Nierenfunktion.
  Mega-Dolichoureter: bis dünndarmdicker Ureter, welcher verlängert ist und geschlängelt verläuft bei gleichzeitig starker Erweiterung des Nierenbeckenkelchsystems mit zunehmender Nierenfunktionseinschränkung.

Klinische Symptomatologie

- Keine charakteristischen Symptome ohne zusätzliche Komplikationen wie Infekt oder Lithiasis.
- Mikro-/Makrohämaturien.
- Albuminurie.
- Bei bilateralem Megaureter langsam zunehmende Niereninsuffizienz.

Diagnostik

- Radiologische Untersuchungen:
  i.v. Urographie (Abb. 12): bei segmentärem Megaureter lediglich leichte bis mäßige Ureterektasie im pelvinen Anteil ohne Stauung des Nierenbeckenkelchsystems; beim klassischen Megaureter ektatischer Ureter mit gestautem Hohlsystem; unter Bildverstärker kann man beobachten, wie die Ureterperistaltik über den stenosierenden Ureteranteil ungenügend übergleitet wird.
  Retrograde Pyelographie: sollte wenn irgendwie möglich wegen der Gefahr einer Infizierung nicht vorgenommen werden; charakteristischerweise passiert ein UK ohne weiteres den stenosierenden Ureteranteil.
  Refluxzystographie: zum Ausschluß einer refluxbedingten Ureterektasie; ein Megaureter hat ein kompetentes Ureterostium.

Differentialdiagnose

- Sekundärer Hydroureter.
- Stenose oder Insuffizienz des Ureterostiums.
- Sphinktersklerose, obstruierende Prostatahyperplasie.
- Tiefe Ureterstenose.
- Neurogene Blase.

Komplikationen

- Harnwegsinfekt.
- Hämaturien.
- Steinbildung durch Urinstase begünstigt (bis 50%).
- Progressive Niereninsuffizienz.
- Hypertonie.

Therapie

- Keine Behandlung ohne Symptome und bei normaler Nierenfunktion.
- Nephroureterektomie bei massivem Infekt, komplizierender Lithiasis und normaler Gegenseite.
- Rekonstruktionsoperationen: Uretermodellierung, Ureterozystoneostomie mit Antirefluxplastik.

Allgemeines

- Unter einer Ureterozele versteht man eine ballonähnliche Ureterauftreibung im Ostiumbereich.
- Durch die Harnleiterperistaltik wird die periureterale Blasenschleimhaut in die Blase hineingepreßt und bewirkt eine zystische Vorwölbung in die Blase.
- Eine Ureterozele besteht deshalb außen aus Blasenschleimhaut, innen aus Ureteralschleimhaut.
- Sie bedeutet eine relative Stenose und bedingt eine Urinstase mit minimaler bis starker Erweiterung von Ureter und Nierenhohlsystem.
- Ein ektoper Ureter endet oft in Form einer Ureterozele, vielmals kombiniert mit einer Doppelniere.
- Ureterozelen können einseitig oder doppelseitig auftreten, mächtige Dimensionen annehmen, die ipsilateralen und kontralateralen Ostien komprimieren und zu Blasenentleerungsstörungen führen.

Ätiologie

- Sehr wahrscheinlich kongenitale Stenose der epithelialen Auskleidung im Ostiumbereich.
- Schlecht entwickelte Waldeyersche Scheide.

Klinische Symptomatologie

- Sehr oft nur Zufallsbefund.
- Stauungsschmerzen, Dysurie, Blasentenesmen, Harnverhaltungen.
- Zystitiden, Pyelonephritiden.
- Hämaturien.

Diagnostik

- Radiologische Untersuchungen:
  i.v. Urographie (Abb. 12): In der Leeraufnahme können im Gebiet der Ureterozele Konkrementschatten zur Darstellung gelangen; in den Ausscheidungsaufnahmen imponiert der kolbig in die Blase vorragende distale Ureter (Schlangenkopf); es kann sich eine Stauung bis zu einer mächtigen Hydronephrose darstellen; im Blasenschatten kann eine große Ureterozele aus Aussparung imponieren.
  Refluxzystographie: Ureterozelen weisen selten einen Reflux auf.
- Zystoskopie: Der ballonförmige in die Blase aufgetriebene distale Ureter ist ohne weiteres sichtbar, oft ist das Ostium verdeckt.

Komplikationen

- Infekte: durch Urinrückstauung.
- Steine: durch Urinstase.
- Nierenfunktionseinschränkung: bei lange bestehenden, nicht behandelten Ureterozelen.

Therapie

- Bei kleinen Ureterozelen: endoskopische Inzision der vorderen Ureterozelenwand. Postoperativ oft vesikorenaler Reflux.
- Bei großen Ureterozelen: offene Resektion der Ureterozele mit Ureterneueinpflanzung und Antirefluxplastik.
- Bei zusätzlichen schweren Nierenveränderungen oder starker Funktionseinschränkung: Nephroureterektomie unter gleichzeitiger Resektion der Ureterozele.

Entstehungsmechanismus

- Aus dem Wolffschen Gang sprießt knapp oberhalb seiner Mündung in die Kloake die Ureterknospe aus.
- In einer bestimmten Entwicklungsphase münden Ureterknospe und Wolffscher Gang separat in den Sinus urogenitalis, welcher sich in die Blase umbilden wird.
- Aus dem Wolffschen Gang entwickeln sich beim Mann der Ductus epididymidis, der Ductus deferens und der Ductus ejaculatorius.
- Bei der Frau bildet er sich zurück oder persistiert als Gartnerscher Gang, welcher in unmittelbarer Nachbarschaft von Uterus und Vagina gefunden wird.
- Unterbleibt die Separierung von Ureterknospe und Wolffschem Gang, wird der spätere Ureter ektop münden.
- Beim Mann mündet der ektope Ureter demzufolge in die Urethra prostatica, in die Samenblase oder in den Ductus deferens.
- Bei der Frau findet sich das ektope Ureterostium in der Vagina, in der hinteren Urethra oder im Uterus (sehr selten).
- Harnleiterektopien sind bei der Frau viel häufiger als beim Mann.

Anatomie

- Beim Mann:
  Bei Ektopie in die Urethra prostatica meist kombiniert mit Doppelniere, wobei sich der obere Nierenanteil ektopisch entleert.
  Bei Ektopie in die Samenblase oder in den Ductus deferens ist im allgemeinen nur ein Ureter vorhanden mit hypoplastischer Niere.
  Im allgemeinen keine Urininkontinenz, da die Ektopie im Sphinktersystem oder proximal davon mündet.
- Bei der Frau:
  Sehr kleines Ostium im Vestibulum vaginae, an der Vaginalvorderwand, in der hinteren Urethra oder im Uterus.
  Der ektop mündende Ureter ist im distalen Anteil meist erweitert.
  Die betroffene Niere kann verschiedene Anomalien aufweisen, wobei eine Doppelniere in ca. 70% nachzuweisen ist.
  Im allgemeinen sind die Frauen urininkontinent, da der ektope Ureter im distalsten Anteil des Sphinktersystems oder überhaupt nicht in die Urethra mündet.

Klinische Symptomatologie

- Bei Urininkontinenz: nicht komplett, mit normalen Miktionen, da die Gegenseite normal in die Blase mündet.
- Bei Urininfekt:
  Typische Symptomatik, oft mit Sepsis.
  Bei Kleinkindern mit rezidivierenden zystitischen Schüben, Pyurie, Nierenschmerzen, perinealen Schmerzen muß danach gesucht werden.
  Bei Mündung in den männlichen Genitaltrakt: gehäufte Epididymitiden, Prostatitiden, Vesikulitiden im Kindesalter.
- Bei Hydronephrose: Stauungszeichen, Nierenschmerzen, evtl. Suburämie.

Diagnostik

- Radiologische Untersuchungen:
  i.v. Urographie: oft Kombination mit Doppelniere, wobei der obere Nierenanteil gestaut oder pyelonephritisch verändert ist; evtl. hypoplastische Niere; gelegentlich starke Funktionseinschränkung oder stumme Niere; ektop mündender Ureter oft dilatiert, gelegentlich in seinem Verlauf bis zur Mündung sichtbar; evtl. Kontrastmittelausscheidung in die Vagina sichtbar.
  Retrograde Pyelographie: Urethroskopisch oder mit dem Zystoskop in der Vagina gelingt es meist, das ektope Ostium zu intubieren und den Ureter darzustellen, was bei eingeschränkter Nierenfunktion wesentlich werden kann.
- Rektaluntersuchung: beim Mann oft eine Prostatitis oder eine entzündlich veränderte, sehr schmerzhafte gestaute palpierbare Samenblase.
- Urethrozystoskopie: Ein in die hintere Harnröhre mündendes Ostium ist meist einsehbar; in der Blase evtl. einseitig fehlendes Ostium.
- Vaginaluntersuchung: Mit dem Spekulum ist ein ektop gelegenes Ostium sehr oft sichtbar.
- Spezielle Untersuchung bei der Frau (zur Differenzierung zwischen Vesikovaginalfistel und ektop in die Vagina mündenden Ureter): Instillation von Rotfarbstoff in die Blase − i.v. Injektion von Methylenblau; Vaginaltampon: wird der Tampon rot, handelt es sich um eine Vesikovaginalfistel, wird er blau, um eine Ostiumektopie.

Differentialdiagnose

- Enuresis.
- Inkontinenz irgendeiner Genese.
- Neurogene Blase.
- Vesikovaginalfistel.
- Hydroureter/Hydronephrose anderer Genese.
- Urethritis.
- Vaginitis.
- Urethradivertikel mit septischen Komplikationen.
- Samenblasenempyem anderer Genese.
- Prostatitis anderer Genese.

Therapie

- Bei guter Nierenfunktion Ureterozystoneostomie.
- Bei funktionsloser Niere oder schweren septischen Komplikationen Nephroureterektomie (Heminephrektomie bei Doppelniere).
- Bei Samenblasenempyem evtl. Resektion der Samenblase.

Allgemeines

- Unter vesikorenalem Reflux versteht man das Rückfließen von Urin aus der Blase in Ureter oder Nierenhohlsystem während der Blasenfüllungsphase oder während der Miktion.
- Der terminale Ureter, die ihn umhüllende Waldeyersche Scheide, das Ostium und das Trigonum bilden eine anatomische und funktionelle Einheit.
- Diese Einheit und der lange intramurale Verlauf des terminalen Uretersegmentes bieten Gewähr dafür, daß im Normalfall kein Urin von der Blase in Ureter oder Nierenhohlsystem zurückfließt, daß aber andererseits der Urin durch die Ureterperistaltik ohne Obstruktion in die Blase ausgetrieben werden kann.

Pathophysiologie

- Man unterscheidet einen primären Reflux von einem sekundären Reflux.
- Beim primären Reflux liegt eine angeborene Veränderung im Bereich von Trigonum und terminalem Ureter vor:
  Aplasie oder Hypoplasie des Trigonums.
  Zu kurzer intramuraler Harnleiterverlauf.
  Lateral-ektopisches Ureterostium.
  Oft bei Doppelureter.
- Der sekundäre Reflux ist in der Regel Folge einer anderen Erkrankung:
  Entzündungen; spezifische, unspezifische.
  Radiologische Läsionen.
  Neurogene Blase.
  Infravesikale Harnwegsobstruktionen.
  Iatrogene Schädigung von Ostium oder Trigonum.

Klinische Symptomatologie

- Dumpfe Schmerzen in der betroffenen Nierenloge, unmittelbar vor, während oder nach der Miktion; oftmals nach Entleerung des gestauten Hohlsystems verschwindend.
- Rezidivierende Harnwegsinfekte.
- Suburämie.
- Renale Hypertonie.

Diagnostik

- Radiologische Untersuchungen:
  i.v. Urographie: Verdächtig auf einen vesikorenalen Reflux sind:
  pyelonephritisch geschädigte Nieren, pyelonephritische Schrumpf-
  nieren, sog. „atoner" Ureter, leicht gestautes Hohlsystem, Steine
  (oft partielle Ausgußsteine), Blasenkonfigurationen im Sinne
  einer neurogenen Blase.
  Refluxzystographie gilt als endgültiger Beweis.
  Technik: kontinuierliche Blasenfüllung und Beobachtung, bei
  welchem Blasenvolumen und bei welchem intravesikalen Druck
  der Reflux auftritt; eine Aufnahme während der Miktion ist
  wichtig, da dann die höchsten intravesikalen Drücke herrschen;
  man unterscheidet den Niederdruckreflux (bis ca. 10 cm H_2O)
  vom Hochdruckreflux.

Therapie

- Bei entzündlich bedingtem Reflux Infektsanierung.
- Bei neurogener Blase: Senken des intravesikalen Drucks (Anti-
  cholinergika); Vermeiden von Resturin.
- Beseitigung anderer sekundärer Erkrankungen.
- Bei primärem Reflux:
  Bei Kindern ist bis zur Pubertät in einem hohen Prozentsatz
  mit einer Spontanheilung zu rechnen.
  Bei Erwachsenen: Antirefluxplastik, welche das Prinzip beinhal-
  tet, den intramuralen Ureterverlauf zu verlängern.

Allgemeines

● Es handelt sich nicht um eine Entwicklungsstörung des Ureters, sondern der fetalen Kardinalvenen, aus denen sich die V. cava entwickelt.
● Dabei verläuft der vorerst normal gelagerte Ureter auf Höhe des 3. oder 4. Lendenwirbels nach dorsal, umfährt die V. cava schlingenförmig, um dann wieder nach ventral in normaler Lage weiterzuziehen.
● Zwischen V. cava und Wirbelsäule wird der Ureter in der Regel komprimiert, wodurch Abflußstörungen entstehen.
● Eine noch seltenere Variante dieses Krankheitsbildes ist der retroiliakale Ureter.

Klinische Symptomatologie

● Nierenschmerzen.
● Atypische Koliken.
● Unklare Abdominalbeschwerden.
● Hämaturien.

Diagnostik

● Radiologische Untersuchungen:
i.v. Urographie (Abb. 12): leicht bis stark dilatierter proximaler Ureter; auf Höhe Lwk 3–4, nach medial gerichteter S-förmiger oder halbmondförmiger Ureterverlauf; bei einem retroiliakalen Ureter ist der distale Ureterverlauf auf Höhe der Beckenstammgefäße plötzlich nach lateral gerichtet, um anschließend wieder gegen die Blase zu ziehen.
Evtl. retrograde Pyelographie: um den Ureter besser darzustellen.
Phlebographie: In Kombination mit der Urographie und aufgedrehten Aufnahmen sichert sie die Diagnose.

Therapie

● Ohne subjektive Beschwerden, bei leichter Stauung ohne Infekt keine Behandlung.
● Bei Beschwerden, starker Stauung und Infektkomplikationen Verlagerung des Ureters mittels seiner Durchtrennung und Reanastomose.

Allgemeines

- Das Syndrom kommt praktisch nur auf der rechten Seite vor.
- Es handelt sich um eine Kompression des rechten Ureters im distalen Drittel mit beeinträchtigtem Harnabfluß und seinen Folgen durch eine pathologisch veränderte V. ovarica.
- Ätiologie:
  Erweiterte V. ovarica in der Schwangerschaft.
  Unmittelbar postpartal oder später in der 2. Zyklushälfte bei fehlender Involution des Gefäßes.
  Varikose oder Thrombose der V. ovarica.
  Atypische Anastomosen zwischen der V. ovarica und der V. cava inferior.

Klinische Symptomatologie

- Rezidivierende Nieren- oder Lumbalschmerzen mit oder ohne Koliken während oder nach der Schwangerschaft und nach durchgemachter Schwangerschaft in der 2. Zyklushälfte mit prämenstrueller Aggravierung.
- Verabreichung von Östrogenen kann diese Symptomatik provozieren.

Diagnostik

- Radiologische Untersuchungen:
  i.v. Urographie (Abb. 12): erweiterter proximaler Ureter, evtl. gestautes Nierenhohlsystem; Stenosierung im unteren Ureterdrittel, wo der Ureter meist leicht geschlängelt verläuft.
  Evtl. retrograde Pyelographie: zur eindeutigen Ureterdarstellung.
  Phlebographie (der V. ovarica): In Kombination mit der Urographie und aufgedrehten Aufnahmen sichert sie die Diagnose.

Therapie

- Bei Beschwerden oder starker Stauung mit Infektkomplikationen Resektion der V. ovarica.

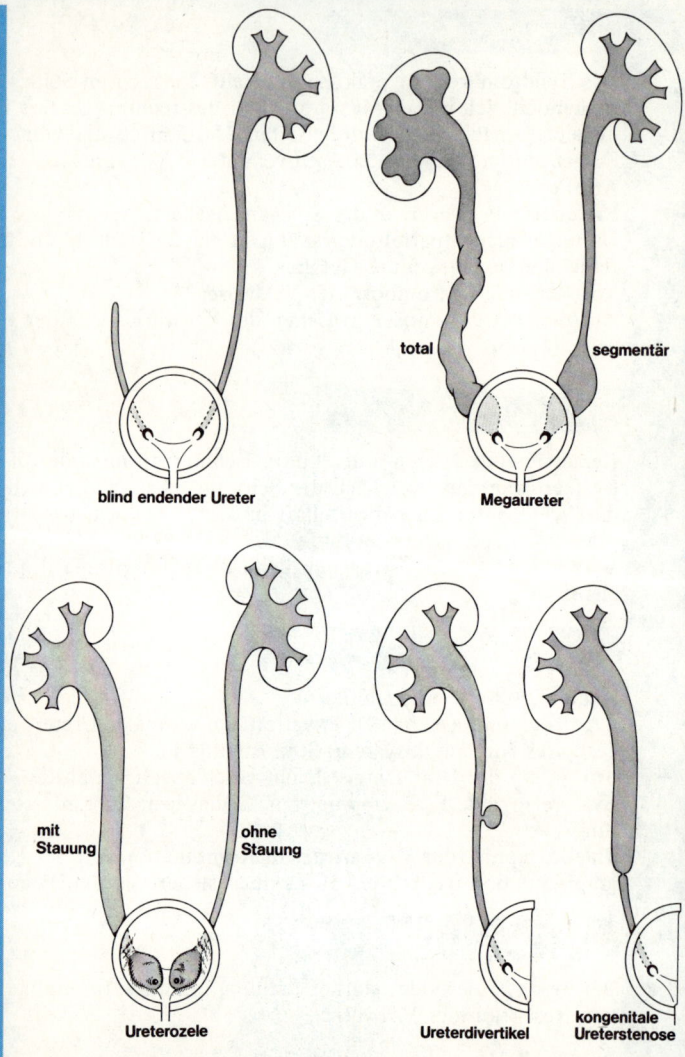

blind endender Ureter

total   segmentär

Megaureter

mit
Stauung

ohne
Stauung

Ureterozele

Ureterdivertikel

kongenitale
Ureterstenose

Abb. 12 Ureteranomalien und Ureterobstruktionen

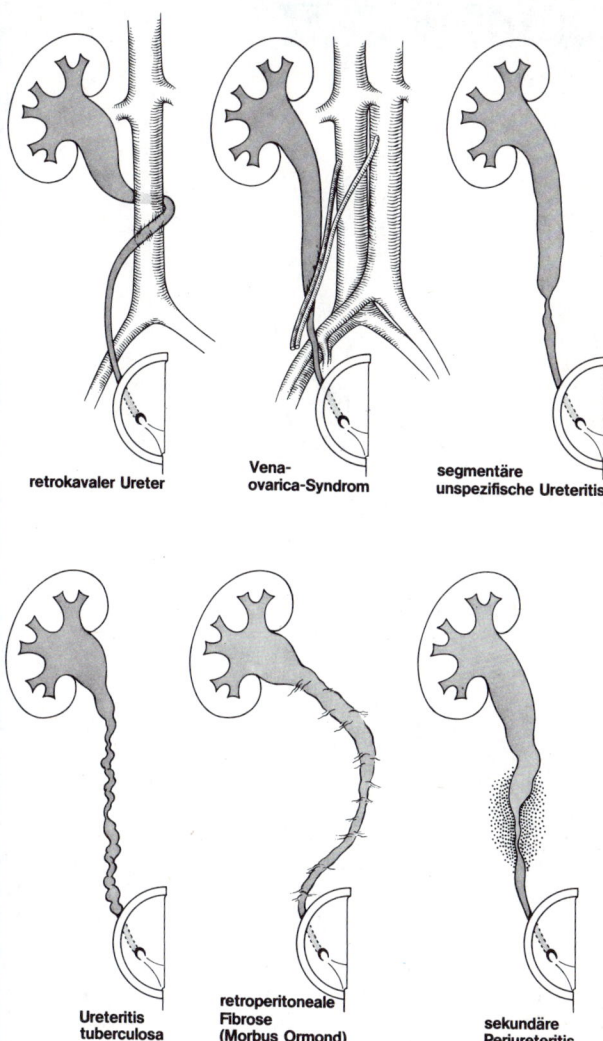

retrokavaler Ureter

Vena-
ovarica-Syndrom

segmentäre
unspezifische Ureteritis

Ureteritis
tuberculosa

retroperitoneale
Fibrose
(Morbus Ormond)

sekundäre
Periureteritis

Arten von Ureterstenosen (Abb. 12)

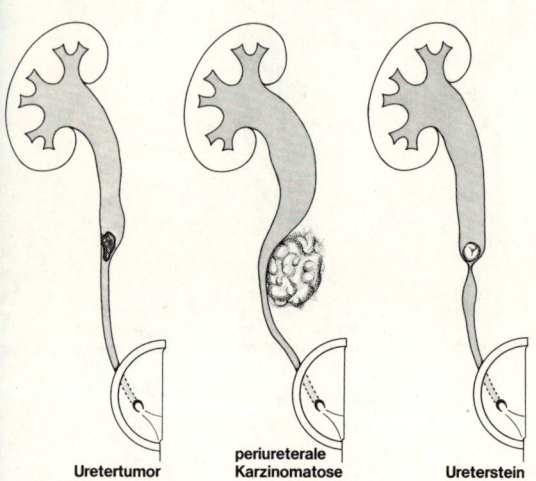

Uretertumor periureterale Karzinomatose Ureterstein

Abb. 12

● Kongenitale Stenose eines Uretersegmentes:
Es handelt sich dabei im Prinzip um zwei grundsätzlich verschiedene Möglichkeiten:

– Einerseits die sehr seltene, unilaterale Valvula ureteralis, als persistierende diaphragmaähnliche Membran im mittleren Ureterdrittel.
Es handelt sich um eine Schleimhautfalte ohne Entzündung.
Radiologisch stellt sie sich als kurze transversale Ureterstenose dar mit proximaler Stauung, meist ohne Nierenfunktionseinschränkung.

– Andererseits die zirkuläre Ureteratresie, die ebenfalls zu einer kurzen Stenosierung führt, sehr oft kombiniert mit vaskulären und fibrösen periureteralen Reaktionen, die zu einer Ureterabknickung und seiner Medialverlagerung führen, meist lokalisiert auf Höhe der Gefäßkreuzung.
Histologisch handelt es sich um eine Hypoplasie oder Aplasie der Ureteralmuskelschicht.
Radiologisch: enge Stenose mit deutlicher proximaler Uretererweiterung und geringer Ureterperistaltik.

- Segmentäre unspezifische Ureteritis:
Makroskopisch: Ureter auf eine kurze Strecke verdickt, infiltriert, sehr eng; starke prästenotische Erweiterung; poststenotisch sukzessive Normalisierung.
Mikroskopisch: im stenosierten Anteil Fibrose mit stark ödematöser Submukosa, arrodierter und exulzerierter Mukosa ohne Zeichen einer Infektion.
Pathogenese: unbekannt. Diskutiert wird diese Form als Status nach Spontanabgang eines Ureterkonkrementes.
Symptomatologie: starke Nierenschmerzen, Koliken ohne Infekt.
Radiologisch: kurze Stenose mit starker prästenotischer Stauung; meist verursacht die Stenose eine geringgradige Ureterabknickung.
Differentialdiagnose: Ureteritis tuberculosa, Bilharziose, Uretertumor.

- Sekundäre Periureteritis:
Ileitis terminalis (Morbus Crohn): in 30% Mitbeteiligung des rechten Ureters. Die urologische Symptomatologie mit Nierenschmerzen und Ausstrahlungen in Inguinalgegend und Bein setzt meist ca. 3 Jahre nach Beginn der Krankheit ein. Urographisch stellt sich eine ca. 2 cm lange Stenose des mittleren Ureters dar mit proximaler Stauung. Differentialdiagnostisch darf ein Harnsäurestein nicht übersehen werden.

Appendicitis perforata: Bei retrozäkal gelegener Appendix meist ohne Nierenbeschwerden. Urographisch 2–3 cm lange Stenose auf Höhe der Gefäßkreuzung bei distal normalem Ureter und selten proximaler Stauung.
Kolitis, Divertikulitis: bei abszedierendem oder perforierendem Prozeß, meist rein abdominale Symptomatologie ohne urologische Symptomatik. Urographisch längliche Stenose im unteren Ureterdrittel.
Senkungsabszeß: meist Allgemeinsymptomatologie, insbesondere diejenige einer Tuberkulose im Vordergrund. Urographisch 5–10 cm lange Stenose meist des oberen Ureters mit unregelmäßiger Ureteralwand. Differentialdiagnostisch kommt eine retroperitoneale Fibrose in Frage.
Aneurysma der Aorta (A. iliaca): urologische Symptomatik steht meist im Hintergrund. Urographisch bogenförmige Verlagerung des Ureters nach lateral mit konstanter Stenosierung, beim Aortenaneurysma auf Höhe L3/L4, bei einem Aneurysma der A. iliaca auf dem Niveau der Gefäßkreuzung.

- Retrokavaler Ureter (s. S. 180).
- V.-ovarica-Syndrom (s. S. 181).
- Ureterolithiasis (s. S. 88).

- Retroperitoneale Fibrose (s. S. 189).
- Tuberkulose (s. S. 72).
- Bilharziose (s. S. 82).
- Uretertumor (s. S. 194).
- Periureterale Karzinomatose:
  Nach der Lithiasis zweithäufigste Ureteraffektion.
  Der Ureter wird dabei verdrängt, komprimiert, arrodiert oder infiltriert.
  Der Prozeß kann unilateral oder bilateral ablaufen.
  Bei einseitigem Befall kann eine Niere symptomlos ihre Funktion einstellen.
  Gleichzeitig können das Peritoneum, Dünn- und Dickdarmmesenterium und die Gefäße miteinbezogen werden, was zur entsprechenden Symptomatologie, die gelegentlich als einzige erfaßbar ist, führt, wie Subileus/Ileus, arterielle und venöse Zirkulationsstörungen.
  Direkte Ureterinfiltration durch das Karzinom, vorwiegend bei Magen-, Dünn- und Dickdarmkarzinom, Pankreaskarzinom, Ovarialkarzinom.
  Ureterkompression oder -lateralverdrängung durch retroperitoneale sekundäre Karzinomatose, vorwiegend bei Urogenitalkarzinomen (Uterus, Prostata, Hoden), Mammakarzinom, Blasenkarzinom, Nierenbeckenkarzinom, Karzinom des Magen-Darm-Traktes, retroperitoneales Sarkom, Morbus Hodgkin.
  Ureterstenose oder -lateralverdrängung durch Metastasen: Vorwiegend bei Hodentumoren, Kolonkarzinom.
- Ureterverletzung (s. S. 191).

Allgemeines

- In großer Mehrzahl handelt es sich bei einer Ureterstenose um eine sekundäre Erkrankung, weshalb eine evtl. urologische Symptomatik erst in einem späteren Stadium zur Grundkrankheit hinzutritt.
- Anzustreben ist immer die Diagnose der Primärerkrankung.
- Eine Makrohämaturie spricht meist für eine primäre Erkrankung von Niere oder Harnleiter.
- Mikrohämaturien in Verbindung mit einer sekundären Ureterstenose deuten auf Penetrierung oder Infiltration der Ureterwand.

Klinische Symptomatologie

- Nierenschmerzen.
- Ureterkoliken.
- Unbestimmte Abdominalbeschwerden.

● Mikro-/Makrohämaturien.

Diagnostik

● Urinkulturen auf Tbc: bei Verdacht.
● Radiologische Untersuchungen:
i.v. Urographie/Infusionsurographie: meist mehr oder weniger
ausgeprägte proximale Stauung, Ureterverlagerung, oft verzögerte Füllung des Nierenhohlsystems; ein Nephrogramm ist charakteristisch für eine tiefe Ureterstenose; Spätaufnahmen sind
zur Lokalisation wichtig; es ist auf Ureterwandarrosionen zu
achten.
Retrograde Pyelographie: zur Lokalisation und Darstellung der
Stenose.
Arteriographie: zur Darstellung retroperitonealer neoplastischer
Prozesse oder evtl. Aneurysmata.
Lymphographie: zur Darstellung lymphogener Prozesse, wobei
vergrößerte Lymphknoten den Ureter meist nach lateral verlagern.
Holzknecht-Untersuchung: vor allem bei linksseitigen tiefen
Ureterstenosen und Neoplasien oder entzündlichen Geschehen
in Sigma und Rektum.
● Gynäkologische Untersuchungen: zum Beweis oder Ausschluß
eines verantwortlichen gynäkologischen Geschehens.

Therapie

● Konservative Behandlung
Bei unheilbaren Erkrankungen (Karzinom, Karzinommetastasen,
maligne Lymphome etc.) mit terminaler Urämie wegen doppelseitiger Uretereinmauerung sollte man unserer Ansicht nach
den Mut haben, nichts zu unternehmen, um damit den Patienten in der für ihn angenehmsten Form der Urämie sterben zu
lassen.
Es handelt sich dabei um eine psychologische Angelegenheit,
die mit der Familie des Patienten besprochen werden muß.
In einer unklaren Urämie ist jedoch, wenn möglich, ein Ureterkatheterismus oder eine Ureterostomia cutanea anzustreben, um
nach Abklingen der urämischen Symptome die weitere Abklärung und Festlegung des Prozedere vorzunehmen.
● Nephrektomie: nur angezeigt bei funktionell völlig ausgeschalteter Niere oder Komplikationen.
● Temporäre Ableitungen:
Dauerureterkatheterismus: angezeigt als Notmaßnahme; nach

Normalisierung der Nierenfunktionen muß eine andere Lösung gesucht werden.

Nephrostomie: Sie ist die beste temporäre Ableitung, da die weitere Abklärung und nachfolgende Behandlung dadurch nicht gestört werden, sie kann zudem auch definitiv belassen werden.

Pyelostomie.

- Definitive Ableitungen:

Nephrostomie.

Ureterostomia cutanea: erlaubt gleichzeitig eine genaue chirurgische Abklärung der Ursache einer Ureterstenose mit Biopsien.

Ureterosigmoidostomie: Wegen der häufigen Ureterdilatation ist davon abzuraten aus Gründen der aszendierenden Infektion.

Ileum-Conduit: gute Lösung, die jedoch oft wegen des stark reduzierten Allgemeinzustandes nicht zur Anwendung gelangt.

Doppelseitige Nephrostomie, Pyelostomie, Ureterostomia cutanea: Aus hygienischen und pflegerischen Gründen ist davon abzuraten; vorteilhafter ist die alleinige Ableitung der besseren Niere.

- Wiederherstellung der Kontinuität der oberen Harnwege:

Kurze segmentäre Ureterstenose im mittleren Ureterdrittel: Resektion der Stenose und Ureter-End-zu-End-Anastomose mit Ureterschienung.

Kurze bis mittlere Stenose am pyeloureteralen Übergang und im oberen Ureter: Resektion der Stenose und Anastomose im Sinne einer Nierenbeckenplastik.

Schwere stenosierende Prozesse im Bereich des ganzen Nierenbeckens: Kalikoureterostomie mit transrenaler Schienung und evtl. Nephrostomie.

Kurze Stenose im distalen Ureter: Resektion der Stenose und Ureterozystoneostomie, evtl. Bildung einer Hörnerblase.

Lange Stenose im lumbalen Uretersegment: Teilprothese mit Silikontubus; Teilersatz des Ureters mit Dünndarminterponat.

Totale Ureterstenose: Ureterersatz mit Dünndarmsegment durch eine Pyeloileozystoplastik.

Allgemeines

- Man unterscheidet die primäre (der eigentliche Morbus Ormond) von der sekundären retroperitonealen Fibrose.
- Die Ursache der primären Form ist unbekannt. Eine medikamen-tös-toxische Komponente (Methysergidpräparate), traumatische und allergische Reaktionen sowie vaskuläre Läsionen werden an-genommen.
- Meist ist die Erkrankung bilateral, kann sich theoretisch auf jeder Höhe des Retroperitonealraumes ausbreiten, beginnt aber meist auf Höhe der Lumbalwirbelsäule.
- Ursache der sekundären retroperitonealen Fibrose: Karzinoma-tose, Metastasen, Hämatome, Entzündungen, chronische Urin-extravasation.
- Histologisch handelt es sich bei der primären Form um eine exsudative Reaktion des retroperitonealen Bindegewebes, wel-ches sich unter Sklerosierung mit Umgebungsverwachsungen stabilisiert.
- Der Ureter ist immer miteinbezogen. Er wird ummauert, ob-struiert und typischerweise nach medial verdrängt.
- Die großen Arterien sind bei der primären Form umwachsen, werden jedoch nicht eingeengt.
- Die Venen werden bei der primären Form nicht befallen; trotz-dem sind thrombophlebitische Komplikationen bekannt.
- Die Lymphbahnen werden bei der primären Form nicht blockiert, obwohl charakteristischerweise die Lymphknoten verschwinden.

Klinische Symptomatologie

- Unbestimmte Rückenbeschwerden, die über Monate und Jahre dauern können.
- Abdominalsymptomatik mit Nausea, Erbrechen, Obstipation, Subileus.
- Erst später Nieren-(Stauungs-)Schmerzen, zunehmende Urämie.

Diagnostik

- Blutstatus: Blutsenkung kann auch bei der primären Form stark erhöht sein.
- I.v. Urographie: (Abb. 12) zu Beginn Medialverdrängung der Urete-ren, meist im lumbalen Anteil beginnend, bei der primären Form in überwiegender Mehrzahl beidseitig; im weiteren Verlauf zuneh-mende Ureterobstruktion und progressive proximale Stauung; die Affektion kann bis zum Nierenbecken aufsteigen oder pri-mär dort beginnen.
- Biopsie retroperitoneal: erbringt die endgültige Diagnose.

Differentialdiagnose

- Sekundäre retroperitoneale Fibrose.
- Aneurysma.
- Chronische Nephropathien.

Therapie

- Im Fall einer Methysergidbehandlung: sofortige Einstellung des Medikamentes.
- Immunsuppressiva ohne Erfolg.
- Radiotherapie mit fraglichem Effekt.
- Kortisonbehandlung: bei Früherfassung mit guten Resultaten. Dosierung: initialer Stoß mit 40 mg Prednison, dann Unterhaltungsdosis von 10−20 mg Prednison bis zur Remission.
- Antibiotische Abschirmung.
- Operative Therapie:
  Nephrektomie bei funktionsloser Niere.
  Bei Nichtansprechen auf Kortisontherapie Ureterolyse mit intraperitonealer Verlagerung des Ureters.
  Ersatzplastik mit isoliertem Dünndarmsegment ist bei über weite Strecken obliteriertem Ureter und noch ordentlicher Nierenfunktion angezeigt.

Ätiologie

- Offene Verletzung bei Schuß- oder Stichverletzungen.
- Begleitverletzung bei schweren Abdominaltraumata.
- Bei stumpfen Abdominalverletzungen; eine Ureterverletzung ist dann meist mit einer Nierenläsion kombiniert.
- Iatrogene Verletzungen: weitaus häufigste Ursache:
  Gynäkologische Operationen.
  Rektum- und Sigmaresektionen.
  Retroperitoneale Tumorresektionen.
  Neurochirurgische Operationen, insbesondere bei Laminektomie.
  Totale Ausräumung der retroperitonealen Lymphknoten.
  Ureterkatheterismus, vor allem bei eingeklemmtem Ureterkonkrement.
  Ureterperforation bei Steinextraktion mit Dormiasonde oder Zeiss-Schlinge.
- Sekundäre Ureterverletzung nach Ligatur oder Skelettierung des Ureters bei einem der oben genannten Eingriffe mit anschließender partieller Ureternekrose.

Klinische Symptomatologie

- Keine Hämaturie.
- Flankenschmerzen.
- Abdominalsymptomatik mit Subileus/Ileus.
- Zunehmender Bauchumfang.
- Allmählich Ausbildung eines großen Abdominaltumors.
- Evtl. Urinfistel aus der Wunde.

Diagnostik

- Blutbild: Leukozytose.
- Blutserologie: Harnstoff und Kreatinin durch peritoneale Urinrückresorption erhöht.
- Kontrolle des Abdomens: zunehmender Bauchumfang, evtl. palpabler Abdominaltumor.
- Radiologische Untersuchungen:
  i.v. Urographie: in der Leeraufnahme fehlender Psoasschatten; im Anfangsstadium funktionslose Niere; später leicht bis mäßig verzögerte Darstellung eines meist etwas dilatierten bis stark gestauten Hohlsystems; auf Spätaufnahmen retroperitoneale oder intraperitoneale Kontrastmittelansammlung sichtbar.
  Retrograde Pyelographie: Methode der Wahl zur Darstellung der Höhe und Ausdehnung der Ureterverletzung.

Therapie

- Konservative Behandlung mit liegendem Ureterkatheter: gelingt selten, da eine Ureterverletzung meist so ausgedehnt ist, daß der Ureterkatheter nicht passiert. Zudem ist bei Gelingen dieses Vorgehens mit großer Wahrscheinlichkeit mit einer sekundären Ureterstenosierung zu rechnen.
- Operative Therapie:
  Retroperitoneale Freilegung.
  Ausräumung des retroperitonealen Hämatoms.
  Bei sauberen Verhältnissen End-zu-End-Anastomose des Ureters mit Ureterschienung: höchst selten möglich.
  Bei septischen Komplikationen: obere Urinableitung mittels Nephrostomie, Pyelostomie oder Ureterostomia cutanea und spätere Rekonstruktion.
- Bei tiefer Ureterverletzung: Ureterozystoneostomie, evtl. kombiniert mit Hörnerblase.
- Bei Ureterverletzung auf größere Distanz: Dünndarminterponat unter Schutz einer Nephrostomie.
- In aussichtslosen Fällen: Nephrektomie, sofern man sich vergewissert hat, daß die andere Niere normal ausscheidet.

Allgemeines

- Eine isolierte Entzündung des Harnleiters wird nur bei fortge-
  leiteten paraureteralen Prozessen beobachtet.
- Ureteritis cystica: selten einmal bei einer chronischen Pyelonephritis auftretend; es handelt sich um kleine Zysten in der
  Ureteralschleimhaut.
- Periureteritis: durch lange liegenden Stein hervorgerufen; kann
  zu einer Ureterstenose führen.

Klinische Symptomatologie

- Keine spezielle.
- Das primäre Leiden steht im Vordergrund.

Diagnostik

- I.v. Urographie: (Abb. 12) evtl. Zeichen einer Pyelonephritis; meist
  atoner schlaffer Ureter; bei der Ureteritis cystica können die Zysten als Kontrastmittelaussparungen gesehen werden.

Therapie

- Behandlung des Primärleidens.
- Bei Ureterstenose wegen Periureteritis, verbunden mit Stauungszeichen, Schmerzen oder Infekt, kommt selten einmal eine Ureterolyse, evtl. Stenoseresektion in Frage.

Allgemeines (Abb. 11)

- Histologie: Wie Nierenbeckentumoren: in überwiegender Mehrzahl maligne.
- Ätiologie: Es wird diskutiert: Phenacetin, aromatische Amine, chronische Reizung durch lange liegenden Stein.
- Männer häufiger befallen als Frauen.
- Typisch ist die lymphogene und kanalikuläre Metastasierung in die Blase.
- Bei Malignität ist die Prognose sehr schlecht.

Klinische Symptomatologie

- Mikro- und Makrohämaturien, oft intermittierend.
- Stauungsschmerzen.
- Koliken.
- Harnwegsinfekt.

Diagnostik

- Radiologische Untersuchungen:
  i.v. Urographie (Abb. 12): evtl. verzögerte Ausscheidung in ein bis zum Tumor gestautes Hohlsystem; oft Aussparung im Ureter sichtbar; oft gelangt lediglich eine Ureterstenosierung zur Darstellung.
  Retrograde Pyelographie: am besten durch Kontrastmitteldarstellung des ganzen Ureters mittels eines im Ureterostium gelegenen sog. Chevassu-Katheters, da ein gewöhnlicher UK kleine Uretertumoren ohne Widerstand passieren kann.
- Zytologie: im Prinzip gleiche Problematik wie bei den Nierenbeckentumoren (s. S. 163).

Differentialdiagnose

- Nichtschattengebende Harnleitersteine.
- Blutkoagula.
- Alle Möglichkeiten einer Ureterstenose.

Therapie

- Bei sicherer Benignität und kleinem Tumor Versuch der Tumorresektion und Ureter-End-zu-End-Anastomose unter Ureterschienung.
- Bei malignen Tumoren: Nephroureterektomie mit Resektion des Ostiums und des periureteralen Blasenwandbereichs.

Allgemeines

- Entwicklungsanomalie des Sinus urogenitalis mit ventralem Defekt.
- Gleichzeitige Skelettmißbildungen mit fehlendem symphysärem Verschluß und Außenrotation beider Oberschenkel.
- Bauchwandhernie durch Hypo- oder Aplasie des M. rectus abdominis.
- Entfaltung der Blase nach außen mit fehlender Vorderwand, so daß die Blasenhinterwand und das Trigonum mit der Abdominalhaut verwachsen sind.
- Blasenschleimhautmetaplasien sind häufig und prädisponieren zur malignen Degeneration.
- Sekundäre Erweiterung der oberen Harnwege wegen relativer Stenose des vesikoureteralen Übertritts.
- Eine Blasenekstrophie ist immer kombiniert mit einer epispadisch mündenden Urethra.

Klinische Symptomatologie

- Teilweises Fehlen der vorderen Abdominalwand.
- Evertierte Blase mit schwerer Zystitis, oft mit Schleimhautinkrustationen.
- Genitale Mißbildungen beim Mann:
  Penis sehr kurz, sehr oft mit Axialrotation.
  Hintere Urethra mindestens bis zum Kollikulus epispadisch offen.
  Glans meistens gespalten und abgeflacht.
  Skrotum hypoplastisch, meist Kryptorchismus.
  Inguinalhernien oft als Begleitsymptome.
- Genitale Mißbildungen bei der Frau:
  Kurze, offene Urethra.
  Klitoris gespalten.
- Andere Mißbildungen (als Begleitsymptome häufig):
  Analinkontinenz.
  Rektumprolaps.
- Diastase der Schambeinäste.
- Typischer watschelnder Gang mit Außenrotation.

Diagnostik

- Allgemeinstatus.
- Skelettstatus: insbesondere Beurteilung des Beckenskelettes.
- Urogenitalstatus.
- I.v. Urographie: sehr oft chronische Pyelonephritis, meist leicht gestaute Ureteren, da der Ostiumbereich als relative Stenose wirkt.

Komplikationen

- Harnwegsinfekte, aszendierende Pyelonephritiden.
- Lithiasis.
- Zunehmende Niereninsuffizienz.
- Entwicklung eines Blasenkarzinoms.
- Ohne Behandlung sterben 2/3 der Betroffenen unter 20 Jahren.

Therapie

- Ziel der Behandlung:
  Beseitigung der Urininkontinenz durch eine Urinableitung in irgendeiner Form.
  Ausschalten oder Korrektur der infizierten Restblase.
  Bei statischen Beschwerden Korrektur der Skelettanomalien.
  Eventuell Frage der Rekonstruktionsoperation.

Allgemeines

- Die primäre Harnblasenanlage und die Allantois werden durch den Allantoisgang (Urachus) verbunden.
- Der Allantoisgang verödet im 2. Embryonalmonat; zurück bleibt ein solider Strang vom Blasenvertex zum Nabel (Ligamentum umbilicale medianum).
- Unterbleibt diese Obliteration oder erfolgt sie nur teilweise, führt dies zu einer Blasenfistel bzw. zur Urachuszyste.
- Ein persistierender offener Urachus kann zudem die Folge eines infravesikalen Abflußhindernisses sein.
- Erfolgt die Obliteration nahe dem Nabelstumpf und bleibt der blasennahe Abschnitt offen, entsteht ein Urachusdivertikel der Harnblase.
- Obliteriert nur der blasennahe Anteil des Urachus, so entsteht ein sog. umbilikaler Sinus oder eine paraumbilikale Zyste.
- Bei Obliteration des blasen- und nabelnahen Urachus und bei sistierendem Lumen im Bereich des mittleren Drittels kann sich durch Sekretproduktion eine Urachuszyste entwickeln.

Klinische Symptomatologie

- Entleerung von Urin oder Sekret über den Nabelstumpf.
- Ungeklärte Harnwegsinfekte.
- Rezidivierende lokale Vereiterungen im Nabelgebiet.

Diagnostik

- Rezidivierende Eiterungen oder Abszeßbildungen im Nabelbereich.
- Radiologische Untersuchungen:
  Zystographie: Darstellung eines Divertikels im Bereich des Blasenvertex; gelegentlich kann man einen gegen den Nabel zu konisch verlaufenden Gang beobachten.
  Fisteldarstellung: Kommunikation mit der Blase.
- Urethrozystoskopie: Ausschluß eines infravesikalen Hindernisses; evtl. kann das Blasendivertikel mit dem darin abgehenden Urachusgang direkt eingesehen werden.

Komplikationen

- Infektion des Fistelganges.
- Hautarrosionen im Bereich des Nabels.
- Steinbildungen im Nabelbereich.
- Adenokarzinom der Blase im Bereich des Urachusganges, bekannt als Urachuskarzinom.

Therapie

- Exzision des Nabels und des Fistelganges.
- Revision der Harnblase und Verschluß des Blasenvertex.

Allgemeines

- Definition: lokalisierte sackförmige Ausstülpung der Blasenwand.
- Sog. angeborene Divertikel:
  Bei angeborener Blasenwandschwäche.
  Im Gegensatz zu früheren Anschauungen, wo hier die ganze Blasenwand ausgestülpt sein müsse, weiß man heute, daß es sich auch nur um eine Blasenschleimhautausstülpung handeln kann.
  Typisch ist, daß diese Divertikel ohne infravesikale Harnwegsobstruktion entstehen.
  Häufigste Lokalisation: Uretereintrittsstelle, Blasenseitenwand, seltener Blasenvertex (DD: Urachusdivertikel!).
- Erworbene Divertikel:
  Entstehen durch erworbene Blasenwandschwäche.
  Hier handelt es sich meist um zwischen den hypertrophen Muskelbündeln prolabierende Blasenschleimhaut (sog. Pseudodivertikel).
  Sie entstehen durch infravesikale Harnwegsobstruktionen.
  Sie sind viel häufiger als angeborene Divertikel und treten in der Regel multipel auf.
  Lokalisation: Ureterdurchtrittsstelle (sog. Hutch-Divertikel), ganze übrige Blasenwand.

Klinische Symptomatologie

- Sie können lange Zeit asymptomatisch verlaufen.
- Oft stehen die Zeichen einer infravesikalen Obstruktion im Vordergrund.
- Bei großen Divertikeln ist die typische zweizeitige Miktion zu verzeichnen: Bei der ersten Miktion wird die Blase entleert und gleichzeitig der Divertikelhals verschlossen; einige Minuten später hat sich das Divertikel in die Blase entleert und verursacht zum zweitenmal einen Miktionsreiz.
- Oft wird das Divertikel erst nach Auftreten von Komplikationen diagnostiziert.
- Hämaturien.
- Pyurie.

Diagnostik

- Typische zweizeitige Miktionen, evtl. kombiniert mit einer Dysurie.
- Radiologische Untersuchungen:
  i.v. Urographie: in der Leeraufnahme gelegentlich Steinschatten im Blasen- resp. Divertikelbereich zu sehen; Blasenschatten mit kugeliger Ausstülpung, welche gelegentlich den Blasenschatten eindellt; oft enger Divertikelhals dargestellt, gelegentlich Lateralverdrängung eines Ureters, selten Ureterstauung bei paraureteralem Divertikel.
  Zystographie: Bei zunehmender retrograder Blasenfüllung und Drehen des Patienten kann die Divertikellage gesichert werden; gleichzeitig kann ein evtl. vesikorenaler Reflux dargestellt werden; während der Miktionszystographie lassen sich gelegentlich vorher nicht gefüllte Divertikel darstellen; eine weitere Aufnahme nach Miktionsende gibt Aufschluß über die Effizienz der Divertikeldrainage in die Blase.
- Zystoskopie: Divertikelhals oft mit chronischer Zystitis; mit dem Zystoskop soll, wenn möglich, durch den Divertikelhals in das Divertikel eingefahren und dieses gründlich auf Divertikeltumor oder Stein inspiziert werden.

Komplikationen

- Infekt des Divertikels.
- Lithiasis.
- Vesikorenaler Reflux.
- Divertikeltumor: Das Blasendivertikelkarzinom hat eine sehr schlechte Prognose.

Therapie

- Bei schlecht in die Blase drainierten sog. angeborenen Divertikeln mit Komplikationen: Divertikulektomie.
- Bei infravesikaler Harnwegsobstruktion: Korrektur der Obstruktion und bei großen Divertikeln gleichzeitige Divertikulektomie.
- Bei Divertikeln wegen neurogener Blase: erst medikamentöser, dann operativer Versuch, den peripheren Widerstand zu senken unter gleichzeitiger Herabsetzung des intravesikalen Drucks.

Allgemeines

- Im Prinzip sind 2 Formen möglich: das komplette sagittale Septum oder eine unvollständige Zweiteilung durch ein mehr oder weniger stark ausgebildetes sagittales Septum.
- Das komplette sagittale Septum:
  Als Variante einer echten Verdoppelung der Harnblase (seltenes Krankheitsbild), welche meist mit einer Verdoppelung der Urethra, des Penis, des Uterus und der Vagina einhergeht.
  Beim Septum handelt es sich um eine muskuläre Trennwand.
  Dabei kann auch nur aus einer Blasenhäfte eine Urethra abgehen.
  Falls sich auf der anderen Seite eine funktionstüchtige Niere befindet, kommt es zur hochgradigen Ausweitung des nicht drainierten Blasenanteiles mit Kompression der Gegenseite und zur Ausbildung einer Hydronephrose.
- Die inkomplette Verdoppelung:
  Dabei sind zwei Blasenhälften und nur eine Urethra angelegt.
  Die Variationsmöglichkeit ist groß.
  Die Blase kann äußerlich im Bereich des Scheitels eingezogen sein, so daß der Eindruck einer doppelten Blasenanlage mit gemeinsamer Basis entsteht.
  Häufiger: äußere Form normal, mit innerem sagittalem mehr oder weniger ausgebildetem Septum.

Klinische Symptomatologie

- Richtet sich nach den Komplikationen.
- Blasenschmerzen.
- Nierenschmerzen.
- Harnwegsinfekte.

Diagnostik

- Radiologische Untersuchungen:
  i.v. Urographie: bei inkompletter Verdoppelung oft normale obere Harnwege; bei zusätzlichem Reflux atoner Ureter; bei kompletter Trennung zunehmende Hydronephrose bis zur Funktionslosigkeit; Blasenschatten verzogen, verdrängt, eingedellt.
  Zystographie: bei inkompletter Verdoppelung Einziehung der Blasenkontur in ihrem Scheitel; bei entsprechendem Strahlengang kommt evtl. das Septum zur Darstellung; bei kompletter Trennung Eindellung der durch die Urethra drainierten Seite durch die nicht drainierte Seite; evtl. vesikorenaler Reflux.
- Zystoskopie: Septum sichtbar; bei kompletter Trennung nur ein Ostium einsehbar.

Komplikationen

- Harnwegsinfekte.
- Vesikorenaler Reflux.
- Ausbildung einer Hydro-, evtl. Pyonephrose.

Therapie

- Bei inkompletter Trennung, Fehlen jeglicher Symptomatik, ohne Infekt, Stauung der oberen Harnwege oder vesikorenalem Reflux ist keine Therapie notwendig.
- Durchtrennung des Septums.
- Evtl. Ureterozystoneostomie.
- Evtl. Antirefluxplastik.

Allgemeines

- Angeborene Hypoplasie oder Aplasie der motorischen Ganglien in der Blasenwand, so daß sich wegen Entleerungsschwierigkeiten mit den Jahren eine riesige Blase ausbildet.
- Typischerweise fallen den Patienten die Blasenentleerungsstörungen nicht auf.
- Die Diagnose wird oft erst bei Hinzutreten von Komplikationen gestellt:
  Palpabler Tumor im Unterbauch.
  Überlaufinkontinenz.
  Harnwegsinfekte.
  Blasensteine.
  Harnverhaltungen.
- Die Megazystis ist häufig kombiniert mit einem Megaureter und einem Megakolon.
- Ein vesikorenaler Reflux ist sehr oft nachzuweisen.

Klinische Symptomatologie

- Bei genauer Anamnese sind seit Kindheit bestehende Blasenentleerungsstörungen zu verzeichnen.
- Evtl. palpabler Tumor im Unterbauch.
- Rezidivierende Harnwegsinfekte.
- Steinsymptomatologie.
- Harnverhaltungen.
- Überlaufinkontinenz.

Diagnostik

- Sehr hohe Resturinmengen.
- Radiologische Untersuchungen:
  i.v. Urographie: in der Leeraufnahme oft vergrößerter Blasenschatten sichtbar; evtl. verzögerte Ausscheidung in ektatisches Hohlsystem bei komplizierendem vesikorenalem Reflux; evtl. zusätzlich Megaureter; sehr großer Blasenschatten, der oft wegen der starken Verdünnung des Kontrastmittels im Resturin erst spät und schwach zur Darstellung kommt.
  Zystographie: zeigt stark vergrößerte Blase mit glatter Kontur und oft kombiniertem vesikorenalem Reflux.
- Zystoskopie: kein infravesikales Abflußhindernis; riesige Blase ohne muskuläre Hypertrophie (keine Balkenblase); oft Megalotrigonum mit sehr großen Ostien, die aspektmäßig mit Divertikeln zu verwechseln sind.
- Blasenmanometrie: atone Blase mit großer Kapazität; kein Ansprechen auf cholinergische Stimulation.

Differentialdiagnose

- Große chronische Retentionsblase wegen infravesikaler Obstruktion.
- Neurogene Blase.
- Psychogen große Blase.

Komplikationen

- Progrediente Niereninsuffizienz.
- Harnwegsinfekte.
- Lithiasis.

Therapie

- Eine konservative Therapie ist erfolglos.
- Dauerkatheter bei vesikorenalem Reflux.
- Blasenteilresektion oder Blasenverkleinerung durch Duplikatur der Blasenwand:
  Wegen des angeborenen Fehlens motorischer Ganglien führen diese Maßnahmen früher oder später wieder zur Ausgangssituation zurück.
- Blasenersatzplastik mit Ileum oder Kolon:
  Vorher muß man sich jedoch Gewißheit verschaffen, daß Dünn- oder Dickdarm normal ausgebildet sind und normal funktionieren.

Allgemeines

- Offene Verletzungen:
  Stich-, Schuß-, Pfählungsverletzungen.
  Meistens sind Nachbarorgane mitbetroffen.
- Geschlossene Verletzungen:
  Intraperitoneale Blasenruptur oder -perforation.
  Extraperitoneale Blasenruptur oder -perforation.

Ätiologie

- Direktes Abdominaltrauma bei voller Blase.
- Beckenfraktur mit Blasenperforation durch Knochensplitter.
- Iatrogene Verletzungen:
  Operative Blasenverletzungen bei gynäkologischen Operationen
  oder Darmoperationen im kleinen Becken.
  Forcierter Katheterismus mit Via falsa.
  Blasenperforation durch Zystoskopie.
  Blasenperforation bei transurethralen Operationen.

Klinische Symptomatologie

- Bei intraperitonealer Blasenruptur steht die Abdominalsymptomatik im Vordergrund.
- Bei extraperitonealer Ruptur ähnliche, aber verspätete Symptome.
- Suprapubische Vorwölbung durch Urinextravasat oder Hämatom.
- Peritonismus.
- Défense im Unterbauch.
- Ileus.
- Dysurische Störungen mit Pollakisurie.
- Makrohämaturie.
- Anurie.
- Schocksymptomatik.
- Zunehmende Urämie.
- Resorptionssymptome mit Elektrolytentgleisungen.

Diagnostik

- Anamnese.
- Klinischer Verlauf: Schocksymptomatik, Abdominalsymptomatik, zunehmende Urämie.
- Makrohämaturie.
- Katheterismus:
  Wenn möglich: kein Urin, meist Abgang von Blut.
  Wenn unmöglich: Perforation am Blasenhals.

- Radiologische Untersuchungen:
  Urethrozystographie:
  Leeraufnahme: evtl. Beckenfraktur sichtbar, beginnender para-
  lytischer Ileus.
  Füllungsbilder, evtl. mit aufgedrehten Aufnahmen: Extravasat
  sichtbar; oft Differenzierung intra-/extraperitoneal möglich.
  Bild nach Kontrastmittelentleerung durch Katheter: bei Perfo-
  ration bleibt das Extravasat als Depot zurück.
  I.v. Urographie:
  Gehört bei traumatischen Blasenverletzungen wenn immer mög-
  lich zur präoperativen Abklärung.
  Zur Beurteilung anderer Verletzungen im Harntrakt.
  Zur Wahl des operativen Vorgehens.

Therapie

- Jede Blasenruptur muß sofort chirurgisch saniert werden.
- Bei sehr kleiner Blasenperforation mit geringgradiger Extravasa-
  tion und ohne starke Blutung (z.B. bei transurethralen Opera-
  tionen) kann versucht werden, lediglich mittels Dauerkatheter-
  ableitung vorzugehen:
  In diesem Fall keine Blasenspülungen.
  Zusätzlich kann blind ein Drain in das kleine Becken eingelegt
  werden.
  Tritt trotzdem die typische Symptomatik ein, ist eine sofortige
  Blasenfreilegung nicht zu umgehen.

A. Blasenhautfistel

Ursachen

- Kongenital (Urachusfistel).
- Traumatisch.
- Operativ: verkannte intraoperative Blasenverletzung.
- Nach Entfernung einer intraoperativ angelegten Zystostomie.
  Bei epithelialisiertem Zystostomiekanal: sehr lange liegende
  Zystostomiekatheter.
  Bei infravesikalen Entleerungsstörungen: Blasenhalssklerose,
  Prostataerkrankungen, Urethrastrikturen.
  Bei pathologischen Prozessen in der Blase: neurogene Blase,
  Blasentuberkulose, Schrumpfblase, Blasentumoren.

Klinische Symptomatologie

- Entleerung von Urin durch eine Fistelöffnung im Unterbauch.
- Komplikationen: Fieberschübe, Hämaturien.

Diagnostik

- Radiologische Untersuchungen:
  Fistelfüllung: Kommunikation mit Blase.
  Zystographie: Fistelgang füllt sich meist.
- Zystoskopie: Blasenschleimhaut im Gebiete des Fistelkanals
  meist chronisch entzündlich verändert.

Therapie

- Bei einfachen Fisteln: Anlegen eines Dauerkatheters bis zum
  Spontanverschluß der Fistel. Bei langwierigem Verlauf hilft ge-
  legentlich ein Dauersog am Katheter von 5–10 cm Wassersäule.
- Bei epithelialisiertem Zystostomiekanal: operative Revision und
  primärer Blasenverschluß.
- Bei infravesikalem Abflußhindernis: dessen Sanierung.
- Bei pathologischen Blasenprozessen: deren Abklärung und Be-
  handlung.

B. Blasendarmfistel

Ursache

- Es handelt sich meist um eine primäre Darmerkrankung mit se-
  kundärer Mitbeteiligung der Blase.
- Sigma- oder Rektumkarzinom.
- Sigmoiditis/Sigmadivertikulitis.

- Appendicitis perforata.
- Ileitis terminalis.
- Meckelsches Divertikel.
- Status nach Darmoperation mit lokaler Abszeßbildung, welche zur Blasenperforation führt.

Klinische Symptomatologie

- Beginnend mit zystitischen Beschwerden und Blasentenesmen.
- Pneumaturie am Miktionsende.
- Fekalurie: Urin bräunlich, stinkend, Stuhlelemente enthaltend.
- Urinausscheidung per rectum nur bei großen Fisteln.
- Abdominalsymptomatik.
- Bei großen Fisteln evtl. Elektrolytentgleisung wegen Resorption.

Diagnostik

- Pneumaturie.
- Urinstatus: pathognomonisch, oft mit Fäzes vermischt.
- Rektalpalpation: Fistelgegend oft palpierbar.
- Rektoskopie: Fistelöffnung meist sichtbar.
- Zystoskopie: Blasenschleimhaut im Bereich der Fistel mit chronisch bullösem Ödem, wobei Fistelöffnung oft nicht einsehbar ist.
- Radiologische Untersuchungen:
  Zystographie (mit aufgedrehten Aufnahmen!): Damit läßt sich die Fistel immer darstellen.
  Radiologische Darstellung des Darmes: Fistel damit oft nicht darstellbar, jedoch Diagnose der Darmerkrankung möglich.

Therapie

- Operative Behandlung der Darmaffektion.
- Blasenfistelresektion und primärer Blasenverschluß.
- Meist sind bei diesem Vorgehen eine Dauerkatheterableitung und ein temporärer Anus praeter nicht zu umgehen.

C. Blasenscheidenfistel / Urethrovaginalfistel

Ursachen

- Postoperative Fisteln:
  Nach Hysterektomie, nach Zystozelenoperation.
  Postoperative Blasenwandnekrose nach ausgedehnter Freilegung vor allem der Blasenhinterwand.
  Verkannte Blasenverletzungen bei vaginalen Operationen.

- Geburtshilfliche Ursachen: bei Blasenwandnekrosen durch Kompression.
- Radiologische Blasenläsion: vor allem nach Bestrahlung und Radiumeinlagen wegen Genitalkarzinom.
- Traumatische Ursachen: Pfählungsverletzungen, komplizierte Beckenfrakturen.
- Pathologische Blasenscheidenfisteln bei primärer Blasenerkrankung: Blasenkarzinom, Tuberkulose, Bilharziose.

Klinische Symptomatologie

- Urininkontinenz.
- Konstant sind: zystitische Beschwerden mit Blasentenesmen, Dysurie, Hämaturie.

Diagnostik

- Symptom der Urininkontinenz bei vaginalem Urinabgang.
- Rektovaginale Untersuchung: Vielmals besteht eine Kombination einer Rektovesikovaginalfistel.
- Zystoskopie: Fistel meist gut sichtbar, mit chronischer Blasenschleimhautentzündung, wobei dauernd Spülwasser durch die Vagina abgeht.
- Radiologische Untersuchungen:
  Zystographie: Blase meist nicht gut darstellbar, da das Kontrastmittel sofort in die Fistel übertritt; dafür Kontrastmittelanfärbung der Vagina.
  I.v. Urographie: Je nach Situation und Genese muß mit einer Stauung der oberen Harnwege gerechnet werden.

Therapie

- Die Vesikovaginalfistel muß chirurgisch angegangen werden, da sie sich nie spontan schließt. Sie ist zudem für die Patientin wegen der Urininkontinenz und der Harnwegsinfekte hygienisch nicht tragbar.

D. Vesikouterine Fisteln

Allgemeines

- Seltene Komplikation, gewöhnlich nach Sectio caesarea.
- Zwei Formen:
  Vesikouterine Fistel mit Harninkontinenz.
  Vesikouterine Fistel „à sens unique" mit Amenorrhö, periodischen totalen Makrohämaturien und fehlender Inkontinenz.

Diagnostik

- Oft schwierig, Ausschluß anderer Möglichkeiten.
- Zystoskopie: Fistel meist im Blasendach mit chronisch entzünd-licher Blasenschleimhaut.
- Radiologische Untersuchungen:
  Zystographie: Fistel gelegentlich schwierig darzustellen; oft hilft die gleichzeitige vaginale Spekulumuntersuchung, wobei bei In-kontinenz das Kontrastmittel durch die Portio ausgeschieden wird.
  I.v. Urographie: höchst selten Veränderungen des oberen Harn-traktes.

Therapie

- Eine Fistel mit Harninkontinenz muß operativ saniert werden.
- Bei Fisteln ohne Harninkontinenz Operation nur bei Komplika-tionen.

Pathogenese

- Vorzugsweise bei Frauen infolge aszendierender Infektion wegen folgender Gründe:
  Kurze Urethra.
  Unmittelbare Nähe der Genitalorgane (zystitische Symptome nach dem Geschlechtsverkehr!).
- Beim Mann ist die Zystitis meist mit dem Vorhandensein von Resturin oder einer Prostataerkrankung verbunden.
- Deszendierend bei Pyelonephritis.
- Übergreifen von Darmprozessen (Divertikulitis, Appendizitis, Kolitis).
- Blasenhalsentzündung (vorwiegend bei chronischer Prostatitis).
- Urethritiden, spezifisch und unspezifisch.
- Bei Urethrastrikturen.
- Neurogene Blase.
- Unsachgemäßer Katheterismus.
- Dauerkatheter.

Klinische Symptomatologie

- Starke Dysurie, Brennen beim Wasserlösen.
- Blasentenesmen.
- Pollakisurie, Nykturie bis zur Inkontinenz.
- Kreuzschmerzen.
- Unterbauchsymptomatik.
- Mikro-/Makrohämaturien.
- Evtl. Pyurie.
- Eine isolierte Cystitis acuta verläuft ohne Fieber.

Diagnostik

- Typische Symptomatik.
- Palpation des Abdomens und der Lumbalgegend: weist auf extravesikale Prozesse hin.
- Rektalpalpation: Ausschluß oder Beweis einer akuten oder chronischen Prostatitis; ein atoner Analsphinkter kann auf eine neurogene Blase hinweisen.
- Urinstatus: Sediment, Bakteriologie mit Resistenzprüfung, Suche auch nach Trichomonaden, Candida, Mykoplasmen (in frisch gelassenem Urin).
- Untersuchung des evtl. auftretenden Fluor urethralis: zum Ausschluß einer venerischen Erkrankung; Suche nach Trichomonaden, Candida, Mykoplasmen.

- Zystoskopie: indiziert bei rezidivierenden akuten Zystitiden, jedoch nicht im akuten Stadium.
- Radiologische Untersuchungen: bei rezidivierenden akuten Schüben.

Differentialdiagnose

- Bei der Frau: Zystitis nach GV.
- Zervizitis, Vaginitis, Adnexitis.
- Prostatitis, Prostatahyperplasie.
- Chronische Urethritis.
- Urethritis und Zystitis bei spezifischen Urethraerkrankungen wie GO, Trichomoniasis, Morbus Reiter.
- Urethrastrikturen.
- Aseptische Pyurie.
- Tuberkulose.
- Blasendivertikel.
- Blasentumoren.
- Blasensteine, Fremdkörper.
- Pyelonephritis.
- Darmerkrankungen (Divertikulitis, Appendizitis, Kolitis, Ileitis terminalis).
- Interstitielle Zystitis.
- Medikamentöse Zystitis, allergische Zystitis.
- Radiozystitis.
- Prävesikaler Ureterstein.
- Diabetes mellitus.
- Reizblase.

Therapie

- Eine Cystitis acuta neigt zur Spontanheilung, wenn sie nicht durch ein primäres Leiden anderer Genese unterhalten wird.
- Spasmolytika, Analgetika.
- Chemotherapeutika über kurze Zeit.
- Anticholinergika gegen die Blasentenesmen.
- Andere Blasensedativa: Phenobarbitalpräparate, Belladonna, Instillation von Anästhetika oder Kortison.

Ätiologie

- Als Resultat einer ungenügenden Behandlung bei akuter Zystitis.
- Folge einer chronischen Pyelonephritis.
- Distale Abflußhindernisse: Sphinktersklerose, Prostatahyperplasie, Prostatakarzinom, Urethrastrikturen, Urethradivertikel.
- Blasendivertikel.
- Neurogene Blase.
- Vesikoureteraler Reflux.
- Entzündliche Erkrankungen perivesikal.
- Fremdkörper.
- Blasentumoren.

Klinische Symptomatologie

- Eine chronische Zystitis kann lediglich minimalste Zeichen einer Blasenerkrankung aufweisen.
- Sehr oft weisen die Primärherde in Nieren oder den unteren Harnwegen darauf hin.
- Andererseits muß bei Bestehen einer chronischen Zystitis nach der Primärursache in Nieren und ableitenden Harnwegen gesucht werden.
- Evtl. druckdolente Nierenlogen.
- Mikro-/Makrohämaturien.
- Konstante oder intermittierende Dysurien.
- Pollakisurie, Nykturie, terminales Nachträufeln.
- Rezidivierende pyelonephritische Schübe.
- Zusätzliche Genitalerkrankungen.

Diagnostik

- Im Prinzip wie bei der akuten Zystitis, jedoch mit folgenden Zusatzuntersuchungen:
- Resturinbestimmung: auch bei Frauen.
  3-Gläser-Probe:
  Technik: Der Patient löst wenig Urin in ein 1. Glas und eine weitere Portion in ein 2. Glas, ohne jedoch die ganze Blase zu entleeren. Nun folgt die rektale, digitale Prostatamassage durch den Untersucher. Anschließend entleert der Patient die Blase vollständig in ein 3. Glas.

Auswertung:
Urin makroskopisch trüb, mit Leukozyten und/oder Bakterien im 1. Glas: Entzündung der Urethra;
Urin trüb, mit Leukozyten und/oder Bakterien im 3. Glas: Entzündung der Prostata;
Urin trüb, mit Leukozyten und/oder Bakterien im 2. und 3. Glas: Entzündung des übrigen Harntraktes.

- Urethrozystoskopie: mit der Frage nach Urethrastrikturen, Prostataaffektionen oder Blasenhalssklerose, Fremdkörper, Blasensteine, Blasendivertikel, Blasentumoren.
- Radiologische Untersuchungen:
  i.v. Urographie: Häufigste Gründe für chronische Zystitiden sind chronische Pyelonephritis, Urolithiasis, Blasentumoren.
  Urethrographie: zur Erfassung infravesikaler Harnabflußhindernisse, Urethradivertikel.
  Zystographie: zur Erkennung eines vesikorenalen Refluxes, von Blasendivertikeln, von neurogenen Blasenentleerungsstörungen.

Differentialdiagnose

- Prostatitis chronica.
- Chronische Urethritis beim Mann.
- Senile Urethritis bei der Frau.
- Chronische Pyelonephritis.
- Urethradivertikel.
- Interstitielle Zystitis.
- Medikamentöse Zystitis.
- Blasentumoren.
- Fremdkörper in der Blase.
- Retentionsblase.

Therapie

- Behandlung des primären Leidens.
- Bei einer isolierten chronischen Zystitis resistenzgerechte Langzeitbehandlung mit Chemotherapeutika und Antibiotika.

Allgemeines

- Früher gut bekanntes, heute seltenes Krankheitsbild, welches wegen seiner typischen Symptomatologie und Verlaufsform trotzdem beschrieben werden soll.
- Ätiologie unbekannt.
- Betroffen sind fast ausschließlich junge Männer zwischen 20 und 30 Jahren.
- Primäre Lokalisation: Hohlsystem der oberen Harnwege.
- Pathologie: ein- oder beidseitige, chronische, meist afebril verlaufende follikuläre Pyelitis und Ureteritis bei minimaler Nierenparenchymmitbeteiligung mit schwerer Begleitzystitis ohne Erregernachweis.
- Auf adäquate Therapie schlagartige Heilung innerhalb 12−24 Std.

Klinische Symptomatologie

- Schwerste, akut bis perakut auftretende Zystitis als Leitsymptom.
- Typisch ist eine terminale Makrohämaturie.
- Häufig initial leichte Lumbalschmerzen.
- Kein Fieber, guter Allgemeinzustand.
- Urin milchig-trüb.

Diagnostik

- Allgemeine klinische Symptomatologie.
- Blutsenkungsreaktion: nicht erhöht.
- Urinsediment: ausgeprägte Pyurie mit massenhaft Leukozyten und zusätzlich Erythrozyten.
- Urinbakteriologie: kein Erregernachweis.
- Kulturen auf Tuberkulose: negativ; der Ausschluß einer Urogenitaltuberkulose ist entscheidend.
- I.v. Urographie: oft hypotones Nierenbecken und atoner Ureter auf der betroffenen Seite; Blase hochgradig spastisch.
- Zystoskopie (oft nur in Narkose durchführbar): hochgradiges Schleimhautödem mit fleckigen Rötungen und diffusen Infiltraten; ausgedehnte Fibrinbeläge und oberflächliche Schleimhautblutungen; Schleimhautulzera fehlen; neben den beschriebenen Schleimhautveränderungen können völlig normale Blasenabschnitte beobachtet werden.

Differentialdiagnose

- Akute oder chronische Zystitis.
- Cystitis tuberculosa.
- Interstitielle Zystitis.
- Radiozystitis.
- Medikamentöse allergische Zystitis.
- Schrumpfblase.

Therapie

- Auf die üblichen Lokal- und Allgemeinbehandlungen ist dieses Krankheitsbild resistent.
- Neoarsphenamine sind die Therapie der Wahl:
  3mal 0,3 g Neoarsphenamine (z.B. Neosalvarsan, Syntharsan) i.v. an 3 aufeinanderfolgenden Tagen.
  Diese Therapie ist für die abakterielle Pyurie so spezifisch, daß bei Nichtansprechen die Diagnose fallengelassen werden muß.

Allgemeines

- Synonyma: Ulcus simplex vesicae, submuköse Fibrose, Hunners Ulcer.
- Die Affektion entwickelt sich vorwiegend bei Frauen zwischen dem 40. und 50. Altersjahr.
- Keine infektiöse Pathogenese.
- Ätiologie: unbekannt; evtl. Veränderungen der Lymphwege bei durchgemachter Genitalaffektion oder nach abdominoperinealen Operationen mit oder ohne Thrombophlebitis im Bereich des kleinen Beckens.
- Zusätzliche neurovegetative und psychische Komponenten sind meist vorhanden.
- Pathologisch-anatomisch:
  Fibrose der tiefen Blasenwandschichten.
  Ulzerationen in der Blasenwand nebst Schleimhautrissen.
  Ödematöse Veränderungen und Anämie der Blasenschleimhaut.

Klinische Symptomatologie

- Jahrelange Anamnesedauer.
- Zunehmender Verlust der Blasenkapazität ohne Infekt.
- Pollakisurie, Nykturie bis zu 15–20minütlichen Miktionen und zur völligen Inkontinenz.
- Suprapubische Schmerzen bei voller Blase.
- Hämaturien bei Überdehnung der Blase.

Diagnostik

- Urinsediment: meist ohne Leukozyten, jedoch Mikrohämaturie.
- Urinbakteriologie: Ohne sekundäre Komplikationen ist kein Harnwegsinfekt mitbeteiligt.
- Urinkulturen auf Tuberkulose: Der Ausschluß einer Tuberkulose ist für die Diagnose wesentlich.
- Zystoskopie: Blasenschleimhaut meist nicht gerötet, außer bei Ulzerationen, sondern blaß, gelegentlich leicht ödematös, markstückgroße ausgestanzte Ulzera sind pathognomonisch, jedoch nicht immer vorhanden; bei Überdehnung der Blase diffuse venöse Blutung; fortschreitende Kapazitätseinschränkung.
- Radiologische Untersuchungen:
  i.v. Urographie: gewöhnlich unauffällige obere Harnwege außer bei der Kombination mit einem vesikorenalen Reflux; im fortgeschrittenen Stadium kleiner Blasenschatten.
  Zystographie: zunehmender Kapazitätsverlust; gelegentlich im Spätstadium vesikorenaler Reflux.

Differentialdiagnose

- Luetisches oder tuberkulöses Blasenulkus.
- Bilharziose.
- Amöbenzystitis.
- Blasenkarzinom.
- Radiozystitis.
- Blase bei abakterieller Pyurie.

Therapie

- Eine spezifische Behandlung der interstitiellen Zystitis gibt es nicht.
- Gegen die Blasentenesmen: Anticholinergika; Instillation von Kortison.
- Evtl. peroral Antihistaminika.
- Bei Ulcus simplex; direkte endoskopische Infiltration mit Kortison, evtl. kombiniert mit i.v. Injektionen von Heparin (20 000/E pro Tag).
- Bei Makrohämaturien: vorsichtige Koagulation.
- Wenn konservative Therapie erfolglos:
  Kolozystoplastik mit subtotaler Zystektomie.
  Blasendenervation: falls die Blasenkapazität in Narkose noch 200 ml beträgt.
  In schlechten Fällen supravesikale Harnableitung in irgendeiner Form.

Allgemeines

- Kann auftreten bei Bestrahlungen im Bereich des kleinen Beckens; Genitalkarzinome, Rektumkarzinome, Blasenkarzinome, Prostatakarzinome.
- Begünstigend für eine Radiozystitis sind: Diabetes mellitus, Arteriosklerose, Lues, Nikotinabusus, Harnwegsinfekte, unmittelbar postoperative Radiotherapie.
- Man unterscheidet 2 Formen von Reaktionen der Blase auf Bestrahlung im kleinen Becken:
  Die Frühreaktion tritt während oder unmittelbar im Anschluß an die Bestrahlung auf; sie ist reversibel und beruht auf einer Blasenschleimhautüberempfindlichkeit.
  Die Spätreaktion tritt frühestens 3 Monate nach der Bestrahlung und einer symptomlosen Latenzzeit auf, die 1−4 Jahre betragen kann; sie ist meist irreversibel, da die subepithelialen und besonders die vaskulären Blasenwandanteile betroffen sind.
  Weder muß die Frühreaktion von einer Spätreaktion gefolgt sein, noch hat eine Spätreaktion unbedingt eine Frühreaktion in der Anamnese.
- Entscheidend für die Entstehung und das Ausmaß der Strahlenschädigung ist das Verhalten der Blasenwandarteriolen und Kapillaren. Es kommt zu einer Arteriolitis mit Wandsklerose und Mediafibrose dieser Gefäßanteile, was folgende Konsequenzen hat: Abnahme der Blutversorgung, Atrophie der Blasenschleimhaut, Beeinträchtigung der Kontraktilität durch Bindegewebsvermehrung, degenerative Veränderungen der intramuralen Ganglien und Neurofibrillen.

Klinische Symptomatologie

- Frühreaktion:
  Zeichen einer Blasenreizung.
  Dysurie.
  Pollakisurie, Nykturie.
  Evtl. Harnwegsinfekte.
  In schweren Fällen Mikro-/Makrohämaturien.
- Spätreaktion:
  Blasentenesmen.
  Schmerzlose Makrohämaturien.
  Persistierender Harnwegsinfekt.
  Zunehmender Kapazitätsverlust bis zur Inkontinenz.

Diagnostik

- Anamnese.
- Urinsediment: bei Frühreaktionen oft sterile Leukozyturie, seltener Mikrohämaturie; bei Spätreaktionen häufig Mikro-/Makrohämaturien.
- Urinbakteriologie: bei Frühreaktionen oft steriler Urin; bei Spätreaktionen meist kompliziert durch Harnwegsinfekte.
- Zystoskopie: Schleimhaut anfänglich ödematös, hyperämisch, später blaß, atrophisch; Blutgefäßzeichnungen, Teleangiektasien, welche bei zu starker Blasenfüllung rupturieren und zu diffusen punktförmigen Blutungen führen; Ulzerationen, welche eine Fistelbildung begünstigen; gelegentlich Blasenschleimhautveränderungen, die auch histologisch mit einem Karzinom verwechselt werden können; Kapazität oft eingeschränkt.
- Radiologische Untersuchungen:
  i.v. Urographie: meist unauffällige obere Harnwege; gelegentlich kompliziert durch Ureterstauung im Ostiumbereich oder vesikorenalen Reflux.
  Zystographie: Kapazitätseinbuße, evtl. vesikorenaler Reflux.

Differentialdiagnose

- Chronische Zystitis.
- Abakterielle Pyurie.
- Medikamentöse, allergische Zystitis.
- Cystitis tuberculosa.
- Blasenkarzinom.
- Schrumpfblase anderer Genese.

Komplikationen

- Inkrustierende Zystitis.
- Blasentamponaden.
- Fistelbildung in Vagina, Uterus, Rektum oder Haut.
- Schrumpfblase.
- Vesikorenaler Reflux.

Therapie

- Der Frühreaktion:
  Chemotherapeutika.
  Spasmolytika.
  Anticholinergika.
  Kortikosteroide.

● Der Spätreaktion:
Die beste Therapie ist deren Vermeidung, d.h. keine Radiotherapie bei infizierten oder frisch operierten Blasen und unterhalb einer Kapazität von 200 ml.
Symptomatisch wie bei der Frühreaktion.
Zusätzlich Instillationen von Chemotherapeutika, Anästhetika, Kortison.
Bei rezidivierenden Makrohämaturien: Hämostyptika, Vitamin K, Instillationen von Negatol oder 4%igem Formalin.
Bei Fisteln: wenn möglich deren Sanierung.
Bei Schrumpfblasen: supravesikale Harnableitung in irgendeiner Form.

Allgemeines

- Nach den Prostatageschwülsten die häufigsten Tumoren des Urogenitaltraktes.
- Männer sind vor allem betroffen (75%).
- Alter zwischen 50 und 75 Jahren mit der Spitze um 65 Jahre.
- In ca. 10% findet sich primär eine multiple Lokalisation der Blasentumoren.
- 80% der Blasentumoren entwickeln sich in der trigonalen Gegend und am Blasenboden.

Ätiologie

- Im wesentlichen unbekannt.
- Chronische Zystitis mit Leukoplakien.
- Metaplasie des Übergangsepithels.
- Cystitis cystica und Cystitis granularis.
- Langdauernde Ausscheidung von karzinogenen Stoffen durch die Blase:
  Anilinderivate.
  Tryptophan.
  Analgetika, Phenacetin (ca. 15 %).

Histopathologie

- Adenomatoide Bildungen werden als nicht maligne betrachtet.
- Adenome sind selten und werden als Hamartome des Urachus aufgefaßt.
- Benigne Papillome:
  Jedes benigne Papillom besitzt ein gewisses Potential an Malignität.
  Papillome zeigen eine ausgesprochene Rezidivneigung und können jederzeit karzinomatös degenerieren (15%).
  Die Multiplizität der Papillome im Sinne einer Papillomatose spricht für ein invasives Wachstum durch submuköse Verbreitung trotz des histopathologisch benignen Charakters.
  Das proliferative Papillom enthält Pflasterzellmetaplasien und muß deshalb wie ein Karzinom behandelt werden.
- Übergangsepithelkarzinom:
  Häufigste Form des Blasenkarzinoms.
  Exophytische papilläre Tumoren mit regelmäßigem Aufbau im Bereich des exophytischen Anteiles und gleichzeitiger Infiltration der Implantationsbasis in die Blasenwand.
  Malignitätsgrad abhängig von der Infiltration.
  Grad I: Aussehen wie ein benignes Papillom mit regelmäßigem Aufbau; Abgrenzung durch die Basalmembran.

Grad II: unregelmäßiges Aussehen des exophytischen Anteiles mit einigen Mitosen; kein infiltratives Wachstum an der Implantationsbasis festzustellen.

Grad III: z.T. anarchistischer Aufbau der papillären Strukturen mit soliden Anteilen; gleichzeitig Infiltration der Tumorbasis bis in die Blasenmuskularis.

Grad IV: anaplastisch umgebautes papilläres Karzinom mit soliden Anteilen, z.T. exulzeriert, schlecht abgrenzbar, mit breiter Implantationsbasis; Zerstörung der Muskularis und breite Invasion paravesikal.

- Pflasterzellkarzinom (Epidermoidkarzinom):
  Häufigkeit ca. 10%.
  Primär solider, knotiger Tumor mit breiter Implantationsbasis.
  Der Tumor wächst infiltrativ und ist meist an seiner Oberfläche exulzeriert.
  Das hellzellige Pflasterzellkarzinom wächst sehr langsam.

- Adenokarzinom:
  Seltene Form.
  Es wird angenommen, daß der Primärtumor aus Inklusionen von Urachuszellen entsteht.
  Sehr oft als Primärtumor bei Blasenekstrophien zu beobachten.

- Sarkom:
  Selten; ca. 3% der gesamten Blasentumoren.
  Ausgesprochen häufig sind Kinder davon betroffen (Sarcoma botryoides).
  Histopathologische Möglichkeiten: Leiomyosarkom, Fibrosarkom, Rhabdomyosarkom.

- Blasenmetastasen maligner Tumoren anderer Genese:
  Häufigste Metastasen von Magen-, Mamma- und Bronchuskarzinomen, Melanomen.
  Lymphogene Metastasen von Zervix-, Rektum-, Sigmatumoren.
  Implantationsmetastasen von Nierenbecken- und Ureterkarzinomen.
  Seltene Lokalisation bei Morbus Hodgkin, Leukämie.

- Blasenkarzinommetastasen: direkte Tumorinfiltration in:
  Trigonum mit Einmauerung der Ureterenostien.
  Blasenhals.
  Prostata.
  Vagina.
  Rektum.
  Symphyse.
  Abdominalwand.
  Paravesikalraum.

- Lymphatische Metastasierung: ca. 60%:
  Paravesikales Lymphsystem.

Iliakale Lymphknoten.
Inguinale Lymphknoten.
Lumbale Lymphknoten (Spätstadium).
- Hämatogene Metastasierung:
Leber.
Lunge.
Hirn.
Knochen (Becken, Lumbalwirbelsäule, große Röhrenknochen).

Klassifikation

- Die Behandlung und die Prognose der Blasentumoren hängen ab von:
Histopathologischem Aufbau.
Multiplizität ihres Vorkommens.
Lokalisation.
Infiltrationsgrad in die Blasenwand.
Mitbetroffensein von Nachbarorganen.
- Im Laufe der Jahre wurden mehrere Klassifikationen unter Berücksichtigung erwähnter Faktoren vorgeschlagen. Die neueste und im europäischen Raum verbindliche Klassifikation ist die von der European Society of Urology 1975 ausgearbeitete. Darin werden unterschieden:
Der klinische Aspekt (TNM).
Der histopathologische Aspekt (PGL).

Klassifikation TNM

- Primärtumor:
T0   kein Primärtumor vorhanden.
TIS   Carcinoma in situ.
T1   Bis Lamina propria, palpatorisch frei beweglich, Induration nach TUR nicht mehr palpabel.
T2   Bis oberflächliche Muskularis, palpatorisch frei beweglich, Induration nach TUR nicht mehr palpabel.
T3a) Bis tiefe Muskularis.
  b) Bis perivesikales Fettgewebe.
T4a) Bis Prostata, Vagina, Uterus, palpabler, fixierter Tumor.
  b) Bis Becken und Beckenboden, palpabler fixierter Tumor.
- Lymphknoten:
N0   Keine Lymphknotenmetastasen.
N1   Befall eines einzelnen homolateralen Lymphknotens.
N2   Befall kontralateraler, bilateraler, mehrerer Lymphknoten.
N3   Fixiertes Lymphknotenpaket im kleinen Becken.
N4   Befall der inguinalen oder paraaortalen Lymphknoten.

- Fernmetastasen:
  M0   Keine Fernmetastasen.
  M1a) Fernmetastasen, biochemischer Parameter.
     b) Solitäre Metastase.
     c) Multiple Metastasen.
     d) Multiple Metastasen in verschiedenen Organen.
- Histologische Infiltration:
  P0   Kein Karzinom.
  PIS   Carcinoma in situ.
  P1   Bis Lamina propria.
  P2   Bis oberflächliche Muskularis.
  P3   Bis tiefe Muskularis und perivesikales Fettgewebe.
  P4   Befall der Prostata und extravesikaler Strukturen.
- Malignitätsgrad:
  G0   Kein Anhaltspunkt für Malignität (Papillom).
  G1   Geringgradige Malignität.
  G2   Mittelgradige Malignität.
  G3   Hochgradige Malignität.

Klinische Symptomatologie

- Subjektive Beschwerden können bis zu weit fortgeschrittenen Stadien fehlen.
- Die meist schmerzlose totale Makrohämaturie ist ein Kardinalsymptom.
- Kurzdauernde, intermittierende, schmerzlose Makrohämaturien über Jahre sind pathognomonisch für Papillome.
- In den blutungsfreien Phasen konstante Mikrohämaturie.
- Massive Makrohämaturien wegen Gefäßarrosionen durch den Tumor weisen auf einen malignen Prozeß hin.
- Eine terminale Makrohämaturie kommt nur bei Tumoren im Bereich des Trigonums und des Blasenhalses vor.
- Zusätzliche Infekte treten bei Tumornekrosen auf und werden durch diese unterhalten, wodurch sie therapieresistent werden.
- Sobald ein Harnwegsinfekt hinzutritt, dominieren die subjektiven Beschwerden mit Brennen beim Wasserlösen; Pollakisurie, Nykturie, Strangurie, Blasentenesmen.
- Eine Abnahme der Blasenkapazität weist auf eine ausgedehnte Tumorinfiltration hin.
- Nierenbeschwerden mit Stauungsschmerzen und rezidivierenden Pyelonephritiden manifestieren sich bei gestauten oberen Harnwegen wegen Tumorinfiltration ins Ostium.
- Allgemeine Zeichen wie Schwäche, Gewichtsverlust, Appetitlosigkeit, Anämie deuten ein fortgeschrittenes Stadium an.

Diagnostik

- Zytoskopie: die entscheidende Untersuchung in der Diagnostik von Blasentumoren; gibt Auskunft über Lokalisation, Multiplizität, Aspekt und Ausdehnung der Tumoren; zugleich ist eine Differentialdiagnose zu Urethra-, Prostata- und anderen Blasenerkrankungen möglich.
- Zytologie (aus der Blasenspülflüssigkeit): ergibt bis zu 80 % positive Resultate.
- Radiologische Untersuchungen:
  - I.v. Urographie (Abb. 11):
    Evtl. gestaute obere Harnwege oder radiologisch funktionslose Nieren ein- oder beiderseits: Dies besagt, daß das Karzinom das Ostium infiltriert hat und es sich um ein fortgeschrittenes Stadium handeln muß.
    Benigne Papillome, auch wenn sie un unmittelbarster Nähe des Ostiums ihre Implantationsbasis haben, führen nie zu einer Stauung.
    Gelegentlich Füllungsdefekte im Blasenschatten sichtbar.
    Starre Blasenwand im Bereich der Tumorimplantation.
  - Zystographie:
    Ein negatives Resultat schließt einen Tumor keinesfalls aus.
    Tumoraussparungen möglich, vor allem bei Doppelkontrastmethode.
    Durch die Stufenzystographie kann evtl. ein starrer Blasenwandanteil (Implantationsbasis) dargestellt werden.
  - Blasenarteriographie
    Technik: gleichzeitige beidseitige Arteriographie der A. iliaca interna bei luftgefüllter Blase.
  - Lymphographie:
    Sie erlaubt erst die Darstellung der zweiten Lymphknotenstation (iliakale Lymphknoten).
    Wegen der bekannten häufigen falsch positiven und falsch negativen Interpretationen ist die Lymphographie als Routineuntersuchung in der Diagnostik von Blasentumoren fragwürdig.
- Sonographie:
  Die gewöhnliche Sonographie ist bei der Beurteilung eines Blasentumors nicht geeignet.
  Die transrektale Sonographie kann u.U. brauchbare Hinweise anbieten, jedoch sind auch viele Fehlinterpretationen nicht zu unterschätzen.
- Computertomogramm und NMR ergeben genaue Auskunft über die Invasion eines Blasenkarzinoms außerhalb der Blasenwand mit Darstellung von etwaigen regionären juxtaregionären Metastasen.

- Bimanuelle Palpation:
Sie erfolgt in Narkose, gleichzeitig mit der Zystoskopie und Biopsie.
Technik: eine Hand auf dem erschlafften Unterbauch, mit der anderen gleichzeitige Rektal- oder Rektovaginalpalpation.
Sie erlaubt eine Beurteilung einer Blasenwandinfiltration, einer perivesikalen Infiltration und evtl. Infiltrationen in Nachbarorgane.
- Biopsie:
In Narkose, kombiniert mit Zystoskopie und bimanueller Untersuchung.
Da benigne Papillome zuerst in ihrer Implantationsbasis maligne entarten, ist es wichtig, die Biopsie aus der Tumorbasis zu entnehmen.
Sie kann mit einer Biopsiezange oder besser durch eine transurethrale elektrische Schlingenresektion entnommen werden.
- Zytologie (aus der Blasenflüssigkeit): ergibt bei ca. 80 % positive Resultate.
- Zytophotometrie:
automatisierte Urinzytologie mit Hilfe des Leytas-Bildanalysesystems.
Erkennung von Zellen mit erhöhtem DNS-Gehalt oder spezifisch-verstärktem Chromaffinkontrast.
Die Methode erlaubt eine automatisierte Analyse visuell zu kontrollieren und zu klassifizieren.
- Immunzytologie:
Die Methoden der Immunperoxydase und der Immunfluoreszenz sind bis jetzt angewendet worden.
Die Immunzytologie erlaubt eine bessere Differenzierung des Blasenkarzinoms im Frühstadium G1.
- Serum-, Urin-CEA- (carcinoembryonic antigen) und TPA-(tissue polypeptide antigen)Bestimmung:
Trotz Fehlermöglichkeit > 50 % erlaubt diese neue Methode eine Differenzierung zwischen Karzinompatienten mit erhöhten Werten und gesunden Patienten mit einer anderen Blasenerkrankung inkl. benigne Blasentumoren.

Differentialdiagnose

- Bezüglich Hämaturie (siehe Differentialdiagnose der Mikro-/ Makrohämaturien S. 37/38).
- Bezüglich zystitischer Symptomatik:
Hämorrhagien bei akuter unspezifischer Zystitis.
Medikamentöse Zystitis (Endoxan, Urotropine, Radiojodtherapie).
- Tuberkulose mit exulzeriertem Ureterostium.
- Abakterielle Pyurie.

- Interstitielle Zystitis mit Hunner-Ulkus.
- Radiozystitis.
- Bilharziose.
- Eingeklemmter Ureterstein im Ostium mit reaktivem bullösem Ödem.
- Penetration von Prozessen der Nachbarorgane in die Blase:
  Kolon- und Rektumkarzinom.
  Pyosalpinx.
  Genitaltuberkulose der Frau.
  Ileitis terminalis.
  Perforation von Sigmadivertikeln mit paravesikaler Abszeßbildung.
- Endometriose der Blase.
- Inkrustierte Blasenfremdkörper.
- Blasendivertikel mit Komplikationen (Infekt, Lithiasis, Tumor).
- Blasenstein.
- Prostataerkrankungen:
  Prostataadenom mit nekrotisch infiziertem Mittellappen.
  Prostatakarzinom mit Infiltration in den Blasenhals und in das Trigonum.

Komplikationen

- Zystitis mit Blasentenesmen.
- Arrosionsblutungen.
- Einmauerung des Blasenhalses mit Harnverhaltungen.
- Einmauerung der Ureterostien mit Stauung der oberen Harnwege.
- Lymphatische Metastasierung paravesikal:
  Einmauerung der iliakalen Gefäße mit Zirkulationsstörungen der unteren Extremitäten.
  Inguinale Lymphknotenmetastasen, Lymphödem.
  Infiltration in die Corpora cavernosa mit Penisödem.
  Lymphatische Metastasierung in den Skrotalansatz mit Skrotalödem.
- Übergreifen auf Prostata und Vagina.
- Submuköse und lymphatische Metastasierung in die Urethra (10%).
- Sekundäre Blasenperforation mit Fistelbildung in:
  Abdominalwand.
  Uterus.
  Vagina.
  Kolon und Rektum.
- Fernmetastasen:
  Leber.

Lungen.
Knochen.
Hirn.
Mesenterien.

Therapie

- Die Therapie der Blasentumoren hängt ab von:
  Histologischem Tumoraufbau.
  Tumorlokalisation.
  Multiplizität des Tumorbefalls.
  Beziehung zum Blasenhals und Ureterostien.
  Infiltrationsgrad der Tumorbasis.
  Vorhandensein von regionären und Fernmetastasen.
- Die Prognose ist generell aus verschiedenen Gründen nicht günstig:
  Ausgesprochene Rezidivneigung.
  Zu starker Invasionsgrad bei der Erstoperation.
  Mitbeteiligung der oberen Harnwege.
  Sekundäre erhebliche Läsionen durch Radiotherapie und Zyto-
  statika.
- Die chirurgische Behandlung allein kann einen infiltrierenden
  Blasentumor nicht erfolgreich behandeln.
- Die Radiotherapie allein führt ebenfalls nicht zur Heilung.
- Eine vernünftige kombinierte chirurgisch-radiologische Behand-
  lung ist in jedem Falle anzustreben.
- Mit der Radiotherapie muß in bis zu 50% mit schwerwiegenden
  sekundären Komplikationen gerechnet werden.
- Deshalb ist bei gutartigen Blasentumoren und bei malignen Bla-
  sentumoren mit geringer Infiltration (bis Stadium T2) die chir-
  urgische Behandlung allein anzustreben.
- Operative Möglichkeiten:
  Transurethrale Koagulation: nur bei sicher benignen und sehr
  kleinen Papillomen. Diese Methode sollte zugunsten der transurethralen Resektion aufgegeben werden.
  Transurethrale Resektion: Therapie der Wahl bei malignen Tumoren bis zum Stadium T2 oder als palliative Maßnahme in
  Spätstadien.
  Blasenteilresektion: bei größeren, vor allem im Ostium gelegenen (mit Ureterozystoneostomie) Tumoren oder wenn die transurethrale Resektion ein Stadium über T2 ergibt.
  Supravesikale Harnableitung mit totaler Zystektomie: bei diffu-
  sem Tumorbefall, bei Tumoren über Stadium T2, bei Rezidiven
  nach TUR oder Teilresektionen.
  Möglichkeiten der supravesikalen Harnableitung: Ureterostomia
  cutanea, Ileum conduit, Sigma-Conduit, Ureterosigmoidostomie
  (s. S. 339 ff.).

Anatomie

- Die Prostata besteht aus den eigentlichen Drüsenzellen mit ein- oder zweireihigem Drüsenepithel, aus elastischem Bindegewebe und glatten Muskelfasern nebst Blut- und Lymphgefäßen und Nervenfasern.
- Zwar läßt sich die Prostata entwicklungsgeschichtlich und anatomisch generell in 5 Lappen unterteilen, ein Querschnitt durch die gesamte Drüse läßt jedoch kein lobäres Muster erkennen.
- Vielmehr liegt die Hauptmasse des Drüsenparenchyms außen als Prostata im eigentlichen Sinne; sie umschließt im harnröhren-nahen Teil eine schmalere innere Schicht aus sezernierenden submukösen und mukösen Einheiten, die sog. periurethralen Drüsen.
- In die Prostatakapsel strahlen zudem glatte Muskelfaserbündel der Urethralmuskelschicht und ein Mantel quergestreifter Muskelfasern, die vom M. sphincter urethrae externus stammen.
- Bei der benignen Prostatahyperplasie wachsen lediglich die periurethralen Drüsen, welche das eigentliche Prostatagewebe nach peripher verdrängen, so daß dieses teilweise durch Druck atrophisch wird und die sog. chirurgische Prostatakapsel bildet.
- Bei der Enukleation oder transurethralen Resektion einer sog. benignen Prostatahyperplasie werden lediglich die gewachsenen Periurethraldrüsen entfernt; die Prostatakapsel, das eigentliche Prostatagewebe, bleibt als sog. chirurgische Prostatakapsel zurück. Dies erklärt, wieso ein Prostatektomierter trotzdem einem Prostatakarzinom erliegen kann.

Prostatasekret

- Die Prostata ist eine Drüse mit apokrinem Sekretionsmechanismus:
  Die Prostatasekretion hängt von endokrinen und nervösen Faktoren ab.
  Tägliche Produktion: 1–2 ml Sekret, welches mit dem Urin ausgeschieden wird.
  Im Ejakulat beträgt der Anteil des Prostatasekrets 13–33%.
- pH 6,3–6,5; erhöht bei Vorliegen einer Prostatitis.
- Die Prostata ist das Organ mit dem höchsten Zinkgehalt:
  Die Zinkakkumulation in der Prostata ist androgenabhängig.
  Zink scheint für die strukturelle Integrität des Prostataepithels wesentlich zu sein.
  Im übrigen ist die Funktion von Zink unbekannt.
  Der Zinkgehalt in Prostata und Ejakulat ist bei chronischer Prostatitis und beim Prostatakarzinom vermindert.

- Ebenfalls charakteristisch ist die hohe Zitratkonzentration in Prostata und Ejakulat:
  Der Bildungsort liegt in der Prostata und ist androgenabhängig.
  Die biologische Bedeutung ist noch weitgehend unklar.
  Das Zitrat verhindert evtl. die Präzipitation von Kalziumsalzen.
  Evtl. liegt ein aktivierender Effekt zur Bildung der sauren Phosphatase vor.
  Zudem könnte das Zitrat durch seine Pufferkapazität zur Aufrechterhaltung eines optimalen Milieus für die Spermatozoen verantwortlich sein.
  Zitratverminderung bei akuter oder chronischer Prostatitis.
- Cholesterin und Phospholipide:
  Die Cholesterinsekretion scheint androgenabhängig zu sein.
  Bei benigner Prostatahyperplasie oder bei einer Prostatitis ist der Lipidgehalt erhöht.
- Saure Phosphatase:
  Ihre Konzentration im Prostatagewebe und im Prostatasekret ist androgenabhängig.
  Ihre Aktivität steigt in der Pubertät stark an, kann demzufolge als sekundäres Geschlechtsmerkmal bezeichnet werden.
  Die biologische Funktion der sauren Phosphatase ist noch unbekannt.
  Aktivitätshemmung der sauren Phosphatase durch Kalziumionen, reversibel durch Natriumphosphat oder EDTA.
  Die Aktivität der sauren Phosphatase im Gewebe und im Prostataexprimat ist bei einem Prostatakarzinom und bei einer Prostatitis reduziert.
- Proteolytische Fermente:
  Haben u.a. fibrinolytische Aktivität.
  Im Seminalplasma finden sich Plasminaktivatoren, welche aus der Prostata stammen.
  Sie dienen zur Verflüssigung des Ejakulats.
  Sehr wahrscheinlich sind sie auch zur Penetration der Spermatozoen durch das Zervikalsekret verantwortlich.
- Proteine:
  Sie rücken vor allem bei der Prostataimmunologie in den Vordergrund.
  Es gelang, prostataspezifische Antigene im Prostatasekret und im Seminalplasma nachzuweisen, wobei zwei spezifisch für das Prostatagewebe und eine spezifisch für das Prostatasekret sein sollen.
  Nach gewissen Autoren scheinen spezifische Unterschiede des Antigenmusters zwischen normalen, benigne hyperplastischen und malignen Prostatagewebsextrakten vorzuliegen.
  Gewisse elektrophoretisch trennbare Fraktionen sind erhöht bei der benignen Prostatahyperplasie und bei chronischer Prostatitis.

Hormonale Regulation

- Androgene sind verantwortlich für Anlage, Wachstum und Funktion der Prostata:
  Nach Kastration oder Hypophysektomie und bei Gaben von Antiandrogen treten eine Involution und eine Funktionseinstellung der Prostata ein.
- Östrogene wirken auf die Prostata direkt und indirekt ein:
  Die direkte Einwirkung ist heute noch unklar. Jedenfalls treten unter ihrem Einfluß eine Abnahme der Prostatasekretion, eine Fibrose und Metaplasien auf.
  Die indirekte Einwirkung erfolgt über die Hemmung der hypophysär gesteuerten testikulären Androgensynthese. Es kommt dabei zu einer teilweisen Regression des Organs und einer sekretorischen Aktivitätsverminderung.
  Eine Verschiebung im Androgen-Östrogen-Verhältnis könnte eine Ursache für ein entartetes Wachstum sein.
- Prolaktin:
  Seine Wirkung auf die Prostata ist unklar und noch nicht gesichert.
  Evtl. ist es zusätzlich verantwortlich für den Zinkeinbau in die Prostata.
  Evtl. fördert Prolaktin den Androgeneffekt an der Prostata.
- Progesteron hat wenig stimulierenden Einfluß auf die Funktion der Prostata.
- Synthetische Gestagene:
  Sie wirken über eine Hemmung der hypophysären Gonadotropinsekretion.
  Evtl. beeinflussen sie zudem den Androgenstoffwechsel in der Prostata direkt.
  Ohne Androgene führen sie zur Involution der Prostata.

Allgemeines

- Man unterscheidet die akute von der chronischen Prostatitis.
- Akute Prostatitis:
Kann bei gezielter und suffizienter Therapie ausheilen.
Meist geht sie jedoch in die chronische Form über.
Sind ätiologisch spezifische Infektionen verantwortlich, ist das
Übergehen in eine chronische Prostatitis sehr wahrscheinlich.
- Chronische Prostatitis:
Sie kann ohne akute Phase entstehen.
Sehr oft wird sie erst bei Komplikationen wie z.B. einer akuten
Epididymitis diagnostiziert.
Am häufigsten ist der Infektionsweg kanalikulär.

Ätiologie

- Spezifische Infektionen:
Tuberkulose.
Gonorrhö.
Trichomonaden.
- Hämatogene Streuung:
Furunkulose.
Akne.
Tonsillitis.
Zahngranulome.
- Lymphogene Streuung:
Blaseninfektion.
Infektion der Urethra.
- Kanalikulär:
Zystitis.
Urethrastrikturen.
Urethritis.
Nach transurethraler Instrumentation.
Bei Dauerkatheterbehandlung.

Klinische Symptomatologie

- Akute Prostatitis:
Sehr starke Blasenreizungen mit Miktionsbrennen, Pollakisurie,
Nykturie.
Gelegentlich Hämaturie, die initial, terminal oder total sein
kann.
Eitriger Fluor urethralis.
Trüber Urin.
Schmerzen im Sakrum oder Perineum, verstärkt bei Defäkation.
Fieber.

- Chronische Prostatitis:
Kann lange symptomlos verlaufen.
Schmerzen oder dumpfer Druck im Perineum oder Sakrum, oft verstärkt bei Defäkation.
Gelegentlich subfebrile Temperaturen.
Diskreter Fluor urethralis.
Selten zystitische Symptome.
Oft psychomotorische Beschwerden (Nervosität, Schlaflosigkeit, emotionelle Spannungszustände, sexuelle Schwierigkeiten).

Diagnostik

- Rektalpalpation:
Bei akuter Prostatitis: Prostata etwas vergrößert, relativ schlecht abgrenzbar, mit unregelmäßiger Kontur, derberen und teigigen Partien, hochgradig druckdolent; eine fluktuierende Stelle weist auf einen Abszeß hin.
Bei chronischer Prostatitis: Prostata z.T. weich, z.T. derb, wegen Karzinoms oft schlecht zu differenzieren; bei Vorliegen von Prostatasteinen sind diese oft an einer Krepitation erkennbar; keine oder nur geringgradige Druckdolenz.
- Blutbild: bei akuter Prostatitis starke Leukozytose; bei chronischer Prostatitis und ohne zusätzliche Komplikationen unauffällig.
- Urinsediment: bei akuter Prostatitis massenhaft Leukozyten und Bakterien; bei chronischer Prostatitis sind Leukozyten und Bakterien nicht obligat.
- Urinbakteriologie: wichtig zur resistenzgerechten Behandlung im akuten Schub.
- Dreigläserprobe (s. S. 213): dritte Portion trüb, mit Leukozyten und Bakterien; oft als einziger Befund bei einer chronischen Prostatitis.
- Kulturen von Urin und Ejakulat auf Tuberkulose: Vor allem bei chronischen und rezidivierenden Prostatitiden muß daran gedacht werden; oft erbringen diesbezüglich erst Kulturen des Ejakulates die Diagnose.
- Bakteriologie des Fluor urethralis: Vor allem bei chronischen oder rezidivierenden Prostatitiden muß auch bezüglich Trichomonaden, Candida und Mykoplasmen abgeklärt werden.
- Radiologische Untersuchungen:
i.v. Urographie: auf der Leeraufnahme bei chronischer Form evtl. Prostataverkalkungen erkennbar; auf den Ausscheidungsaufnahmen auf evtl. tuberkulöse Läsionen achten.
Urethrographie: zum Beweis oder Ausschluß einer evtl. ätiologisch verantwortlichen Urethrastriktur; zusätzliche Prostatahyperplasie als Blasenbodenanhebung erkennbar.

- Zystoskopie: im akuten Stadium kontraindiziert; evtl. vorhandene Urethrastrikturen erkennbar; bei einer chronischen Prostatitis ist die ganze Prostata mit schwarz-bräunlichen Stippchen übersät; oft Kombination einer Prostatahyperplasie mit einer chronischen Prostatitis.

Differentialdiagnose

- Pyelonephritis.
- Abakterielle Pyurie.
- Urethritis.
- Anorektaler Symptomenkomplex: Hämorrhoiden, Analfissuren, Proktitis.
- Prostatakarzinom.
- Prostatahyperplasie.

Komplikationen

- Harnverhaltung.
- Prostataabszeß mit Spontanperforation in Rektum, Urethra, Perineum mit sekundären Urinfisteln.
- Akute Pyelonephritis.
- Akute Epididymitis.
- Blasenhalssklerose.

Therapie

- Im akuten Stadium:
  Antibiotika je nach Resistenzverhältnissen.
  Analgetika.
  Keine instrumentellen Manipulationen.
  Bei Prostataabszeß: transrektale Inzision.
- Im chronischen Stadium:
  Chemotherapeutika.
  Ichthyol-Belladonna-Suppositorien.
  Warme Sitzbäder.
  Sanierung der Grundkrankheit (Urethrastrikturen etc.).
  Bei rezidivierenden Prostatitiden mit starken Beschwerden, vor allem bei Prostatasteinen, steht eine offene oder transurethrale Prostatektomie zur Diskussion.

Allgemeines

- 50−60% der 60jährigen weisen eine Prostatahyperplasie auf.
- Nach dem 70. Altersjahr fehlt die Prostatahyperplasie nur ausnahmsweise.
- Auffallenderweise werden die subjektiv empfundenen Prostatikerbeschwerden mit dem 50. Altersjahr ziemlich plötzlich manifest.
- Aus bisher unbekannten Gründen ist die Prostatahyperplasie in Asien und Afrika eine seltene Krankheit.

Ätiologie

- Schon sehr früh wurde angenommen, daß die Prostatahyperplasie auf Bindegewebswucherungen im Anschluß an eine Arteriolosklerose im unteren Harntrakt zurückzuführen sei:
  Regelmäßig findet sich eine hochgradige Sklerose der Arteriolen in den peripheren Drüsenanteilen.
- Chronische Entzündung mit herdförmiger Bindegewebswucherungen: Prostatitis hypertrophicans.
- Eindeutige Beziehung der Erkrankung zu hormonellen Veränderungen, indem bei Absinken des Androgenspiegels der hyperplastische Umbau beginnt.
- Verabreichung von Östrogenen, Kastration und eine Leberzirrhose scheinen als präventive Faktoren zur Ausbildung einer Prostatahyperplasie zu wirken.
- Es scheint auf jeden Fall eine Verschiebung der Östrogen-Androgen-Balance zu bestehen, so daß die Prostatahyperplasie als Involutionsfolge beim Mann betrachtet werden muß.

Histopathologie

- Knötchenartige, multizentrische Epithel- und Stromaproliferation der periurethralen Drüsenelemente.
- Die Drüsen sind numerisch vermehrt mit vergrößerten Azini infolge papillärer oder pseudopapillärer Epithelproliferation.
- Ebenfalls ist der fibromuskuläre Gewebeanteil erheblich vermehrt.

Pathogenese

- Die zunehmend hyperplastische Prostata verdrängt den Blasenhals nach oben und das Rektum nach dorsal.
- Bei vorwiegend subvesikalem Vorwachsen der Prostatahyperplasie können subjektive Beschwerden mangels Obstruktion über längere Zeit fehlen.

- Bei intravesikalem und vor allem endourethralem Vorwachsen zeigen sich schon frühzeitig subjektive und objektive Veränderungen:
Verdrängung.
Obstruktion.
Sklerose.
Sekundär entzündliche Komplikationen.
Dyssynergien zwischen Blase, Blasenhals und hinterer Urethra, was zu Miktions- und Entleerungsstörungen führt.
- Die sekundären Komplikationen sind ohne direkten Zusammenhang zur Größe der Prostatahyperplasie:
Hypertrophie der Detrusormuskulatur (Balkenblase).
Pseudodivertikel.
Resturinbildung.
Inkontinenzzeichen.
Kompression oder Verlagerung von Trigonum und Ureterenostien (Stauung der oberen Harnwege, vesikorenaler Reflux).
Zunehmende Niereninsuffizienz.
Sekundäre Hypertonie.
Infekte.

Klinische Symptomatologie

- Übliche Prostatikerzeichen:
Dysurie.
Initiales Warten.
Dünner Harnstrahl.
Terminales Nachträufeln.
Pollakisurie.
Nykturie.
- Komplizierende Prostatikerzeichen:
Hämaturie.
Fieber (Harnwegsinfekte).
Nierenschmerzen (stauungsbedingt).
Harnverhaltungen (unabhängig vom Stadium).
Inkontinenzzeichen (Überlaufinkontinenz).
- Urämische Prostatikerzeichen:
Übelkeit, Erbrechen, Inappetenz.
Gewichtsabnahme.
Kopfschmerzen.
Durst.
Schlafstörungen.
Foetor uraemicus.
Somnolenz.
Koma.

Diagnostik

- Urinsediment: kann vollkommen normal sein.
- Urinbakteriologie: Ein Infekt weist auf komplizierende Symptome hin wie Resturin, Steinbildung etc.
- Blutstatus: Eine Leukozytose weist auf Komplikationen hin.
- Blutchemie:
  Harnstoff, Kreatinin: zur Bestimmung der Nierenfunktion.
  Elektrolyte: präoperativ.
  Saure Phosphatase: zum Ausschluß eines Prostatakarzinoms;
  da die saure Phosphatase nach jeder Prostatapalpation erhöht
  sein wird, ist bei vorangegangener Rektalpalpation mindestens
  48 Std. mit der Bestimmung der sauren Phosphatase zuzuwarten, um aussagekräftige Werte zu erhalten.
  Alkalische Phosphatase: zum Ausschluß von Knochenmetastasen oder zusätzlichen Lebererkrankungen.
- Rektalpalpation:
  Prostata meist diffus vergrößert, prallelastisch, gut abgrenzbar,
  indolent.
  Bei zusätzlicher chronischer Prostatitis palpieren sich derbere
  Stellen oder Knötchen, leicht druckdolent; Differentialdiagnose
  zu Prostatakarzinom.
  Eine palpatorisch nicht vergrößerte Prostata schließt eine Prostatahyperplasie keinesfalls aus, da diese sich ausschließlich
  endourethral ausdehnen kann: Resturinbestimmung, Zystoskopie.
- Resturinbestimmung:
  Resturin heißt: Bei Katheterisierung unmittelbar nach der Miktion lassen sich mehr als 50–70 ml Urin, der in der Blase zurückgeblieben ist, ablassen.
  Zur Bestimmung des Stadiums der Prostatahyperplasie.
  Zum Ausschluß von zusätzlichen Urethrastrikturen.
- I.v. Urographie:
  Leeraufnahme: oft Blasenwandhypertrophie sichtbar; evtl. Blasensteine.
  Ausscheidungsbilder: Nierenfunktion; evtl. Stauungszeichen;
  distale Ureteren bei ausgeprägter Prostatahyperplasie nach distal
  und oben verdrängt, so daß sich das bekannte Angelhakenphänomen darstellt.
  Spätaufnahmen: Beurteilung der Blase (Blasenwandhypertrophie,
  Pseudodivertikel); Blasenbodenanhebung durch die Prostatahyperplasie.
  Blasenaufnahme nach Miktion: zur ungefähren Resturinbestimmung (unzuverlässige Methode).

- Urethrozystoskopie:
Bei klaren urographischen Befunden und typischer Anamnese ist eine sofortige Zystoskopie nicht notwendig.
Bei Unklarheiten ist sie jedoch ratsam: Vorliegen einer Blasenhalssklerose.
Die Zystoskopie ist jedoch unbedingt vor jeder Prostatektomie erforderlich: zur Bestimmung des operativen Vorgehens (offene Prostatektomie/transurethrale Resektion) und zum Ausschluß einer gleichzeitig vorhandenen Blasenerkrankung (Tumoren, Steine, Divertikel, spezifische Entzündungen).
- Stadieneinteilung der Prostatahyperplasie:
Stadium I: Prostatikerzeichen.
Stadium II: Prostatikerzeichen + Resturin.
Stadium III: Prostatikerzeichen + Resturin + Niereninsuffizienz.

Differentialdiagnose

- Prostatismus.
- Prostatitis chronica.
- Prostataabszeß.
- Prostatakarzinom.
- Blasenhalssklerose.
- Unspezifische Zystitis.
- Spezifische Zystitis.
- Blasentumor.
- Blasendivertikel.
- Neurogene Blase.
- Urethrastriktur.

Komplikationen

- Harnverhaltung:
Eine Harnverhaltung kann in jedem Stadium eintreten.
Ca. 1/3 der Patienten werden nach einer Harnverhaltung zum erstenmal bezüglich einer Prostatahyperplasie näher untersucht.
Sehr oft tritt eine Harnverhaltung auf nach Genuß von kalten und alkoholischen Getränken und bei willkürlichem längerem Unterdrücken einer fälligen Miktion.
- Hämaturie:
Meist totale schmerzlose Makrohämaturie.
Häufig bei Vorliegen eines Blasensteines oder einer zusätzlichen chronischen Prostatitis.
Eine Blasentamponade ist in ca. 10% dieser Fälle zu erwarten.

- Überlaufblase (Ischuria paradoxa):
  Bei hohen Resturinmengen.
  Häufig nächtliche Inkontinenzeichen.
- Infektionen:
  Durch Resturin begünstigt.
  Bei Stauung der oberen Harnwege ist eine komplizierende
  Pyelonephritis zu erwarten.
  Als weitere Komplikationen: Epididymitis, Orchiepididymitis,
  Vesikulitis.
- Lithiasis:
  Häufige Komplikation bei zusätzlichen Harnwegsinfekten.
  Begünstigt durch Harnstauung und den oft alkalischen Urin.
- Urämie:
  Bedingt durch Stauung der oberen Harnwege.
  Begünstigt und beschleunigt bei zusätzlichem Harnwegsinfekt.

Therapie

- Allgemeines:
  Das therapeutische Vorgehen richtet sich nach dem Stadium der
  Prostatahyperplasie.
  Die Größe des Adenoms hat keine ausschlaggebende Bedeutung
  zur Operationsindikation.
  Komplikationen einer Prostatahyperplasie beschleunigen die In-
  dikationsstellung zum operativen Vorgehen.
  Das Alter und vor allem der Allgemeinzustand des Patienten
  sind ausschlaggebend für die Wahl des operativen Verfahrens.
- Konservative Behandlung:
  Im Prinzip bei Patienten im Stadium I.
  Wichtig ist, daß der Patient sich ohne wesentliche Beschwerden
  gesund fühlt und vor allem nicht mit unnötigen Verordnungen
  von meist unwirksamen Medikamenten und illusorischen Diät-
  vorschriften belastet wird.
  Insbesondere kein Verbot sexueller Tätigkeit.
  Symptomatische Behandlung dysurischer Störungen z.B. mit
  Anticholinergika; Vorsicht: Resturin!
  Harndesinfizienzien je nach Resistenzprüfung.
  Keine Androgene wegen der Gefahr der Ausbreitung eines latenten Prostatakarzinoms.
  Keine Östrogene wegen der sicher eintretenden Potenzstörungen;
  abgesehen davon, daß mit Östrogenen beim Adenom keine wesentliche Besserung zu erwarten ist.
  Gestagene/Progesteron (z.B. Depostat 200 mg i.m. 1mal wöchentl.)
  können u.U. eine subjektive Besserung, jedoch selten eine Ver-
  kleinerung der Prostatahyperplasie erwirken; sollte bei Prostatikern im jugendlichen Alter zumindest versucht werden.

Dauerkatheter: bei inoperablem Zustand. In diesen Fällen wäre die Vasektomie angezeigt.

- Stadium I. Operation trotzdem angezeigt bei:
Wiederholten Harnverhaltungen.
Wiederholten Hämaturien.
Therapieresistenten Harnwegsinfekten.
Starken, unerträglichen dysurischen Beschwerden.
Sog. präventive Prostatektomie: bei alten Patienten in gutem Allgemeinzustand und mit einer großen Prostatahyperplasie, da nach einiger Zeit mit einer Prostatektomie gerechnet werden muß.

- Stadium II:
Absolute Indikation zur Prostatektomie.
Die Wahl des operativen Vorgehens hängt von der Größe der Hyperplasie und vom Allgemeinzustand des Patienten ab.

- Stadium III:
Keine Operation.
Dauerkatheterbehandlung mit freier Urinableitung bis zur Erholung der Niereninsuffizienz.
Befindet sich der Patient wiederum im Stadium II, ist der optimale Zeitpunkt zur Prostatektomie erreicht.

Allgemeines (Abb. 11)

- Häufigstes Karzinom des Urogenitaltraktes.
- Zweit- bis dritthäufigster maligner Tumor des Mannes.
- Entwicklung vor dem 60. Lebensjahr relativ selten.
- Bei Männern über 60 Jahren in 10–20% klinisch manifest.
- Bei Männern über 80 Jahren in über 40% klinisch manifest.
- Autoptisch bei Männern über 70 Jahren in über 50% nachweisbar.

Ätiologie

- Auslösende Faktoren für die Entstehung eines Prostatakarzinoms sind nicht bekannt.
- Sicher ist das weitere Wachstum und die Metastasierung androgen – im speziellen testosteronabhängig.

Pathologie

- Das Prostatakarzinom entsteht im eigentlichen Prostatagewebe (chirurgische Kapsel), meist im dorsalen Drüsenanteil.
- Das Adenokarzinom entwickelt sich aus den eigentlichen Prostatadrüsen.
- Das Carcinoma solidum entwickelt sich aus dem fibromuskulären Prostataanteil.
- Das Bild eines reinen Adenokarzinoms bzw. eines soliden Karzinoms wird selten beobachtet, meist findet sich eine Kombination beider Formen.
- Plattenepithelkarzinom (Kankroid): selten.
- Carcinoma xanthomatosum: Karzinom mit Einlagerung von Lipoiden in die Karzinomzellen.
- Karzinominvasion:
  Sehr seltenes Übergreifen auf die Urethra.
  Einwachsen in das Rektum ebenfalls selten.
  Infiltration in das Bindegewebe der Samenblasen.
  Infiltration in den Blasenboden mit Einbezug der Ureterenostien.
  Infiltration des ganzen Beckenbindegewebes: prostatopelvine Karzinose.
- Metastasen: häufig, Verhältnis von lymphogen zu hämatogen = 2:1.
  Lymphogene Streuung: perineurale Lymphbahnen, vesikale, sakrale, iliakale, lumbale, seltener inguinale Lymphknoten.
  Hämatogene Streuung (osteoplastische und osteolytische Metastasen): Knochen (vor allem Lumbalwirbelsäule, Becken, proximaler Oberschenkel), Lungen, Leber.
- Sekundäre Metastasen von Blasen- oder Rektumkarzinomen in die Prostata sind selten.

TNM-Klassifikation

- Primärtumor:
  - T0 Zufallsbefund (sogenanntes Mikrokarzinom).
  - TIS Präinvasives Karzinom (Carcinoma in situ).
  - T1 Intrakapsulärer Tumor bei normalem Tastbefund.
  - T2 Prostata multilokal oder intrakapsulär befallen.
  - T3 Tumor mit Ausbreitung über die Kapsel hinaus.
  - T4 Tumor fixiert mit Invasion benachbarter Strukturen.
- Lymphknoten:
  - N0 Keine Lymphknotenmetastasen.
  - N1 Befall eines einzelnen homolateralen Lymphknotens.
  - N2 Kontra- oder bilaterale multiple regionäre Lymphknoten.
  - N3 Fixierte regionale Lymphknoten.
  - N4 Befall inguinaler iliakaler oder paraaortaler Lymphknoten.
- Fernmetastasen:
  - M0 Keine Fernmetastasen.
  - M1 a) Biochemischer Metastasenverdacht.
  - M1 b) Kleine Metastase in einem Organ.
  - M1 c) Mehrere Metastasen in einem Organ.
  - M1 d) Metastasen in verschiedenen Organen.
- Malignitätsgrad:
  - G0 Kein Anhaltspunkt für Malignität.
  - G1 Geringgradige Malignität (gut differenziert).
  - G2 Mittelgradige Malignität (mäßig differenziert).
  - G3 Hochgradige Malignität (wenig differenziert, anaplastisch).
  - GX Differenzierungsgrad kann nicht bestimmt werden.

Klinische Symptomatologie

- In den Stadien T_1 und T_2 haben die Patienten meist keine subjektiven Beschwerden.
- Eine rasch zunehmende obstruktive Symptomatik ist für das Prostatakarzinom pathognomonisch.
- Im übrigen die typischen Prostatikerbeschwerden.
- Harnverhaltungen.
- Hämaturien:
  Terminale Hämaturien bei Infiltration des Blasenbodens.
  Initiale Hämaturie bei Infiltration in die Samenblasen.
- Hämatospermie: bei Übergreifen auf die Samenblasen.
- Oligoanurie: bei doppelseitiger Ureterostiumeinmauerung.
- Kreuzschmerzen: Lumbal- oder Sakralwirbelmetastasen.
- Ischiasbeschwerden: pathognomonisch für Lendenwirbelmetastasen.

- Abnahme des Allgemeinzustandes mit Blässe, Anämie, Gewichtsverlust, Inappetenz.
- Urämie als Terminalsymptom bei progressiver Niereninsuffizienz durch Harnstauung.

Diagnostik

- Urinsediment: Mikro-/Makrohämaturien häufig.
- Urinbakteriologie: Harnwegsinfekte deuten auf Obstruktion mit Resturin hin.
- Blutstatus:
  Senkungsreaktion erhöht.
  Anämien häufig.
- Blutchemie:
  Harnstoff, Kreatinin: zur Beurteilung der aktuellen Nierenfunktion.
  Saure Phosphatase: Erhöhte Werte sind typisch, aber nicht beweisend für das Prostatakarzinom; normale Werte finden sich immer im Anfangsstadium und gelegentlich im Spätstadium.
  Alkalische Phosphatase: Erhöhte Werte weisen auf Knochenmetastasen hin.
- Rektalpalpation (Abb. 11)
  Typisch: derber Knoten oder ganze Drüse derb, zu Beginn auf das Organ begrenzt, später Organgrenze überschreitend.
  Im fortgeschrittenen Stadium Prostata nicht mehr abgrenzbar.
  Ein Prostatakarzinom ist nicht druckdolent.
  Im Spätstadium Rektalschleimhaut über der Prostata nicht mehr verschieblich.
  Eine routinemäßige jährliche Prostatapalpation sollte bei jedem Mann über 50 Jahren durchgeführt werden.
- Prostatabiopsie:
  Jeder karzinomverdächtige Herd in der Prostata muß bioptisch untersucht werden.
  Stanzbiopsie transrektal oder perineal zur histologischen Diagnose.
  Aspirationsbiopsie transrektal zur zytologischen Diagnose.
- Resturinbestimmung: zur Klärung, ob das Karzinom schon obstruiert.
- I.v. Urographie:
  Leeraufnahme: evtl. vorhandene Knochenmetastasen in Lumbalwirbelsäule, Sakrum, Becken oder proximalem Femur werden sichtbar.
  Ausscheidungsbilder: evtl. Stauung der oberen Harnwege oder schon einseitiger Funktionsverlust darstellbar.
  Merke: Vergrößerte Prostata und beidseitige Stauung weisen eher auf benigne Hyperplasie; vergrößerte Prostata und einsei-

tige Stauung deuten mit hoher Wahrscheinlichkeit auf ein Karzinom hin.
- Urethrozystoskopie. Zur Beurteilung:
Der Obstruktion des Karzinoms.
Der möglichen Invasion des Karzinoms in M. sphincter externus, Blasenboden, Trigonum, Ostien.
- Thoraxröntgenaufnahme: Suche nach Lungenmetastasen.
- Ganzkörperskelettszintigraphie:
Zur Suche nach evtl. vorhandenen Knochenmetastasen.
Durch diese Technik werden die Metastasen früher sichtbar als mit der konventionellen Röntgendiagnostik.

Differentialdiagnose

- Prostatitis chronica fibrosa.
- Granulomatöse Prostatitis.
- Status nach Prostataabszeß.
- Prostatasteine.
- Prostatatuberkulose.
- Prostatasarkom.
- Prostatahypertrophie mit chronischer Prostatitis.

Chirurgische Therapie

- Totale oder radikale Prostatovesikulektomie:
Sie ist in den Stadien T_1 und T_2 eine kurative Behandlung.
Sie ist in den Stadien T_3 und T_4 abzulehnen, da sie relativ belastend, nicht kurativ und mit Nachteilen behaftet ist.
Eine postoperative Impotentia coeundi kann im Frühstadium vermieden werden.
Die früher gefürchtete postoperative Urininkontinenz ist bei richtiger Operationstechnik vermeidbar.
- Transurethrale Elektroresektion:
Sie ist mit Sicherheit nur eine palliative Maßnahme.
Kommt bei Obstruktion durch das Prostatakarzinom in Frage.
Demzufolge Kombination mit Hormontherapie.
- Kryochirurgie der Prostata:
Ebenfalls nur palliativ.
Gegen eine Prostataobstruktion.
Bei schlechtem Allgemeinzustand.
Gewisse günstige immunologische Reaktionen werden diskutiert.
Ebenfalls in Kombination mit Hormontherapie.
- Orchiektomie:
Zur Ausschaltung der Testosteronproduktion.
Sie ist die erste Maßnahme bei palliativen Therapieformen.

Als alleinige Maßnahme gelangt sie lediglich in sehr hohem Alter, bei stark reduziertem Allgemeinzustand und bei Kontraindikationen zur Hormontherapie in Anwendung.

- Adrenalektomie:
  Um die zusätzliche, allerdings geringe Testosteronproduktion aus den Nebennieren auszuschalten.
  Ist durch die kombinierte Kortisonbehandlung in den Hintergrund getreten.
  Wird im allgemeinen von den Patienten schlecht ertragen.
- Hypophysektomie:
  Beim Versagen aller anderen Möglichkeiten.
  Wird heute nur noch selten ausgeführt.

Hormontherapie: Allgemeines

- Keine Hormontherapie ohne histologische oder zytologische Diagnose.
- Eine einmal begonnene Hormontherapie bedeutet in der Regel ein lebenslängliches Weiterführen.
- Bei Östrogentherapie ist die primäre Orchiektomie unumgänglich, bei Antiandrogenen sehr wahrscheinlich nicht nötig, bei LH-RH-Analoga überflüssig.
- Mit der Hormontherapie wird in der Regel eine Lebensverlängerung und mit Sicherheit eine Lebensqualitätsverbesserung erzielt.
- Die radikal prostatovesikulektomierten Patienten und diejenigen mit einem anläßlich einer Prostatektomie festgestellten Mikrokarzinom bedürfen keiner Hormonbehandlung, jedoch einer gewissenhaften Nachkontrolle.

Östrogentherapie

- Durch die damit erzielte LH-Suppression wird ein Testosteronabfall bis zu Kastrationswerten erzielt.
  Sie ist nach Orchiektomie deshalb wichtig, da wegen des Testosteronenzuges über das LH-Releasinghormon vermehrt ACTH freigesetzt wird, welches über die Nebennierenrinde eine vermehrte Testosteronsynthese bewirkt.
- Nach Jahren kann es zur Östrogenresistenz kommen, was zum Präparatewechsel zwingt. Deshalb sind regelmäßige Kontrollen der sauren Prostataphosphatase nötig.
- Die Östrogentherapie ist eine lebenslängliche Behandlung. Bei Patienten mit Herz- und Gefäßleiden soll sie wegen der bekannten Östrogenrisiken (Thromboembolien) mit Vorsicht und unter genauer Kontrolle durchgeführt werden.

- Die Östrogenbehandlung soll unter regelmäßiger Kontrolle von saurer und alkalischer Phosphatase stattfinden; somit kann eine Dekompensation rechtzeitig festgestellt und ein entsprechender Therapiewechsel vorgenommen werden.
- Die Wirkung der meisten z.Z. zur Verfügung stehenden Östrogenpräparate ist gut.
  Ein Präparatwechsel sollte deshalb erst bei Nichtansprechen oder Unverträglichkeitserscheinungen vorgenommen werden.
- Präparate:
  Aethinyloestradiol:
  Progynon C (Schering): 1−3 Tbl. à 0,02 mg/24 Std.
  Eticyclin forte (Ciba): 1−3 mg/24 Std. per os.
  Lynoral (Organon): anfänglich 3 Tbl. à 0,05 mg/24 Std., dann 1 Tbl./24 Std.
  Oestradiol-valerianat:
  Progynon-Depot (Schering): 1 Amp. i.m./3−4 Wochen.
  Polyoestradiolphosphat:
  Estradurin (Leo): 1 Amp. à 80 mg/4 Wochen.
  Chlorotrianisen:
  Merbentul, TACE (Merrell): 1 Tbl./24 Std.
- Dosierung:
  Initiale Dosierung hoch bis zur Stabilisierung, d.h. bis sich die saure Phosphatase wieder gegen den Normalbereich bewegt oder bis subjektive Beschwerden eindeutig zurückgehen.
  Unterhaltungsdosis abhängig von den Werten der sauren Phosphatase.
  Das bedingt, daß der Patient dauernd in Kontrolle bleiben muß und daß die saure und alkalische Phosphatasen regelmäßig überprüft werden müssen.
  Bei Dekompensation, d.h. Wiederansteigen der sauren Phosphatase:
  Erhöhen der Östrogendosis oder
  Wechseln auf ein anderes Östrogenpräparat oder
  kurzfristig mit dem Zytostatikum Estracyt und anschließend wieder normale Östrogendosis.
- Komplikationen:
  Impotentia coeundi: praktisch konstant; tritt einige Wochen bis einige Monate nach Therapiebeginn ein.
  Regression des Penis.
  Atrophie der Hoden.
  Gynäkomastie: kann durch prophylaktische Mamillenvorbestrahlung verhindert werden.
  Allgemeine Feminisierung: bei Überdosierung.
  Endokrines Psychosyndrom: selten.

Kardiovaskuläre Komplikationen (Thrombosen, Herzinfarkt): bei langdauernder hochdosierter Behandlung möglich. Andere Intoleranzerscheinungen wie gastrointestinale Beschwerden, Leberschäden, Schwindelanfälle sind selten. Kardiovaskuläre Komplikationen können zum Absetzen des Medikamentes zwingen.

Antiandrogentherapie

- Antiandrogene mit zusätzlicher gestagener Wirkung blockieren die Testosteronsynthese auf testikulärer Ebene wie auch den Androgeneffekt an der Prostata.
  Deshalb ist sehr wahrscheinlich eine Orchiektomie nicht notwendig.
- Präparate:
  Zyproteronazetat: Androkur (Schering): 3x50 mg pro Tag.
  Flutamid: Flucinome (Schering): 3x250 mg pro Tag.
- Nebenwirkungen:
  Es sind dieselben, und zwar nach neuesten Berichten in gleicher Frequenz wie bei Östrogentherapie zu erwarten. Lediglich die erektile Impotenz kann bei Antiandrogenen ohne Gestagenwirkung vermieden werden.

Prolaktinhemmer

- Prolaktin stimuliert sowohl die Androgenproduktion wie auch die Androgenaufnahme in der Prostata.
- Östrogene und Androgene haben als zusätzlichen Nebeneffekt eine Prolaktinwirkung.
- Prolaktin ist maßgeblich an der Entwicklung einer Gynäkomastie verantwortlich.
- Antiprolactine kommen als Monotherapie selten zum Einsatz, jedoch gelegentlich in Kombination mit einer Hormontherapie, vor allem bei Problemen wegen Gynäkomastie.
- Präparate:
  Promokriptin: Parlodel (Sandoz): bis 3x3,5 mg pro Tag.
- Nebenwirkungen:
  Evtl. keine Effizienz auf das Prostatakarzinom.
  Orthostatische Hypotonie.
  Bei hoher Dosierung Schläfrigkeit.

LH-Releasinghormon-Analoga

- Durch das Releasinghormon wird die LH-Produktion primär gesteigert. Bei hochwirksamen Analoga über eine gewisse Zeit kommt es zu einer Gonadotropinverarmung in der Hypophyse, was eine Regulationsstörung der Gonadotropin-Releasinghormon-Rezeptoren und eine fehlende Stimulierung der Leydig-Zellen in den Hoden zur Folge hat.

Es kommt nach einer Latenz von 2–3 Wochen zu einer völligen Blockierung der Androgenbiosynthese und zu Testosteronwerten im Kastrationsbereich.

- Vorteile:
Der Testosteronentzug ist nach Absetzen dieses Medikamentes reversibel. Damit kann geprüft werden, ob vorliegendes Prostatakarzinom überhaupt auf Testosteronentzug anspricht (bei zirka 10% nicht der Fall).
Eine Orchiektomie ist nicht erforderlich.
Sowohl Primärtumor wie Metastasen scheinen darauf anzusprechen.
- Nachteile:
Bis dato noch wenige Erfahrungen.
Bisher sind außer der erektilen Impotenz keine wesentlichen bekannt.
Z.Z. gibt es noch keine Depotpräparate im Handel, so daß die Patientencompliance nicht kontrollierbar und sicherlich schlecht ist.

Zytostatika

- Von den heute gängigen Zytostatika sind bei fortgeschrittenen Prostatakarzinomen fast alle getestet worden ohne wesentlichen Effekt bei den bekannten nicht zu vernachlässigenden Nebenwirkungen.
- Sie kommen vorderhand lediglich bei Versagen aller anderen therapeutischen Möglichkeiten zur Anwendung.
- Einzig Estracyt und Honvan sind Zytostatika der Wahl, die routinemäßig aber mit Vorteil nicht als Primärtherapie zum Einsatz gelangen.
- Estramustinphosphat: Estracyt (Leo):
Als Anfangsbehandlung: 3 Tage je 300 mg, 3 Tage je 450 mg, 3 Tage 2x600 mg per infusionem unter Kontrolle von Hämoglobin, Leukozyten und Thrombozyten, anschließend wieder auf ein Östrogenpräparat zurückgehen.
Als Erhaltungstherapie: 4x150 mg p. os pro Tag.
Phosphestrol: Honvan (Asta)
Als Anfangsbehandlung: 1000 mg pro 24 Stunden in Kurzinfusion über 10 Tage.
Als Erhaltungstherapie: 3x1 Tabl. pro Tag.

Radiotherapie

- Radiotherapie bei Metastasen:
  Als palliative Schmerzbestrahlung mit gutem Erfolg.
  Kommt erst in Frage, wenn die Metastasen Schmerzen verursachen.
- Radiotherapie (Hochvolttherapie) der Prostata:
  Ist trotz gegenteiliger Meldungen keine kurative Behandlung.
  Kommt in den Stadien T_1 und T_2 kaum in Frage, da diese kurativ operiert werden können.
  Kommt in Frage, wenn einem Patienten die Erhaltung der Potentia coeundi als das wichtigste erscheint: Auch hier sind Mißerfolgsquoten bis zu 30% bekannt.
  Kann diskutiert werden in den Stadien T_3 und T_4: Hier treten die z.T. invalidisierenden Nebenerscheinungen wie Rektitis, Proktitis, Radiozystitis mit Schrumpfblase in die Diskussion.

Allgemeines

- Meist Begleitentzündung bei einer Prostatitis.
- Kann selten einmal auch als isolierte Entzündung auftreten.
- Ätiologie:
  Kanalikulär: unspezifische und spezifische Entzündungen, vor allem Staphylokokken, Streptokokken, Koli, Proteus, Trichomonaden, Gonokokken.
  Lymphogen: Urogenitaltuberkulose, Infekte der Nachbarorgane.
  Hämatogen: von extragenitalem Herd (z.B. Tuberkulose), selten.

Klinische Symptomatologie

- Allgemein:
  Prostatitische Beschwerden mit Dysurie, Pollakisurie, Hämaturie, evtl. Harnverhaltungen.
  Perineale Schmerzen.
  Hämatospermie.
  Stechende Schmerzen perineal, evtl. urethral nach Geschlechtsverkehr.
  Verminderte Libido.
- Bei Samenblasenempyem:
  Septische Temperaturen, Schüttelfröste.
  Unterbauchkoliken.
  Defäkationsbeschwerden.
  Harnverhaltungen.
- Bei chronischer Vesikulitis:
  Hämatospermie.
  Errektion schmerzhaft.
  Evtl. Ejaculatio praecox.
  Tenesmen nach Geschlechtsverkehr.
  Potenzstörungen.

Diagnostik

- Blutstatus: in der akuten Phase Leukozytose, hohe Senkungsreaktion; bei der chronischen Form unauffällig.
- Urinsediment/Urinbakteriologie: in der akuten Form mit Leukozyten und Bakterien; in der chronischen Form können sie unauffällig ausfallen.
- Dreigläserprobe (s. S. 213): letzte Portion trüb, mit Leukozyten und Bakterien.
- Kulturen auf Tuberkulose von Urin und Ejakulat: zum Ausschluß einer Urogenitaltuberkulose.

- Rektalpalpation: Normale Samenblasen sind nicht palpierbar; bei einer akuten Vesikulitis ist die Samenblase kranial und lateral der Prostata als infiltriertes, unscharf abgrenzbares, fixiertes, druckdolentes Gebilde palpierbar; bei einem Samenblasenempyem palpiert sich eine sehr schmerzhafte Fluktuation.
- Radiologische Untersuchungen:
  i.v. Urographie: auf der Leeraufnahme evtl. Samenblasen- oder Prostataverkalkungen sichtbar; auf den Ausscheidungsaufnahmen muß auf evtl. tuberkulöse Veränderungen geachtet werden; auf ausgedrehten Blasenaufnahmen ist evtl. die Impression der Samenblase sichtbar.
  Evtl. Vesikulographie: Kontrastmittelinjektion in den Ductus deferens; seltene Untersuchung; eine entzündliche Samenblase stellt sich vergrößert dar; die Gefahr besteht darin, daß es zu Verschlüssen im Ductus deferens durch entzündliche Reaktionen auf das Kontrastmittel kommen kann.

Differentialdiagnose

- Chronische Prostatitis.
- Paravesikaler Abszeß.
- Sigmadivertikulitis.
- Appendizitis.
- Tiefer Ureterstein.
- Urogenitaltuberkulose.
- Blasenkarzinom.

Therapie

- Konservativ: mit Chemotherapeutika und Antibiotika gemäß Resistenzprüfung.
- Gleichzeitig Behandlung der chronischen Prostatitis (s. S. 235).
- Bei Samenblasenempyem: transrektale Punktion und ischiorektale Drainage.

Allgemeines

- Samenblasenzyste: entsteht durch Obliteration des Müllerschen Ganges.
- Benigne Tumoren sind sehr selten: Fibrom, Zystadenom, Leyomyom.
- Adenokarzinom und Sarkom: seltene Tumoren im mittleren Lebensalter.
- Die malignen Samenblasentumoren sind praktisch unheilbar, da sie zu spät diagnostiziert werden und frühzeitig in die Nachbarorgane infiltrieren.
- Die häufigsten malignen Samenblasentumoren sind lokale Metastasen eines Blasen- oder Rektumkarzinoms.

Klinische Symptomatologie

- Dysurische Störungen.
- Hämaturie: durch Infiltration in den Blasenboden.
- Ausstrahlende Schmerzen in die Analgegend: bei Mitbeteiligung des Rektums.
- Oligurie/Anurie: bei Einmauerung der Ureteren.
- Hämatospermie.

Diagnostik

- Rektalpalpation: indolenter, schlecht abgrenzbarer, derber, unregelmäßig konturierter Tumor kranial und lateral der Prostata (Abb. 11).
- Transrektale Biopsie: Stanzbiopsie zur histologischen Diagnose; Aspirationsbiopsie zur zytologischen Diagnose.
- Zystoskopie: Verdrängung der Blasenhinterwand nach ventral; zusätzlich bullöses Blasenschleimhautödem bei Blasenwandinfiltration.
- Radiologische Untersuchungen:
  i.v. Urographie: Stauungserscheinungen bei Kompression oder Einmauerung der Ureteren; Verdrängung der Blasenwand nach ventral.
  Evtl. Vesikulographie: Darstellung von Füllungsdefekten mit Verdrängungserscheinungen.
  Selektive Arteriographie der A. iliaca interna: Gelegentlich gelingt es, den Tumor mit seinen pathologischen Gefäßen darzustellen.

Differentialdiagnose

- Chronische Vesikulitis.
- Eosinophiles Infiltrat von Samenblase und Prostata.
- Samenblasentuberkulose.
- Prostatakarzinom.
- Blasenkarzinom.

Therapie

- Samenblasenzysten, welche Beschwerden verursachen, werden chirurgisch reseziert.
- Bei malignem Samenblasentumor ist eine chirurgische radikale Entfernung meist nicht möglich wegen der raschen Infiltration in Nachbarorgane und frühzeitiger lymphogener Metastasierung.

Allgemeines

- Häufigkeit ca. 5°/oo; häufigste Mißbildung des äußeren Genitales.
- Gelegentlich kombiniert mit ein- oder doppelseitigem Kryptorchismus.
- Häufiges Vorkommen bei Hermaphroditen.

Anatomie

- Ektope Harnröhrenmündung im Verlaufe der ventralen Penisseite:
  Hypospadia glandis: Ostium bis zurück zum Sulcus coronarius.
  Hypospadia penilis: entlang des ganzen Penisschaftes.
  Hypospadia penoscrotalis: Ostium proximal des Penoskrotalwinkels gelegen.
  Hypospadia perinealis: Ostium am perinealen Skrotalansatz
  oder in der Dammgegend gelegen.
- Bei der Hypospadia penoscrotalis und perinealis findet sich:
  meist ist ein Scrotum bifidum.
  Sehr oft ein vergrößerter Utriculus prostaticus (Überbleibsel der
  verschmolzenen Ende der Müllerschen Gänge).
  Gelegentlich eine rudimentäre oder vollständig ausgebildete
  Vagina mit einem Uterus.
- Bei den anderen Hypospadieformen:
  Ist die proximal des ektopen Ostium gelegene Harnröhre unauffällig, insbesondere das Sphinktersystem nie betroffen; keine Inkontinenz.
- Distal des Ostiums sind folgende Befunde obligat:
  Penis klein.
  Penisverkrümmung nach ventral.
  Derber Strang anstelle der fehlenden Urethra: Chorda.
  Spaltung der Glans penis.
  Präputiumhypertrophie auf der dorsalen Penisseite.
- Das Ostium weist meist eine Meatusstenose auf.

Klinische Symptomatologie

- Miktionsstörungen wegen der Meatusstenose.
- Urinstrahl normal bis geteilt.
- Kohabitationsschwierigkeiten wegen des kleinen und ventral gekrümmten Penis.
- Kohabitationsunfähigkeit bei skrotaler und perinealer Form.
- Sterilität bei gleichzeitig vorhandenem Kryptorchismus.
- Psychische Störungen: meist sekundär bedingt.

Diagnostik

- Inspektion und Palpation.
- Bei skrotaler und perinealer Form: Abklärung bezüglich Intersexualität.
- Spermiogramm: pathologische Befunde sicher bei gleichzeitig bestehendem Kryptorchismus; geringgradige pathologische Abweichungen oft auch ohne Kryptorchismus.
- Radiologische Befunde:
  i.v. Urographie: zur Abklärung weiterer Anomalien; obligat bei Harnwegsinfekt oder Hämaturien.
  Urethrographie: häufig technisch schlecht durchführbar.
- Urethrozystoskopie: bei Verdacht auf komplizierende Urethrastrikturen.

Differentialdiagnose
(bei der penoskrotalen und perinealen Form)

- Hermaphroditismus.
- Pseudohermaphroditismus masculinus.
- Pseudohermaphroditismus femininus.

Therapie

- Bei der Hypospadia glandis: bei Fehlen von subjektiven Beschwerden und objektiv guter Miktion keine Therapie.
- Meatotomie: bei leichten Hypospadieformen und schlechter Miktion.
- Bei allen anderen Formen plastisch-chirurgische Korrektur:
  Vor der Pubertät durchzuführen.
  1. Sitzung: Resektion der Chorda, Penisaufrichtung; dadurch zwangsläufige Rückversetzung des Ostiums nach proximal.
  2. Sitzung: Bildung einer neuen Harnröhre.

Allgemeines

- Ektope Harnröhrenmündung:
  Beim Mann entlang der dorsalen Penisseite.
  Bei der Frau gegen die Symphyse zu.
- Ursache: kein Verschluß der dorsalen Urethralwand wegen fehlender Mesodermisation.
- Beim Mann:
  Epispadia glandis: Ostium zurückversetzt bis zum Sulcus coronarius.
  Epispadia penilis: Ostium entlang der Dorsalseite des Penisschaftes zurückversetzt mit Spaltung des distalen Penisanteils.
  Epispadia completa: Ostium an der Penisbasis; häufigste Form.
  Extrophia vesicalis (s. S. 195).
- Bei der Frau:
  Epispadia clitorica: Ostium an der Klitoris.
  Epispadia media: Ostium in der Symphysengegend.
  Epispadia completa: meist mit Blasenekstrophie kombiniert; häufigste Form.
- Die kompletten Formen sind kombiniert mit:
  Spaltung oder ungenügender Anlage des Sphinktersystems: Inkontinenz.
  Fehlendem Symphysenverschluß, Symphysenaplasie: Oberschenkelaußenrotation, Watschelgang, orthopädische Probleme.

Klinische Symptomatologie

- Beim Mann:
  Meatus zurückversetzt, auf der Penisdorsalseite erkennbar.
  Bei schweren Formen Kombination mit Blasenekstrophie.
  Distal des Ostiums Penis mehr oder weniger gespalten.
  Penis klein.
  Penisverkrümmung nach dorsal.
  Kohabitationsstörungen bis zur Kohabitationsunfähigkeit.
  Bei Mitbetroffensein des Sphinktersystems Urininkontinenz.
  Blasenekstrophie (s. S. 195).
- Bei der Frau:
  Bei der klitorischen und medialen Form keine wesentlichen Beschwerden.
  Bei der kompletten Form: Urininkontinenz, Harnwegsinfekte.

Diagnostik

- Inspektion und Palpation.
- Urinstatus: bei schweren Formen, vor allem bei Blasenekstrophie, häufig mit Harnwegsinfekt kompliziert.
- Radiologische Untersuchungen:
  i.v. Urographie: bei schweren Formen oft Stauung der oberen Harnwege.
  Urethrographie: sehr oft technisch schwierig durchzuführen.
- Urethrozystoskopie: zur Beurteilung der hinteren Harnröhre, insbesondere des Sphinktergebietes.

Therapie

- Die Epispadia glandis und clitorica bedürfen bei Fehlen subjektiver Beschwerden keiner Behandlung.
- Bei der Epispadia penilis: Die Peniskrümmung wird durch Penisaufrichtung und Urethraplastik ähnlich wie bei der Hypospadie korrigiert.
- Bei der Epispadia completa:
  Penisaufrichtung.
  Urethraplastik.
  Versuch einer Rekonstruktion des Sphinktersystems: schlechte Resultate.
  Blasenekstrophie (s. S. 196).
  Bei Unmöglichkeit oder schlechten Resultaten der Korrekturen von Blase und Urininkontinenz muß eine supravesikale Harnableitung in irgendeiner Form vorgenommen werden.

Allgemeines

- Verengung des Präputialringes bei einem durchschnittlich lang ausgebildeten Präputium, so daß dieses nicht über die Glans zurückgestreift werden kann.
- Häufig kongenital.
- Infantile Phimose bei 2% aller Neugeborenen.
- Erworbene Phimose:
  Entzündung oder Verletzung der Glans penis oder der Präputialhaut.
  Diabetes mellitus.
  Schrumpfung und Sklerosierung des Präputiums bei älteren Männern.

Komplikationen

- Chronische Balanitis.
- Meatitis.
- Dysurische Störungen bis zur Harnverhaltung.
- Schmerzen bei der Erektion, Schwierigkeiten beim Geschlechtsverkehr.
- Paraphimose:
  Der primär enge Präputialring kann nicht mehr über die Glans nach vorn geschoben werden und stranguliert im Sulcus coronarius.
  Entstehungsmechanismus: nicht reponierte Phimose; sekundäre Entzündungen; nach einer Erektion.
  Es kommt dadurch zu einer Abflußbehinderung des venösen Blutes in Glans und Präputium.
  Als Folge resultierten ein Ödem und eine starke venöse Stauung der Glans penis.
- Peniskarzinom: begünstigt durch Ansammlung von Smegma unter dem Präputium bei ungenügender Hygiene.

Diagnostik

- Inspektion und Palpation.
- Wenn möglich, ebenfalls Inspektion des Meatus externus urethrae.

Therapie

- Beim Kleinkind: Lösung des Präputiums von der Glans penis und Versuch, dieses über die Glans zurückzuziehen.
- Bei Erwachsenen: Zirkumzision durch zirkuläre Resektion beider Präputialblätter und Reanastomosierung.
- Therapie der Paraphimose:
  Als erstes Versuch einer manuellen Reposition, indem das Ödem der Glans penis digital ausgepreßt und die Vorhaut nach vorn reponiert wird.
  Gelingt dies nicht, Inzision des Schnürringes.
  Oft bietet sich als einzige Möglichkeit die Zirkumzision an.

Allgemeines

- Seltenes Krankheitsbild.
- Ätiologie:
  Die meisten Divertikel sind angeboren.
  Oft Traumata der Harnröhre (Geburtshilfe!).
  Gelegentlich entzündliche Dilatation periurethraler Drüsen.
  Vergesellschaftung bei neurogenen Blasenentleerungsstörungen.
  Postoperativ nach plastischen Urethraoperationen.

Klinische Symptomatologie

- Dysurien.
- Evtl. terminales Nachträufeln.
- Chronisch rezidivierende Zystitiden.
- Gelegentlich eitriger Harnröhrenausfluß.
- Große Divertikel füllen sich während der Miktion und können manuell ausgepreßt werden; diese Divertikel werden meist durch den Patienten diagnostiziert.

Diagnostik

- Inspektion und Palpation: Größere Divertikel füllen sich von außen sichtbar, können ausgepreßt werden; bei Frauen lohnt sich diesbezüglich postmiktionell eine vaginale Inspektion und Palpation.
- Urinbakteriologie: lange bestehende Divertikel infizieren sich häufig.
- Bakteriologie des Fluor urethralis: oft einziges Zeichen.
- Urethrographie: Miktionszystourethrographie:
  Leeraufnahme: evtl. Steinschatten im Verlaufe der Urethra sichtbar.
  Viele Divertikel füllen sich erst während der Miktion.
  Eine gleichzeitige Zystographie kann auf eine neurogene Mitbeteiligung hinweisen.
  Bei Frauen stellt sich wegen der kurzen Urethra das Divertikel oft nicht dar. Hier lohnt sich eine retrograde Urethrographie mit einem Doppelballonkatheter, wobei die beiden Ballons die Aufgabe haben, die Urethra distal und proximal des Divertikels abzudichten, so daß das Kontrastmittel in das Divertikel eintreten muß.
- Urethroskopie: Damit wird ein Divertikel oftmals übersehen.

Komplikationen

- Retrograd aszendierende Infektion.
- Steinbildung im Divertikel.
- Ganz selten ist über ein Karzinomentstehen im Divertikel berichtet worden.

Therapie

- Exstirpation des Divertikels:
  Im Prinzip nach der Technik der Urethrastrikturen.
  Vorsicht ist bei Frauen bezüglich des Sphinktersystems geboten, soll eine postoperative Inkontinenz vermieden werden.

Allgemeines

- Die Männer werden meist im Alter über 45 Jahre befallen.
- Knotenartige oder plattenförmige fibröse Verhärtungen in der Tunica albuginea der Corpora cavernosa und im Septum penis.
- Ursache: unbekannt:
Sehr wahrscheinlich kein posttraumatisches Geschehen.
Erbliche Komponenten nicht ausgeschlossen.
Gelegentliche Kombination mit dem Morbus Dupuytren.
Involutionserkrankung von embrionalen Mesenchymzellen des Septum penis.

Klinische Symptomatologie

- Zu Beginn wird die Affektion meist übersehen.
- Später oft Schmerzen bei der Erektion.
- Abknickung des Penis bei der Erektion in Richtung der Induration wegen Teilobliteration des Corpus cavernosum.
- In fortgeschrittenem Stadium Schwierigkeiten oder Unmöglichkeit des Geschlechtsverkehrs.

Diagnostik

- Inspektion und Palpation: fibröse Knoten und plattenartige Gebilde am Dorsum penis, in engem Zusammenhang mit den Corpora cavernosa (Abb. 11); diese Verhärtungen sind derb und unverschieblich auf ihrer Unterlage, einseitig oder doppelseitig und ohne Zusammenhang mit der Urethra; bei Erektion wird der Penis in Richtung der fibrösen Veränderungen abgeknickt.
- Urethrographie: unauffällig.

Therapie

- Wesentlich ist, den Patienten von der Harmlosigkeit der Erkrankung zu überzeugen.
- In seltenen Fällen kann die Erkrankung spontan verschwinden.
- Wenn keine Beschwerden vorliegen und Geschlechtsverkehr möglich ist, bedeutet keine Behandlung die beste Therapie.
- Die chirurgische Resektion der fibrösen Knoten ist gefährlich, da eine Impotenz die Folge sein kann.
- Konservative Methoden mit wechselhaftem und fraglichem Erfolg:
Telekobalttherapie oder konventionelle Röntgenbestrahlung.
Lokale Kortisoninjektion in und um die fibrösen Knoten.
Vitamin-E-Therapie: 2 x 1000 mg/24 Std. über Monate.
Kaliumparaaminobenzoat (Potaba): über Monate bis Jahre.
Kurzwellen und Ultraschall: sehr wahrscheinlich sinnlos.

Allgemeines

- Krankhafte, meist schmerzhafte Dauererektion bei fehlender Libido, Ejakulation und fehlendem Orgasmus.
- Die Glans penis und das Corpus spongiosum urethrae sind definitionsgemäß nicht davon betroffen.
- Unter Priapismus fallen nicht die transitorischen Erektionen bei schmerzhaften und/oder entzündlichen Affektionen oder aus neurogenen Gründen (Tabes dorsalis, traumatische Para- oder Tetraplegie, Hirntumoren, Enzephalitis, Myelitis, Neurasthenia sexualis, sexuelle Exzesse).
- Eine transitorische Erektion kann selten einmal in einen Priapismus übergehen.

Ätiologie

- Meist idiopathisch.
- Lokale oder generalisierte Zirkulationsstörungen:
  Phlebitis in den Corpora cavernosa.
  Tiefe Beckenvenenthrombose.
  Maligne Tumoren oder Metastasen im kleinen Becken.
  Traumatische venöse Thrombose nach Zystoskopie oder transurethralen operativen Eingriffen.
- Lokale Entzündungen:
  Urethroprostatische Infekte: spezifische und unspezifische.
  Kavernitis.
  Phlegmone.
- Neoplasien:
  Penistumoren.
  Metastasen in den Corpora cavernosa: von Tumoren des Urogenitaltraktes, Rektum, Lungen, Leber.
- Allgemeinerkrankungen:
  Blutkrankheiten: Hämophilie, Sichelzellanämie, Leukämie (25%).
  Infektionskrankheiten: Tuberkulose, Typhus, Lyssa, Polyarthritis, Rheumatismus.
  Stoffwechselkrankheiten: Diabetes mellitus, Gicht.
  Intoxikationen: Alkohol, Aphrodisiaka, Sepsis, Urämie.
  Medikamentös: Kortison, Immunosuppresiva, Phenothiazine und ihre Derivate wie Chlorpromazin.

Pathogenese

- Normale Erektion:
  Reflexmechanismus über das Lumbalmark.
  Es kommt zu einem Überangebot von arteriellem Blut, indem

sich die Lumina der A. profunda penis und A. dorsalis penis unter sympathischem Einfluß stark erweitern.

Gleichzeitig wird der venöse Abfluß aus den Corpora cavernosa gedrosselt durch spezielle, nur in diesen Venensystemen vorkommende, in die Gefäßlichtung vorspringende Muskelkissen.

- Priapismus: Das sinnvolle Zusammenspiel von arteriellem Angebot und venösem Abfluß unter vegetativer Kontrolle ist im Bereich des venösen Abflusses gestört.

Klinische Symptomatologie

- Plötzlich auftretende schmerzhafte Dauererektion ohne Libido und Ejakulation.
- Glans penis und Corpus spongiosum urethrae nicht betroffen.
- Nach einigen Stunden verfärbt sich die Glans und gelegentlich auch das Präputium livid bis dunkelviolett, später kann sich auch der ganze Penis verfärben.

Diagnostik

- Anamnese: insbesondere über andere Erkrankungen und Einnahme von Medikamenten.
- Inspektion und Palpation: Corpora cavernosa sehr derb, steif; Corpus spongiosum urethrae und Glans penis weich, auspreßbar; insbesondere Suche nach Metastasen in den Corpora cavernosa und regionalen Lymphknoten.
- Blutstatus: Infektionskrankheiten, Diabetes mellitus, Niereninsuffizienz.
- Neurologischer Status.
- Radiologische Untersuchungen:
  i.v. Urographie: bei Verdacht auf entzündliche oder tumoröse Urogenitalerkrankungen.
  Beckenphlebographie: bei Verdacht auf Beckenvenenthrombose.

Therapie

- Kavernosospongiöser Shunt:
  Beidseitige Anastomose der Corpora cavernosa mit dem Corpus spongiosum urethrae.
  Vorhergehende Ausspülung der Corpora cavernosa mit Heparinlösung, anschließender Druckverband und allgemeine Heparinisierung.
  Wenn innerhalb der ersten 72 Std. möglich, ist dies die Therapie der Wahl mit guten Resultaten.

Allgemeines

- Ätiologie:
Traumatisch: Arbeitsunfälle (Motoren, Transmissionsriemen etc.).
Schnitt- und Schußwunden.
Autoerotisch: Staubsaugerunfälle. Einschnürungen des Penis-
schaftes durch Metallringe, Schnüre, Gummibänder etc.
- Meist Mitverletzung der Corpora cavernosa und/oder der Urethra.

Klinische Symptomatologie

- Profuse Blutungen ins Skrotum, perineal und zum Unterbauch
sich ausbreitend.
- Bei Strangulationen: Ausbildung von Ödemen bis zur Gangrän.

Diagnostik

- Inspektion.
- Urethrographie: zum Beweis oder Ausschluß einer Mitverletzung
der Urethra.

Therapie

- Blutstillung.
- Entfernung von Einschnürungen.
- Ausräumung und Drainage von großen Hämatomen.
- Evtl. Rekonstruktion der Urethra.
- Evtl. Hauttransplantate.

Allgemeines

- Offene Verletzungen:
  Pfählungs-, Stich-, Schußverletzungen.
  Beckenfrakturen mit gleichzeitiger Urethraverletzung durch Knochensplitter.
- Geschlossene Verletzungen:
  Direkte Gewalteinwirkung auf den Damm mit Einklemmung oder Abriß der Harnröhre (meist Arbeits- und Sportverletzungen).
  Iatrogen: Katheterismus, Bougierungsversuche, Zystoskopie, transurethrale operative Eingriffe (weitaus häufigste Verletzungsart).
  Fremdkörper: durch den Patienten in autoerotischer Absicht selbst eingeführt.
- Je nach Lokalisation und Verletzungsmechanismus findet man folgende Möglichkeiten:
  Quetschungen.
  Einrisse oder Perforationen.
  Totaler Abriß.

Pathogenese

- Verletzung oder Abriß der Pars membranacea:
  Meist mit Beckentrauma verbunden.
  Wobei das Diaphragma urogenitale zerrissen wird.
  Dabei wird die Prostata von der membranösen Harnröhre abgetrennt.
  Die Prostata palpiert sich beweglich und weiter kranial als normal.
  Das austretende Urin-Blut-Extravasat führt ohne Behandlung zur nekrotisierenden Phlegmone, zur Sepsis und zum Tod.
- Verletzungen der Pars bulbosa urethrae:
  Meist durch fehlerhaft eingeführte Instrumente.
  Oft auch durch Fall rittlings auf einen Gegenstand.
  Es kommt zu Quetschungen, Einrissen oder Perforationen.
  Ohne Behandlung bildet sich mit hoher Wahrscheinlichkeit eine Urethrastriktur.
- Verletzungen der Pars pendulans urethrae:
  Am häufigsten durch fehlerhafte Instrumentation.
  Selten durch Gewalteinwirkung auf den eregierten Penis: Penisfraktur.
  Auch hier kann es ohne Behandlung zu Strikturen kommen.

Klinische Symptomatologie

- Bei Verletzung oder Abriß der Pars membranacea:
  Blutung aus der Harnröhre.

Schmerzen im Unterbauch und im Damm.

Harnverhaltung.

Die paravesikale und paraprostatische Blutung kann so stark sein, daß es zur Schocksymptomatik kommt.

Wird nicht innerhalb Stunden gehandelt, tritt unweigerlich eine tödliche Sepsis ein.

Zu späterem Zeitpunkt: in ca. 30% Impotentia coeundi.

Gelegentlich Urininkontinenz.

- Bei Verletzungen der Pars bulbosa:
Perineales Hämatom, welches sich bei schwerer Verletzung bis in Skrotum und Penis ausbreiten kann.
Die perineal sich ausbildende Anschwellung kann auch Urin enthalten.
Miktionsunabhängige Blutung aus der Harnröhre.
Bei verschleppten Fällen: Bild der Sepsis.
- Bei Verletzungen der Pars pendulans:
Anschwellen des Penis.
Miktionsunabhängige Blutungen aus der Urethra.
Dysurien.

Diagnostik

- Anamnese.
- Inspektion:
Bei Verletzungen, vor allem beim Abriß der Pars membranacea Blut-Urin-Extravasation perineal, skrotal und in den Unterbauch, oft suprapubische Vorwölbung, evtl. Schocksymptomatik.
Bei Verletzungen der Pars bulbosa: Hämatom am Damm, evtl. Skrotum und Penis, jedoch durch die Kollessche Faszie begrenzt.
Bei Verletzungen der Pars pendulans: gelegentliches Anschwellen des Penis.
- Rektalpalpation:
Bei Verletzung der membranösen Urethra palpiert sich eine große schwammige Masse.
Bei völliger Durchtrennung der membranösen Harnröhre ist die Prostata beweglich und nach kranial verlagert.
- Urethrographie:
Nicht mit fettlöslichem, sondern wasserlöslichem Kontrastmittel wegen der Gefahr einer Fettembolie.
Sie sollte bei jedem Verdacht auf eine Urethraverletzung als erstes durchgeführt werden, da sie die sichere Diagnose der Verletzung und ihr Ausmaß erbringt.
Gleichzeitig können Beckenfrakturen erkannt werden.
Bei Verdacht einer Verletzung der hinteren Harnröhre soll gleichzeitig eine Zystographie ausgeführt werden, um eine zusätzliche Blasenverletzung ausschließen zu können.

- I.v. Urographie: vor allem bei schweren Traumata zum Ausschluß von Verletzungen der oberen ableitenden Harnwege.
- Evtl. vorsichtiger Katheterismus:
  Tritt heute zugunsten einer frühen operativen Sanierung in den Hintergrund.
  Kann die Lage der Verletzung durch Nichtpassieren aufzeigen.
  Der Katheter wurde früher bei freier Passage in die Blase für einige Wochen belassen, ohne jedoch Einfluß auf die Komplikationen zu haben.

Komplikationen

- Sepsis: bei Unterlassung der Drainage des Blut-Urin-Extravasates.
- Strikturen:
  Durch Verletzung der Mukosa und Submukosa der Harnröhre.
  Durch Fibrosierung und Sklerosierung des periurethralen Blut-Urin-Extravasates.
- Impotentia coeundi: vor allem in Kombination mit Beckentraumata.
- Urininkontinenz: bei Verletzung des Sphinktersystems.

Therapie

- Bei geringgradiger Kontrastmittelextravasation und ungestörter Miktion kann eine konservative Behandlung mit Harndesinfizienzien versucht werden.
- Jede größere Kontrastmittelextravasation sollte wegen des praktisch sicheren Auftretens einer posttraumatischen Striktur operativ saniert werden.
- Bei Verletzungen der hinteren Harnröhre ist als erstes und wichtigstes die Drainage des im kleinen Becken und perineal gelegenen Blut-Urin-Extravasates nebst der ein- oder zweizeitigen Rekonstruktion der Harnröhre vorzunehmen.
- Bei schweren Beckentraumata muß man sich gelegentlich auf eine Drainage und mit einer Urinableitung mittels Zystostomie beschränken, um sekundär rekonstruktiv vorgehen zu können.
- Bei Verletzungen der bulbären Harnröhre kommt eine ein- oder zweizeitige rekonstruktive Plastik in Frage.
- Auch bei Verletzungen der Pars pendulans ist es ratsam, die Verletzung operativ zu sanieren, will man nicht das Risiko von schwer zu behandelnden Urethrastrikturen eingehen.

Allgemeines

- Man muß bezüglich Entstehung und Verlauf zwischen der akuten und der chronischen Form unterscheiden.
- Die chronische Form ist häufig bei der Frau.
- Grund dazu ist die wesentlich kürzere Urethra und die enge Nachbarschaft zu den Genitalien.
  Verschmutzte Unterwäsche oder Windeln.
  Durch Koitus oder Entbindung verursachte Traumen.
  Vaginitis, Zervizitis.
  Sog. senile Urethritis; Hypoöstrogenismus erwirkt u.a. degenerative Veränderungen an der Urethralschleimhaut.
- Eine chronische Urethritis entsteht vielmals nach einer ungenügend behandelten akuten Urethritis.
- Eine chronische Urethritis beim Mann kann sehr oft durch eine chronische Prostatitis oder eine Urethrastriktur unterhalten werden.

Ätiologie

- Primär infektiös:
  Koli, Proteus, Staphylokokken, Pseudomonas, Gonokokken.
  Trichomonaden, Candida, Mykoplasmen.
- Hämatogene Streuung:
  Prostatitis.
  Herdnephritis.
- Lymphogen oder kanalikulär:
  Prostatitis.
  Urogenitaltuberkulose.
- Nach unvorsichtiger transurethraler Instrumentation:
  Katheterismus.
  Zystoskopie.
  Bougierung.
  Transurethrale Operationen.
- Bei Dauerkatheter:
  Nicht zu vermeiden.
  Bei schlechter Dauerkatheterbehandlung mit Sicherheit zu erwarten.
- Sekundär bei angeborenen oder erworbenen Obstruktionen:
  Angeborene Urethralklappen oder Strikturen.
  Erworbene Strikturen.
  Meatusstenose: häufig bei der Frau.
  Prostatahyperplasie oder -karzinom.
- Exogene Noxen:
  Badezusätze.
  Spermatozide Gelees.

● Sonderform: Morbus Reiter:
Klassische Trias: Urethritis, Arthritis, Konjunktivitis.
Ätiologie weitgehend unbekannt.
Urethritis: häufig kombiniert mit Prostatitis, Epididymitis,
Orchitis.
Arthritis: im allgemeinen Polyarthritis.
Konjunktivitis: oft Sklerokonjunktivitis mit Keratitis und Ulcus
corneae.
Begleiterscheinungen: Hyperkeratose von Haut und Schleimhaut
(Stomatitis, Rhinitis, Pharyngitis).

Klinische Symptomatologie

● Akute Urethritis:
Dauerndes Jucken oder Brennen in der Urethra.
Zystitische Symptomatik mit sehr starkem Miktionsbrennen,
Pollakisurie, Nykturie.
Meist starker Fluor urethralis.
Meatus externus hochrot.
Urethra infiltriert, stark schmerzhaft.
Gelegentlich Penisödem.
● Chronische Urethritis:
Zystitische Symptomatik: weniger ausgeprägt als bei der akuten
Urethritis.
Gelegentlich miktionsunabhängige Schmerzen in der Harnröhre.
Meist kein Fluor urethralis.
Oft Fluor vaginalis.
Die chronische Trichomonadenurethritis geht mit Gelenksmani-
festationen und psychischen Alterationen einher.

Diagnostik

● Anamnese: insbesondere Miktions- und Sexualanamnese.
● Urinsediment: meist Mikro-, selten Makrohämaturie; Suche nach
Trichomonaden im Frischurin.
● Urinbakteriologie: bei chronischen Formen oft ergebnislos.
● Urinkulturen auf Tuberkulose: vor allem bei zusätzlichen Uro-
genitalinfektionen.
● Fluor urethralis: Bakteriologie und Kulturen wesentlich bei Ver-
dacht auf Venera.
● Dreigläserprobe (s. S. 213): Bei isolierter Urethritis ist die erste
Portion trüb, enthält Leukozyten und evtl. Bakterien; bei einer
Begleitprostatitis gleicher Befund auch in der dritten Portion.
● Rektalpalpation: zum Beweis oder Ausschluß einer ätiologisch
verantwortlichen Prostatitis oder Prostatahyperplasie.

- Radiologische Untersuchungen:
  Urethrographie: Suche nach Urethrastrikturen.
  I.v. Urographie: Suche nach Mitbeteiligung oder Primärerkrankung von Blase und oberem Harntrakt (Steine, chron. Pyelonephritis, Tuberkulose etc.).
- Evtl. Zystoskopie: nicht in der akuten Phase; bei chronischer Urethritis zum Ausschluß einer Blasenerkrankung.

Differentialdiagnose

- Zystitis, akut oder chronisch.
- Abakterielle Pyurie.
- Blasensteine.
- Chronische Prostatitis.
- Psychogene Ursachen.

Therapie

- Akute Urethritis:
  Entsprechende chemotherapeutische oder antibiotische Behandlung.
  Unterlassen von Geschlechtsverkehr und Alkoholgenuß.
- Chronische Urethritis:
  Sanierung einer evtl. verantwortlichen Primärerkrankung.
  Chemotherapeutika, Antibiotika.
- Trichomonadenurethritis:
  Clont, Flagyl, Tiberal.
  Gleichzeitige Partnerbehandlung.
- Morbus Reiter:
  Eine spezifische Therapie ist nicht bekannt.
  Antibiotika kombiniert mit Kortikoiden.
  Neuerdings wird die Anwendung von Methotrexat empfohlen.
  Darmdesinfektion mit Neomycin- oder Phthalazolpräparaten.

Komplikationen

- Übergehen der akuten in die chronische Form.
- Urethrastrikturen.
- Prostatitis, Zystitis.
- Periurethralabszeß: vor allem bei der akuten Urethritis.
- Urinfisteln.

Ätiologie

- Angeborene Strikturen:
  Urethraklappen am Übergang Pars membranacea / Pars prostatica.
  Meatusstenosen.
- Erworbene Strikturen:
  Postinfektiös nach Urethritis: spezifisch, unspezifisch.
  Posttraumatisch.
  Schlechter Katheterismus.
  Nach transurethraler Instrumentation.
  Nach längerdauernden Katheterbehandlungen: vor allem bei inadäquater Katheterpflege.
  Postoperativ: nach Operationen an der Urethra (Entfernung von Fremdkörpern oder Tumoren, Urethraverletzungen).

Pathogenese

- Narbige Ausheilung entzündlicher Glandulae urethrales.
- Verletzung der Mukosa und Submukosa mit Blutungen und narbigen Verheilungen.
- Mitbeteiligung des Corpus spongiosum urethrae an entzündlichen und vernarbenden Prozessen.
- Fibrosierung von paraurethralen Blut- und Urinextravasaten.

Klinische Symptomatologie

- Dysurie. .
- Mikro-/Makrohämaturien.
- Harnstrahlabnahme, bis zur Harnverhaltung.
- Harnstrahlveränderungen: gedrehter, gefächerter Harnstrahl.
- Terminales Nachträufeln.
- Zystitische Symptome: vor allem Pollakisurie, Nykturie bis zur Urininkontinenz.
- Fieber: bei Komplikationen.

Diagnostik

- Miktionsanamnese.
- Palpation: bei chronischen Strikturen im penilen Anteil läßt sich oft eine periurethrale Induration tasten.
- Urinstatus: häufig Mikrohämaturie, die meisten Strikturen weisen einen chronischen Harnwegsinfekt auf.
- Rektalpalpation: zur Beurteilung einer ursächlichen oder konsekutiven Prostatitis.

- Radiologische Untersuchungen:
  Urethrographie: zur Beurteilung der Striktur; am besten kombiniert mit einer Miktionszystourethrographie, um das Ausmaß der Striktur abschätzen zu können.
  I.v. Urographie: zur Beurteilung evtl. Komplikationen an Blase und oberen Harnwegen.
- Uroflowmetrie: zur ungefähren Beurteilung des funktionellen Ausmaßes der Striktur; als Hilfe zur postoperativen Überwachung oder zum Festsetzen der nächsten Bougierung.

Differentialdiagnose

- Prostataobstruktion.
- Harnröhrenkarzinom.

Therapie

- Bei Harnverhaltung und unpassierbarer Harnröhre: Troycart-Zystostomie.
- Konservativ: Bougierung:
  Ist keine definitive Lösung, da die Patienten chronisch in bestimmten Abständen wieder bougiert werden müssen.
  Sollte, wenn irgendwie möglich, zugunsten einer operativen Behandlung verlassen werden.
- Chirurgisch:
  Offen, nach dem Prinzip von Denis-Brown, Johanson etc., ein- oder zweizeitig.
  Blinde innere Urethrotomie (nach Otis): ist unzuverlässig.
  Innere Sichturethrotomie mit scharfem Messer (nach Sachse): scheint bei guter Indikationsstellung günstige Resultate zu zeitigen.

Komplikationen (vor allem bei Nichtbehandlung)

- Urethradivertikel.
- Periurethralabszeß.
- Harnröhrenfistel.
- Prostatitis, Epididymitis, Zystitis.
- Vesikorenaler Reflux.
- Pyelonephritis.
- Urolithiasis.
- Hydroureter/Hydronephrose.
- Niereninsuffizienz.

Allgemeines

- Häufigstes Auftreten zwischen dem 50. und 60. Altersjahr.
- In Afrika, Südostasien, Indien sind 30% aller Urogenitaltumoren Penistumoren.
- In Amerika und Europa beträgt ihre Häufigkeit ca. 3%.

Ätiologie

- Die präventive Therapie des Peniskarzinoms ist unbestritten die routinemäßig durchgeführte Zirkumzision.
- Eine Phimose begünstigt die Entwicklung eines Peniskarzinoms.
- Der chronische Reizzustand durch Balanitis und Smegmaretentionen wirkt kanzerogen.

Histopathologie

- Gutartige Tumoren:
  Atherom, Fibrom, Lipom, Hämangiom, Lymphangiom.
  Condylomata acuminata (können durch eine GO induziert werden).
- Präkanzerosen:
  Cornua cutanea (Keratose).
  Leukoplakie.
  Erythroplasie (Morbus Queyrat).
  Morbus Paget.
  Mycosis fungoides.
  Balanitis xerotica obliterans.
  Condylomata Bruschke-Löwenstein.
  Carcinoma in situ (Morus Bowen).
- Bösartige Tumoren:
  Plattenepithelkarzinom (häufigster Penistumor).
  Sarkome: Angiosarkom, Morbus Kaposi.
  Malignes Melanom.
- Metastasierung: inguinale, später iliakale Lymphknotenmetastasen.

TNM-Klassifikation

- Primärtumor:
  T0   Kein Primärtumor feststellbar.
  TIS   Präkanzerose (Carcinoma in situ).
  T1   Tumor < 2 cm breit, oberflächlich oder exophytisch.
  T2   Tumor > 2 cm < 5 cm breit mit normaler Tiefenausdehnung.

T3   Tumor > 5 cm mit starker Tiefenausdehnung bis zur Ure-
thra.
T4   Tumor infiltriert die benachbarten Strukturen.
- Regionäre Lymphknoten:
N0   Kein Befall der regionären Lymphknoten.
N1   Bewegliche homolaterale regionäre Lymphknoten.
N2   Beweglich bilaterale regionäre Lymphknoten.
N3   Fixierte regionäre Lymphknoten.
- Fernmetastasen:
M0   Kein Anhaltspunkt für Fernmetastasen.
M1   Fernmetastasen.

Klinische Symptomatologie

- In den meisten Fällen Phimose und chronische Balanitis.
- Stadium I:
  Geringe Rötung an der Glans penis, vor allem im Sulcus co-
  ronarius.
  Begleitbalanitis leichten Grades.
- Stadium II:
  Derbe, knotige Infiltration, meist am Sulcus coronarius.
  Schwere Balanitis mit eitriger Sekretion.
  Ödem des Präputiums.
  Das Präputium kann nicht mehr über die Glans zurückgestreift
  werden.
- Stadium III:
  Ausgedehnter, z.T. zerfallender, exulzerierender, stinkender,
  exophytisch wachsender Tumor im Bereich der Glans penis.
  Derbe Infiltrationen im Verlauf des Penisschaftes.
  Palpable Tumormetastasen inguinal.
  Allgemeine Symptomatik mit hoher Blutsenkung, Anämie, Ge-
  wichtsabnahme.

Diagnostik

- Inspektion, Palpation: Jede chronisch entzündliche Phimose,
  deren Präputium nicht mehr über die Glans zurückgestreift
  werden kann, ist auf ein Peniskarzinom verdächtig (Abb. 11).
- Biopsie: entscheidend für die weitere Behandlung. Sehr oft mit
  negativem Ergebnis; muß wiederholt werden.
- Lymphographie: erfaßt erst die iliakale Lymphknotenstation
  (Spätstadium).
  Bei T2: Leber- und Knochenszintigraphie erwünscht. Biopsie der
  Lymphknoten an der Einmündungsstelle der V. epigastrica in die
  Saphena magna. Treffsicherheit 80 % für die Prognose wichtig.

Differentialdiagnose

- Tuberkulöses Ulkus.
- Syphilitischer Primäraffekt.
- Ulcus molle.
- Lymphogranuloma inguinale.
- Ulzeröse Balanitis.
- Condylomata acuminata.
- Herpes progenitalis.

Therapie

- Die Biopsie ist für die Behandlung ausschlaggebend.
- Gutartige Tumoren:
  Lokale Exzision.
  Bei Condylomata acuminata: Resektion des Präputiums, Koagulation der Kondylome oder Behandlung mit Podophyllinlösung oder Thio-Tepa, nebst Abklärung bezüglich Gonorrhö und deren Behandlung.
  Beim Lymphangiom: Bestrahlung.
  Bei der Mykosis fungoides: Bestrahlung.
- Präkanzerosen:
  Exzision oder Koagulation.
  Je nach Histopathologie anschließende Röntgentherapie.
- Bösartige Tumoren:
  Sehr kleine Tumoren können chirurgisch exzidiert oder nur bestrahlt werden.
  Gut begrenztes Präputialkarzinom: Resektion des ganzen Präputiums.
  Größere Penistumoren: partielle oder totale Penisamputation.
  Inguinale Lymphknoten (welche oft auch nur entzündlich vergrößert sein können) sollten chirurgisch ausgeräumt werden, sofern sie nicht schon mit der Haut verwachsen sind, sonst Radiotherapie.
  Im allgemeinen sind Penistumoren wenig radiosensibel.
  Hochvolttherapie (4000 rd = 40 Gy) auf beide Leisten.
  Ergebnis nicht befriedigend:
  40 % Rezidiv, 30 % sekundäre Urethrastrikturen.
  Belomycin-Therapie:
  wirksam bei Plattenepithelkarzinom.

Allgemeines

- Seltene Erkrankung.
- Primäre Urethraltumoren sind häufiger bei Frauen als bei Männern.
- Histopathologie:
  Benigne: Papillome.
  Harnröhrenkarbunkel: vorwiegend bei Frauen vorkommender, benigner, jedoch zu Rezidiven neigender, himbeerähnlicher, gut vaskularisierter Tumor am Orificium externum; er besteht aus epithelialen, angiomatösen, granulomatösen oder polypösen Anteilen.
  Maligne: Urethrakarzinome.
  Am häufigsten: Überwachsen eines Blasen- oder Prostatakarzinoms in die Harnröhre.
- Metastasierung:
  Bei Tumoren im Bereich des Meatus externus: oberflächliche und tiefe Inguinallymphknoten.
  Bei proximalwärts gelegenen Tumoren: vesikale, sakrale, iliakale und hypogastrische Lymphknoten.
- Urethrakarzinome sind in der Regel hochgradig maligne.

Klinische Symptomatologie

- Mikro-/Makrohämaturien.
- Blutiger Fluor urethralis.
- Harnstrahlveränderungen.
- Harnverhaltung (bei großen Tumoren).
- Schmerzen beim Koitus: Harnröhrenkarbunkel.

Diagnostik

- Urinsediment: meist Mikro-, sehr oft intermittierende Makrohämaturien.
- Urethrozystoskopie (Abb. 11): zur Differentialdiagnose Striktur/Karzinom; bei papillären Tumoren ist die zusätzliche Beurteilung der Blase wesentlich, um keine primären in die Harnröhre metastasierenden Blasentumoren zu übersehen.
- Radiologische Untersuchungen:
  Urethrographie: Oft werden Urethratumoren mit Strikturen verwechselt.
  I.v. Urographie: vor allem bei papillären Tumoren wichtig (primäre Nierenbecken/Uretertumoren?).

Therapie

- Benigne Harnröhrentumoren:
  Offene oder transurethrale Koagulation oder Resektion.
  Als Komplikation bei transurethralem Vorgehen sind Urethra-
  strikturen zu erwarten.
  Rezidivneigung, vor allem wenn ein in Nierenbecken, Ureter
  oder Blase gelegener Primärtumor übersehen wird.
  Karbunkel: lokale Exzision; mit Rezidivneigung.
- Maligne Harnröhrentumoren:
  Distal gelegene können bei der Frau oft durch eine lokale
  Exzision geheilt werden.
  Distal gelegene beim Mann werden durch eine Penisteilresektion
  behandelt.
  Perineal gelegene erfordern eine Penektomie mit perinealer
  Urethrostomie.
  Inguinale Lymphknotenmetastasen sollten operativ entfernt
  werden, sofern sie nicht schon mit der Haut verwachsen sind.
  Die malignen Urethratumoren sind im allgemeinen mäßig
  strahlensensibel.

Allgemeines

- Man muß hier zwischen dem eigentlichen Ödem und einem Lymphödem des Skrotums unterscheiden.
- Ödem:
  Vorzugsweise bei Kindern auftretend.
  Idiopathisch.
  Evtl. allergische Komponente.
- Lymphödem:
  Bei tumoröser Verlagerung der Lymphabflußbahnen (Tumoren und Metastasen im Kleinbecken, der Blase, primäre Lymphknotenmalignome).
  Bei Verödung der Lymphbahnen durch Radiotherapie im kleinen Becken.
  Filariose.

Klinische Symptomatologie

- Beide Ödemarten ergreifen Skrotum und Präputium; erstrecken sich gelegentlich bis in die Leistengegend.
- Vor allem bei tumoröser oder postaktinischer Genese kann zusätzlich ein mehr oder weniger ausgeprägtes Lymphödem der unteren Extremitäten bestehen.
- Beim Ödem ist das Hautrelief verstärkt gezeichnet, das Skrotum aufgetrieben.
- Beim Lymphödem fühlt sich die Skrotalhaut teigig an.
- Skrotum und Präputium können grotesk vergrößert sein (Elephantiasis).
- Bei einem Präputiallymphödem sind Penis und insbesondere die Glans penis weder palpierbar noch sichtbar.
- Meist wenig bis gar nicht schmerzhaft.
- Bei der Filariose zusätzlich:
  Chylurie.
  Entzündungen von Samenstrang, Nebenhoden, Hoden, mit Begleithydrozele.

Diagnostik

- Anamnese!
- Typischer Inspektions- und Palpationsbefund.
- Urinstatus: Eine Mikro-/Makrohämaturie kann auf eine urogenitale Grunderkrankung hinweisen; bei Verdacht Suche nach Filarien.
- Blutstatus: hochgradige Eosinophilie und Leukozytose typisch für Filariose.

- Zystoskopie: zum Ausschluß eines ätiologisch verantwortlichen Blasentumors.
- Radiologische Untersuchungen:
  i.v. Urographie: Verdrängungserscheinungen an Ureter oder Blase können auf einen retroperitonealen oder im kleinen Becken gelegenen Prozeß hinweisen.
  Lymphographie: entzündliche oder tumoröse Lymphknotenveränderungen, Lymphabflußstörungen, hyper- oder hypoplastische Lymphknoten.

Therapie

- Einfaches Skrotalödem:
  Klingt meist spontan ab.
  Evtl. Antihistaminika.
- Konservative Behandlung des Lymphödems:
  Behandlung der Primärerkrankung.
  Nicht schmerzhafte, mäßig große und in ihrer Ausdehnung nicht zunehmende, kosmetisch nicht störende Lymphödeme bedürfen keiner Behandlung.
  Bei Filariose: Piperazinderivate (z.B. Hetrazan) per os über 4–8 Wochen.
- Chirurgische Behandlung des Lymphödems:
  Resektion von Primärtumoren.
  Resektion von obstruierenden Lymphknotenmetastasen.
  Reduktionsplastik von Skrotum und Präputium.

Allgemeines

- Eine Aplasie oder Hypoplasie des Ductus deferens ist nicht so selten, wie gemeinhin angenommen wird.
- Gelegentlich ist nur der distalste Anteil des Samenstranges auf eine Strecke von einigen Zentimetern ab Nebenhodenschwanz aplastisch oder hypoplastisch angelegt.
- Die Diagnose wird meist erst anläßlich einer Untersuchung wegen Infertilität gestellt.

Klinische Symptomatologie

- Keine besondere.

Diagnostik

- Genaue Palpation.
- Spermiogramm: Bei einer Azoospermie muß daran gedacht werden.
- Chirurgische Exploration des Ductus deferens: Ist in unklaren Situationen oder zur Sicherung der Diagnose sehr oft erforderlich.

Differentialdiagnose

- Verschlußazoospermie anderer Genese.
- Tubuläre Hodenatrophie.

Therapie

- Ist nur der distalste Anteil des Ductus deferens aplastisch oder hypoplastisch, kann eine Neueinpflanzung des normal ausgebildeten Samenstranges in den Nebenhodenkopf versucht werden.
- Meist technisch unmöglich wegen zu großer Distanz der Hypo- oder Aplasie.

Allgemeines

- Bei einer Varikozele handelt es sich um eine varizenartige Erweiterung der V. testicularis und der Venen des Plexus pampiniformis.
- Man muß dabei zwischen der idiopathischen und der symptomatischen Form unterscheiden.
- Die idiopathische Varikozele:
  Sie beruht auf einem retrograden venösen Blutstrom oder einer venösen Stase.
  Junge Männer sind vorwiegend davon betroffen mit einer Häufigkeit von ca. 20% aller 20jährigen.
  Hat eine Tendenz, sich spontan zurückzubilden.
  Tritt in 90% aller Fälle auf der linken Seite auf, da die V. testicularis sinistra hämodynamisch ungünstiger in die Nierenvene mündet als die direkt in die Kava mündende V. testicularis dextra.
  Histologisch wird oft das Fehlen von Venenklappen in der V. testicularis beobachtet.
  Als Prädispositionsfaktoren werden erwähnt: Astheniker, Plethoriker, Insuffizienz des Inguinalkanals, Atrophie des M. cremaster.
- Die symptomatische Varikozele:
  Tritt beiderseits mit gleicher Häufigkeit auf.
  Sie beruht auf einer venösen Kompression von außen (Tumoren des Nierenparenchyms, des Nierenbeckens, des Ureters).
  Deshalb kann sie in jedem Alter entstehen und entwickelt sich rasch.

Varikozele und Fertilität

- Eine Varikozele führt häufig zu Spermiogrammveränderungen und zur Infertilität, wozu folgende Gründe angegeben werden:
- Venöse Stase:
  Führt zur Gewebehypoxie.
  Beeinträchtigt die Spermiogenese.
  Verschlechtert die Spermienmotilität.
- Erhöhte intraskrotale Temperatur:
  Wobei die stark blutgefüllten Venen wie eine Heizschlange wirken.
  Führt zur Reifestörung der Spermatozoen.
- Reflux von Nebennierenproduktion in die V. testicularis:
  Erhöhte Konzentration von Katecholaminen führt zur Hoden- und Nebenhodenschädigungen wegen chronischer Vasokonstriktion.

Andererseits wurden nie erhöhte Kortikoidderivate im Varikozelenblut beobachtet.
- Zusätzliche Schädigung des Hodens auf der Gegenseite:
Durch erhöhte Temperatur.
Wegen reichlicher venöser Anastomosen mit der Gegenseite.

Klinische Symptomatologie

- Allgemeine variköse Erweiterungen in der einen Skrotalhälfte.
- In der Regel ohne Schmerzen.
- Gelegentlich leichte ziehende Schmerzen in Hoden- oder Leistengegend.
- Selten Schmerzen bei Erektion.
- Gelegentlich Potenzstörungen.
- Sehr oft wird eine Varikozele anläßlich einer Untersuchung wegen Infertilität festgestellt.

Diagnostik

- Inspektion, Palpation: im Stehen gestaute, geschlängelt verlaufende erweiterte Venenkonvolute, oberhalb und hinter dem Hoden gelegen; Hodentiefstand und sehr oft Hodenhypotrophie.
- Im Liegen oder beim Hochheben des Hodens entleert sich die idiopathische Varikozele im Gegensatz zur symptomatischen.
- Spermiogramm: Handelt es sich um eine Oligozoospermie und/ oder eine verminderte Spermienbeweglichkeit, kann durch eine operative Sanierung der Varikozele bezüglich Fertilität eine gute Prognose gestellt werden (über 40% Konzeption).

Therapie

- Kleine, kosmetisch nicht störende, schmerzlose Varikozelen mit normalem Spermiogramm bedürfen keiner Behandlung (evtl. Suspensorium).
- Bei symptomatischer Varikozele: Behandlung der Grundkrankheit.
- Alle anderen Varikozelen sollten chirurgisch saniert werden:
Suprainguinale Resektion der V. testicularis und A. testicularis (Palomo): Bei Erwachsenen kommt es trotz arterieller Ligatur zu keiner Hodenatrophie.
Suprainguinale Resektion der V. testicularis (Bernardi): Bei Jugendlichen sollte einzig die Vene durchtrennt werden, da arterielle Kollateralen oft noch nicht genügend ausgebildet sind.
Bei Mißerfolg: Suspension des Hodens mittels Faszienzügel.

Allgemeines

- Vermehrte Flüssigkeitsansammlung innerhalb der Tunica vaginalis communis testis.
- Anatomie (Abb. 13):
  Der Processus vaginalis ist eine Invagination des Peritoneums, welches bei der Hodenmigration ins Skrotum mitgeführt worden ist. Normalerweise verschließt sich dieser Prozessus auf seiner ganzen Strecke zwischen Inguina und Skrotum.
  Bei Fehlen des physiologischen Verschlusses des Processus vaginalis bleibt eine Verbindung mit der Abdominalhöhle zurück (kongenitale Inguinoskrotalhernie, Hydrocele communicans).
  Fehlt dieser Verschluß im Inguinalkanal, bildet sich eine Inguinalhernie aus.
  Bleibt nur ein erweitertes Segment auf der inguinoskrotalen Strecke zurück, handelt es sich um eine Hydrocele funiculi (Funikulozele).
- Hämatozele: Blutung in eine vorbestehende Hydrozele.
  Traumatisch.
  Koagulopathie.
  Sekundär bei Hoden und Nebenhodentumoren.
- Ätiologie:
  Kongenital.
  Idiopathisch.
  Symptomatisch: Entzündungen und Tumoren von Hoden und Nebenhoden.

Klinische Symptomatologie

- Langsam zunehmender zystischer Tumor in einer oder beiden Skrotalhälften.
- Skrotalhaut nicht infiltriert.
- Kommunizierende Hydrozelen füllen sich im Stehen, entleeren sich im Liegen.
- Schmerzen treten nur bei starker Größenzunahme oder bei einer symptomatischen Hydrozele auf.
- Hydrocele funiculi: rundlicher zystischer Tumor entlang dem Samenstrang.

Diagnostik

- Palpation: zystischer, glatter, indolenter, prall-elastischer, gegenüber der Skrotalhaut gut verschieblicher intraskrotaler Tumor; bei großen Hydrozelen kann der Hoden nicht vom Nebenhoden abgegrenzt, evtl. gar nicht mehr palpiert werden (Abb. 13).

Funikulozele: äquivalenter Tumor im Verlauf des Samenstranges (Abb. 13).

- Diaphanoskopie (Durchleuchtung des zystischen Tumors mittels starker Lichtquelle) positiv; die der Lichtquelle gegenüberliegende Seite leuchtet hellrot auf, wobei damit gelegentlich der Hoden abgegrenzt werden kann.
- Punktion: seröse, hellgelbe, schäumende Flüssigkeit.

Differentialdiagnose

- Inguinalhernie, Inguinoskrotalhernie (Abb. 13).
- Spermatozele.
- Hodentumor.

Therapie

- Bei Kindern:
  Sehr oft Spontanheilung.
  Punktion und Evakuation der Flüssigkeit.
  Keine Injektion sklerosierender Mittel und, wenn irgendwie möglich, keine Operation wegen der nachfolgenden pathologischen Oligospermie.
- Symptomatische Hydrozelen:
  Behandlung der Primärerkrankung.
  Hodentumoren können oft durch eine Hydrozele maskiert bleiben; es lohnt sich bei Verdacht, vorerst die Hydrozelenpunktion, um anschließend den Hoden zuverlässig palpieren zu können.
  Bei persistierenden Beschwerden kann eine symptomatische Hydrozele operativ angegangen werden.
- Idiopathische Hydrozelen:
  Mehrmalige Punktion und Instillation sklerosierender Mittel bei alten Männern; nicht ungefährlich (Blutungen, Infekte).
  Methode der Wahl: operative Resektion der Hydrozelenwand (nach Bergmann).
  Teilresektion und Umstülpung der Hydrozelenwand (nach Winkelmann) führt sehr häufig zu Rezidiven.
  Bei älteren Männern lohnt sich die gleichzeitige Epididymektomie.

Allgemeines

- Zystischer Tumor im Bereich des Nebenhodenkopfes (Abb. 13).
- Ätiologie:
  Kongenital: zystisch erweiterte Reste des Müllerschen Ganges.
  Traumatisch: Ruptur der Tubuli, die das Rete testis mit dem Nebenhodenkopf verbinden.

Klinische Symptomatologie

- Im allgemeinen verlaufen die Spermatozelen asymptomatisch, werden oft als Zufallsbefund entdeckt.
- Bei starker Größenzunahme können sie ein Spannungsgefühl verursachen.

Diagnostik

- Palpation: meist kleiner, zystischer, indolenter, kugeliger Tumor im Bereich des Nebenhodenkopfes oder an der Hodenhinterfläche, wobei sich der Hoden deutlich von diesem Gebilde abgrenzen läßt.
- Diaphanoskopie: positiv.
- Punktion: milchig-trübe Flüssigkeit, enthält massenhaft Spermien.

Differentialdiagnose

- Hydrozele.
- Funikulozele.
- Hydatide.
- Nebenhodentuberkulose.

Therapie

- Kleine Spermatozelen ohne Größenzunahme benötigen keine Behandlung.
- Große, schmerzhafte können reseziert werden, evtl. mit gleichzeitiger Epididymektomie.

Spermatozele

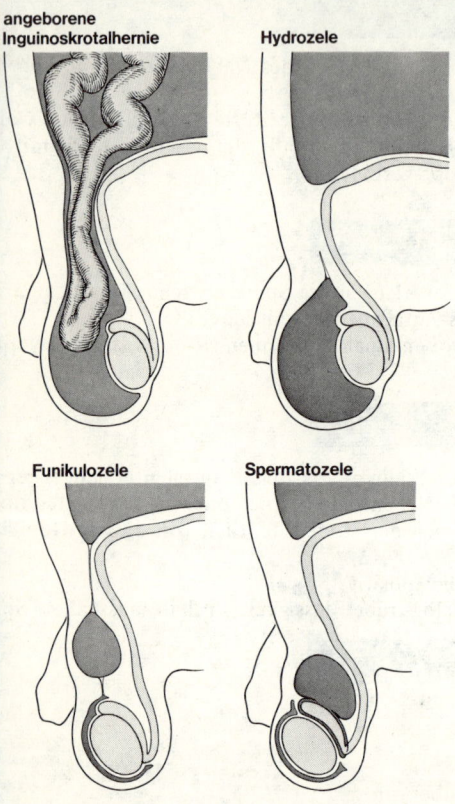

angeborene
Inguinoskrotalhernie

Hydrozele

Funikulozele

Spermatozele

Abb. 13 Differentialdiagnose von Skrotalbefunden

Allgemeines

- Normale Hodenentwicklung:
  Vor der Geburt: Entwicklung unter hormonalem mütterlichem Einfluß.
  Von der Geburt bis zum 5. Lebensjahr: Ruhephase.
  Vom 6.–10. Lebensjahr: Wachstumsphase unter Androgeneinfluß.
  Vom 11.–15. Lebensjahr: Reifungsphase, u.a. unter Androgeneinfluß.
- Deszensus des Hodens:
  Beginn des Deszensus im 7. Schwangerschaftsmonat.
  Bei 96% aller Neugeborenen sind beide Hoden im Skrotum.
  In 2% der Fälle findet ein Deszensus später (vor allem während des 1. Lebensjahres) spontan ins Skrotum statt.
  Bei 2% aller Erwachsenen besteht eine Dystopie, die abgeklärt und behandelt werden muß.

Hodenektopie

- An sich normaler Deszensus, jedoch außerhalb des physiologischen Weges.
- Der Deszensus endet in einer Lageanomalie.
- Die Hodenentwicklung ist während der Wachstums- und der Reifungsphase gestört.
- Ein ektoper Hoden ist steril.
- Lokalisationsformen:
  Ectopia cruralis oder femoralis: sehr selten.
  Ectopia praeperitonealis: zwischen Peritoneum und Aponeurose des M. transversus abdominis.
  Ectopia inguinalis superficialis (unterhalb der abdominalen Aponeurose): häufigste Lokalisation.
  Ectopia transversalis (gekreuzte Ektopie): sehr selten.
  Ectopia penilis: selten.
  Ectopia perinealis: selten.

Hodenretention (Kryptorchismus)

- Der normale Deszensus des Hodens in das Skrotum hat entweder nie begonnen oder ist irgendwo unterwegs zum Stillstand gekommen.
- Ursachen:
  Partielle oder totale Stenosierung des Ductus inguinoperitonealis.
  Kongenitale oder erworbene peritoneale Verwachsungen (Hernia inguinalis).

Verkürzung des Ductus deferens.
Vaskuläre Veränderungen im Bereich des Samenstranges.
Mißbildung oder Fehlanlage des Mesorchiums.
Fehlinsertion des Gubernaculum testis.
Testikulär-hormonelle Störungen.
Mangelhafte Stimulierung durch die gonadotropen Hormone.

- Lokalisationsformen:
Retentio testis abdominalis.
Retentio testis inguinalis.

Gleithoden

- Stationär im Inguinalkanal liegender Hoden.
- Kann wohl ins Skrotalfach hinuntergezogen werden, gleitet jedoch wegen seines zu kurzen Samenstranges sofort wieder zurück
- Gehört im strengeren Sinne zur Gruppe der Hodenretention.

Pendelhoden oder Wanderhoden

- Beweglicher Hoden, der zwischen Inguinalkanal und Skrotalfach hin und her wandert.
- Kann manuell ohne weiteres ins Skrotum gebracht werden und bleibt für gewisse Zeit dort liegen.

Pathogenese

- Hodenatrophie:
Jeder Hoden, der sich nicht in physiologischer Lage im Skrotum befindet, wird sich nicht normal entwickeln, so daß eine Lagekorrektur vor der Wachstumsphase erfolgen muß.
Die Testosteronproduktion (Leydig-Zellen) eines retinierten Hodens ist in mindestens 90% insuffizient.
Die Hodenhypotrophie bleibt weiterbestehen, auch wenn ein Deszensus bis zur Pubertät erfolgt oder durch eine Operation korrigiert worden ist.
- Spermatogenese:
Die pathologische Oligoasthenospermie ist beim retinierten Hoden konstant.
Es besteht eine Temperaturdifferenz zwischen Abdominalhöhle und Skrotum von 3−4 °C.
Die Temperaturregulation im Skrotum erfolgt physiologischerweise durch Kontraktionen der Tunica dartos.
Die spermatogenen Zellen (Sertoli-Zellen) sind bei einem retinierten Hoden sehr wahrscheinlich ab 2. Lebensjahr irreversibel geschädigt, so daß eine Skrotalverlagerung bis zu diesem Zeitpunkt vorgenommen werden muß.

- **Maligne Entartungen:**
  Die Wahrscheinlichkeit einer malignen Entartung ist bei einem dystop gelegenen Hoden 18mal größer als bei einem normal gelegenen.
  Auch die Verlagerung in das Skrotum ändert an dieser Prognose nichts.

Komplikationen

- Hernia inguinalis.
- Orchitis.
- Periorchitis.
- Epididymitis.
- Hodentorsion.
- Maligne Entartung.

Klinische Symptomatologie

- Fehlender Hoden in einem oder beiden Skrotalfächern, wobei die entsprechende Skrotalseite hypotroph angelegt ist.
- Ein Pendelhoden kann vom Inguinalkanal skrotalwärts hinuntermassiert werden.
- Oft wird ein Kryptorchismus erst bei einer Sterilitätsabklärung entdeckt.
- Schmerzen verursachen lediglich Hoden, die ungeschützt an unphysiologischer Stelle liegen (z.B. vor der Symphyse, Penis, perineal.
- Ein Kryptorchismus ist sehr oft mit einer kongenitalen Leistenhernie verbunden.
- In ca. 10% kryptorcher Kinder liegt ein kongenitaler Defekt vor (z.B. primärer Hypogonadismus, hypophysärer Hypogonadismus).
- Häufig kombiniert sind ein- oder doppelseitige Kryptorchismen mit einer mehr oder weniger ausgeprägten Hypospadie.

Diagnostik

- Palpation: fehlender Hoden im Skrotalfach, evtl. im Inguinalkanal palpierbar; Suche nach ektoper Lage, wobei auch kombinierte Inguinalhernien miterfaßt werden müssen.
- Bestimmung der 17-Ketosteroide und der Gonadotropine im Urin: Beim primären Hypogonadismus sind die Gonadotropine deutlich erhöht, während die 17-Ketosteroide geringgradig erniedrigt sind. Bei einer primären Hypophysenunterfunktion sind sowohl Gonadotropine wie auch 17-Ketosteroide eindeutig vermindert.

Therapie

- Konservative Behandlung:
  Vor dem 6. Altersjahr, neuerdings vor dem 2. Altersjahr, kann eine Choriongonadotropintherapie versucht werden:
  i.m. Injektion von 500−1000 IE 2x wöchentlich in einer Gesamtdosis von 10 000−12 000 IE.
  Später keine Verabreichung mehr von Testosteronderivaten wegen der Gefahr einer Pubertas praecox.
  Die medikamentöse Therapie ist sehr oft illusorisch.
- Indikation zur Operation:
  Vor dem 2. Altersjahr.
  Nach erfolgloser konservativer Therapie.
  Bei lokalen Komplikationen (Hydrozele, Hernie, Torsion).
  Bei doppelseitigem Kryptorchismus, da hier die Prognose eines Spontandeszensus minimal ist.

Allgemeines

- Drehung des Hodens mit dem Samenstrang um die Längsachse.
- Drehrichtung bei kaudokranialer Blickrichtung: rechter Hoden im Uhrzeigersinn, linker Hoden im Gegenuhrzeigersinn.
- Man unterscheidet:
  Die intravaginale Torsion: Der Hoden dreht sich innerhalb der Tunica vaginalis communis.
  Die supravaginale Torsion: Hoden und Tunica vaginalis communis drehen sich um den Samenstrang.
- Es sind fast ausschließlich Hoden unmittelbar vor, während und unmittelbar nach der Pubertät sowie kryptorche Hoden davon betroffen.
- Durch die Torsion des Samenstranges kommt es zu einer Strangulation der Blutversorgung des Hodens.
- Erfolgt keine Behandlung innerhalb der ersten 4–6 Std., so kommt es zu einer Hodenatrophie.
- Die Spermiogenese erliegt irreversibel sehr wahrscheinlich viel früher.

Ursache

- Entwicklungsanomalie:
  Zu weite Tunica vaginalis mit abnorm hoher Insertion am Samenstrang.
  Abnorme Beweglichkeit des Nebenhodens durch zu langes Mesorchium.
  Das Gubernakulum ist zu lange oder nicht angelegt.
  Der Aufhängeapparat des Hodens an der Tunica dartos ist nicht straff genug.
- Mechanismus:
  Axialdrehung des Hoden-/Nebenhodengebildes infolge plötzlicher Kontraktion des M. cremaster.
  Infolge des bekannten schrägen Ansetzens des Kremasters am Samenstrang kommt die typische Drehrichtung zustande.
  Wahrscheinlich sind lokale Traumata oder Mikrotraumata der entscheidende Auslösefaktor.

Klinische Symptomatologie

- Plötzliches Auftreten sehr starker Schmerzen des betroffenen Hodens mit Ausstrahlungen in die entsprechende Inguinalgegend, die zu Ohnmachtsanfällen führen können.
- Brechreiz, Erbrechen.
- Zunehmendes Anschwellen der Skrotalhaut und des Skrotalinhaltes.

- Keine Dysurie.
- Zu Beginn kein Fieber, nach wenigen Stunden mäßige Temperaturzunahme.
- Typischerweise sind fast ausschließlich Jünglinge in und um die Pubertät herum davon betroffen.

Diagnostik

- Typische Anamnese:
- Inspektion: Betroffener Hoden steht höher als normal bis gegen den Inguinalkanal, Skrotalhaut leicht gerötet, ödematös.
- Palpation: Hoden stark druckdolent, zunehmende Schwellung; während im Frühstadium der Nebenhoden an abnormaler Lage (z.B. ventral) palpierbar ist, ist nach wenigen Stunden der Hoden so stark angeschwollen, daß seine Abgrenzung gegenüber dem Nebenhoden unmöglich ist; durch Hochheben des Hodens gegen den Inguinalkanal verstärken sich die Schmerzen (Differentialdiagnose zur Epididymitis acuta, wo die Schmerzen dadurch nachlassen!); meist ist der gegenseitige Hoden ebenfalls abnorm beweglich.
- Urinsediment: normaler Befund; Differentialdiagnose zur Epididymitis acuta, die meist mit einer Leukozyturie vergesellschaftet ist.
- Blutstatus: im Frühstadium unauffällig; nach einigen Stunden kommt es zu einer Leukozytose.
- Hodenszintigraphie mit Treffsicherheit > 90 %.

Differentialdiagnose

- Epididymitis acuta.
- Inkarzerierte Hernie.
- Appendicitis acuta im Bruchsack.
- Orchitis acuta.
- Torsion einer Hydatide.
- Traumatische Hämatozele.

Therapie

- Operative Revision und Detorquierung des Hodens: Lieber eine Epididymitis acuta zuviel operativ freilegen als eine Hodentorsion zuwenig. Im Zweifelsfalle: operative Revision.
- Da eine Hodentorsion anlagebedingt ist, soll einige Wochen später der gegenseitige Hoden operativ fixiert werden.

Allgemeines

- Eine isolierte Orchitis ist keine häufige Erkrankung.
- Sehr oft wird eine akute Epididymitis als Orchitis mißdeutet.
- Eine Mumpsorchitis tritt praktisch nur bei Mumpserkrankung in oder nach der Pubertät auf.
- Durch eine akute Orchitis wird das Keimepithel irreversibel geschädigt, während die Leydig-Zellen für gewöhnlich ihre Funktion beibehalten.

Ätiologie

- Hämatogene Streuung; der häufigste Weg:
  Bakteriell: Pneumokokken, Brucellen.
  Viren: Mumpsvirus, Coxsackie-Virus.
- Übergreifen einer Epididymitis:
  Selten.
  Bei Tuberkulose möglich.

Klinische Symptomatologie

- Plötzlicher Beginn mit starken Schmerzen im betroffenen Hoden mit ausgeprägtem Krankheitsgefühl.
- Schwellung des Hodens.
- Später Rötung und Ödem des Skrotums.
- Hohes Fieber.
- Keine Dysurie.
- Nach Abklingen der Entzündung stellt sich eine Hodenatrophie ein.

Diagnostik

- Inspektion, Palpation: Hoden geschwollen, Nebenhoden nicht abgrenzbar; äußerst starke Druckdolenz, Rötung und Schwellung des Skrotums.
- Urinstatus: oft Mikrohämaturie, gelegentlich Proteinurie.
- Blutstatus: Leukozytose.
- Blutserologie: Vor allem bei Mumpserkrankungen ist die Nierenfunktion gestört; normalisiert sich nach Abklingen der Entzündung.

Differentialdiagnose

- Epididymitis acuta.
- Hodentorsion.
- Hodentrauma.

Therapie

- Antibiotika: bei Mumpsorchitis wertlos.
- Im Frühstadium (d.h. innerhalb der ersten 6−8 Std.) Infiltration des Samenstranges mit Novocain, Lidocain u.a.m.:
  Führt meist zu raschem Rückgang von Schmerzen und entzündlicher Schwellung.
  Man hofft, damit auch die Prognose bezüglich Spermiogenese zu verbessern.
- Bettruhe, lokale Kälteapplikation, Suspensorium.

Allgemeines

- Häufigkeit:
1 % aller malignen Tumoren des Mannes.
4% der Tumoren im Urogenitalsystem des Mannes.
Auftreten vor allem zwischen dem 20. und 40. Lebensjahr.
- Ätiologie:
Unbekannt.
Prädispositionsfaktor: Kryptorchismus, Status nach Orchidopexie.
Bösartige Hodentumoren entwickeln sich vorwiegend im Alter
der höchsten Sexualaktivität.

Pathologie

- Seminom (40%):
Rundlicher Tumor mit Kapsel und einheitlicher Struktur.
Derb-elastische Konsistenz.
Auf Schnitt glänzende Fläche.
Metastasen: lymphogen und hämatogen.
Radiosensibel.
- Embrionalkarzinom (20%):
Große rundliche, eher weiche Tumoren.
Auf Schnitt typische blutige Suffusionen.
Metastasen: lymphogen und hämatogen.
Wenig radiosensibel.
- Chorionkarzinom (5 %):
Kleine, hochmaligne Tumoren:
Sehr frühzeitige hämatogene und lymphogene Metastasierung.
Sehr oft in Kombination mit anderen bösartigen Hodentumoren.
Produziert Choriongonadotropin.
Kann mittels Schwangerschaftstest (Aschheim-Zondek) diagno-
stiziert werden.
Radioresistent.
Prognose sehr schlecht.
- Teratokarzinom (30%):
Unregelmäßige Struktur unter Mitbeteiligung aller drei Keim-
blattformationen.
Auf Schnitt weichere und derbere Zonen.
Metastasen: lymphogen.
Radioresistent.
- Teratom (5%):
Derber, homogener Tumor mit fibröser Kapsel.
Enthält Muskeln, Knorpel und Knochengewebe.
Gutartiger Tumor ohne Metastasierung.
Jedes Teratom ist jedoch verdächtig, irgendwo trotzdem einen
Bezirk mit maligner Entartung zu tragen.

Prognose gut.
- Agerminale Hodentumoren (sehr selten):
Leydig-Zell-Tumoren: gutartig; produzieren Androgene und Östrogene; hervorstechendes klinisches Merkmal: Gynäkomastie und Pubertas praecox.
Sertoli-Zell-Tumoren: gutartig.

Metastasierung

- Typisch ist die lymphogene Metastasierung.
- 1. Station:
Unmittelbar infrahilär, zwischen Nierenhilus und großen Gefäßen.
Metastasierung entlang der V. testicularis.
Keine Beteiligung der kontralateralen Lymphknotenstationen.
- 2. Station:
Nach kaudal entlang der großen Gefäße absteigend.
Wahrscheinlich durch Blockierung der hilären Lymphbahnen.
2 Lymphbahnenketten links: paraaortal und präaortal.
3 Lymphbahnenketten rechts: parakaval, anterokaval, interaortokaval.
- 3. Station:
Aufsteigend von suprahilär bis zum Diaphragma.
Absteigend entlang der iliakalen Lymphknotenketten ins kleine Becken.
Ausnahmsweise Mitbeteiligung der kontralateralen Lymphknotenketten.
- 4. Station:
Weitere retroperitoneale Dissemination mit Bildung großer Metastasenkonglomerate.
Mitbeteiligung von Zwerchfell und Mediastinum.
Kontralaterale Mitbeteiligung.
Fernmetastasen.

TNM-Klassifikation

- Primärtumor:
T0   Kein Primärtumor feststellbar.
T1   Tumor beschränkt auf den eigentlichen Hoden.
T2   Tumor mit Invasion über die Tunica albuginea hinaus.
T3   Tumor mit Invasion des Rete testis oder des Nebenhodens.
T4 a) Infiltration des Samenstranges oder Tumor im kryptorchen Hoden.
   b) Infiltrat der Skotalwand.
- Lymphknoten:
N0   Keine Lymphknotenmetastasen.
N1   Befall eines einzelnen homolaterlaen Lymphknotens (inguinal beweglich).

N2 Befall kontrolateraler oder bilateraler oder multiple regionärer Lymphknoten.

N3 Fixierte inguinale Lymphknoten oder tastbare Lymphknoten im Abdomen.

N4 Befall der juxtaregionalen Lymphknoten.

- Metastasen:

M0 Kein Anhaltspunkt für Fernmetastasen.

M1 Fernmetastasen vorhanden.

- Histopathologisches Grading:

G1 Hoher Grad der Differenzierung.

G2 Mittlerer Grad der Differenzierung.

G3 Geringer Grad der Differenzierung oder Indifferenzierung.

GX Differenzierungsgrad kann nicht bestimmt werden.

Klinische Symptomatologie

- Hodenvergrößerung:
Meistens als Zufallsbefund.
Meist keine Beschwerden.
Sehr oft wird ein Hodentumor wochen- und monatelang verkannt und als Epididymitis chronica oder Hydrozele konservativ behandelt.
Nicht selten wird ein Hodentumor anläßlich eines Hodentraumas zufälligerweise entdeckt.

- Pubertas praecox bei Leydig-Zell-Tumoren.

- Gynäkomastie bei Choriongonadotropin produzierenden Tumoren.

- Allgemeine Müdigkeit, Unwohlsein.
Unklare Abdominalbeschwerden, Charakteristische Rückenschmerzen.
Gewichtsabnahme.

Diagnostik

- Palpation: indolente, knotige Vergrößerung und derbe Verhärtung des Hodens bei freiem Nebenhoden, unauffälligem Ductus deferens und gelegentlicher Begleithydrozele.
Palpable Lymphknotenmetastasen supraklavikulär bedeuten ein Spätstadium.

- Tumormarker (Alphafetoprotein, β-HCG, LDS).

- Alphafetoproteine im Blut: nicht obligat erhöht; wenn präoperativ erhöht und nicht postoperativ sinkend, sind nicht alle Metastasen entfernt worden; ansteigende Tumormarker verweisen auf Metastasen.

- Radiologische Untersuchungen:
Thoraxröntgenbild: Suche nach Lungenmetastasen (Rundherde).

I.v. Urographie: Bei Nieren- und Ureterenverdrängungen nach lateral sind retroperitoneale Metastasen praktisch bewiesen; wichtig auch zur Beurteilung der Nierenfunktion, wenn wegen Metastasen bei der retroperitonealen Lymphknotenausräumung zusätzlich nephrektomiert werden muß.

Lymphographie: fraglich, indem bis zu 40 % falsch positive oder falsch negative Beurteilungen resultieren und auch damit keine Auskunft möglich ist, ob evtl. Lymphknotenmetastasen radikal entfernbar sind.

- Nuklearmedizinische Untersuchungen.

Sonographie nur zur Erfassung infradiaphragmatischer Metastasen. CT und NMR zur Erfassung infra- und supradiaphragmatischer Metastasen.

Differentialdiagnose

- Hydrozele.
- Spermatozele.
- Hämatozele.
- Urogenitaltuberkulose.
- Luetische Gummata.
- Epididymitis chronica.
- Orchitis acuta.
- Hodentorsion.

Therapie

- In jedem Fall hohe Semikastration.
- Bei Seminom: Nachbestrahlung.
  Neuerdings wird die onkologische Chemotherapie zur Diskussion gestellt.
- Bei nicht seminomatösen Keimzelltumoren (N0, N1, N2): retroperitoneale Lymphadenektomie. Bei ausgedehnter retroperitonealer bzw. weiterer Metastasierung: Chemotherapie (Platinol, Belomycin, Velbe, VP-16).
  Die Resttumoren nach Chemotherapie müssen operativ entfernt werden.
- Teratom: Bei Sicherheit der absoluten Benignität keine weitere Behandlung angezeigt.

Prognose

- Teratom: in 100 % Heilung.
- Seminom: in 85 % Heilung.
- Chorionkarzinom: Prognose infaust.
- Teratokarzinom: über 80 % Heilung im Frühstadium, ca. 40 bis 50 % beim Spätstadium.

Ätiologie

- Kanalikulär deszendierend:
Bei akuter oder chronischer Prostatitis.
Nach transurethraler Instrumentierung.
Bei Dauerkatheter.
Nach Prostatektomie.
- Primär hämatogene Streuung:
Von septischen Fokalherden (Tonsillitis, Furunkulose, Typhus, Darmaffektionen).
- Primär lymphogene Streuung:
Selten.
Meist in Kombination mit der kanalikulären Streuung.
- Bei spezifischen Infektionen (Tuberkulose, Lues, Gonorrhö):
Primär hämatogen.
Kanalikulär deszendierend: ausgehend von einer spezifischen Prostatitis.
- Traumatische Epididymitis:
Sehr selten bei direktem Skrotaltrauma.
Meist wirkt das Trauma als auslösender Faktor bei schon vorbestehender, aber klinisch nicht manifester Prostatitis.
- Ektope Mündung eines Ureters in die Samenblasen oder in die prostatische Harnröhre.
- Bei jungen Männern ist oft kein Grund zu eruieren.

Klinische Formen

- Akute Epididymitis: Ätiologie oft nicht zu eruieren.
- Chronische Epididymitis:
Nach nicht vollständig ausgeheilter akuter Epididymitis.
Therapeutisch schlecht zu beeinflussen, neigt häufig zu rezidivierenden akuten Exazerbationen, vor allem wenn aufgrund einer chronischen Prostatitis.
Mit der Zeit kommt es zum Verschluß der Nebenhodenausführungsgänge.
- Sekundäre Epididymitis (nach Prostatektomie):
Relativ häufige Komplikation (bis zu 30%).
Es empfiehlt sich deshalb die prophylaktische Vasektomie.
- Gonorrhoische Epididymitis: Hinterläßt meist ein derbes Restinfiltrat am Abgang des Ductus deferens.
Häufig Azoospermie wegen Obliteration des Ductus deferens.
- Eosinophile chronische Epididymitis: neigt zu akuter Epididymitis.
- Granulomatöse Epididymitis.
- Sog. Epididymitis erotica: nach sexuellen Exzessen.

Klinische Symptomatologie

- Sehr starke Schmerzen im betroffenen Skrotalfach, ausstrahlend entlang des Funikulus nach inguinal.
- Hohes Fieber bis zu 40 °C, verbunden mit ausgesprochenem Krankheitsgefühl.
- Nebenhoden anfänglich stark geschwollen, nach einigen Stunden schlecht vom Hoden abzugrenzen.
- Sehr starke Druckdolenz.
- Skrotum ödematös, gerötet.
- Zystitische Symptomatik.
- Gelegentlich Fluor urethralis.
- Verlaufsformen:
  Spontane Heilung.
  Übergang in eine chronische Epididymitis.
  Abszedierung und Ausbildung einer Fistel.

Diagnostik

- Palpation:
  Akute Form: Nebenhoden stark angeschwollen, gelegentlich schlecht vom Hoden abzugrenzen; ausgesprochene Druckdolenz; Funikel ebenfalls verdickt, druckdolent; bei Hochheben des Hodens gegen den Inguinalkanal Schmerzabnahme (Differentialdiagnose gegenüber Hodentorsion s. S. 293).
  Chronische Form: Nebenhoden gut abgrenzbar, mit derben, mäßig druckdolenten Indurationen, gelegentlich Nebenhoden als Ganzes vergrößert; Funikulus schlank; gelegentlich Hinzutreten einer symptomatischen Hydrozele.
- Urinsediment: Leukozyturie immer vorhanden; Bakteriurie nicht obligat.
- Urinbakteriologie/Resistenzprüfung: zur Therapiefestlegung.
- Morgenurin auf Tbc: vor allem bei rezidivierenden Epididymitiden und ausgesprochener Pyurie.
- Dreigläserprobe: nicht im akuten Stadium; zum Beweis einer ätiologisch verantwortlichen Prostatitis.
- Blutbild/Senkung: bei akuter Epididymitis Leukozytose und hohe Senkung; bei chronischer Form meist unauffällig.
- Rektalpalpation: Beurteilung der Prostata; nicht in der akuten Phase.
- Radiologische Untersuchungen:
  i.v. Urographie: zum Beweis oder Ausschluß einer Urogenitaltuberkulose sowie zur Beurteilung der Prostata (Prostataverkalkungen!).
  Evtl. Urethrographie: bei Verdacht einer ätiologisch verantwortlichen Urethrastriktur.

Differentialdiagnose

- Nebenhodentuberkulose.
- Nebenhodentumor.
- Hodentorsion.
- Orchitis acuta.
- Hydrozele.
- Spermatozele.

Therapie

- Akute Epididymitis:
  Im Frühstadium, d.h. innerhalb der ersten 24–48 Std., Infiltration des Funikels mit Anästhetika: damit können Schmerzen und Schwellung kupiert werden.
  Chemotherapeutika, Antibiotika: je nach Resistenzprüfung.
  Antiphlogistika: Tanderil, Traumanase etc.
  Lokal: warme oder kalte Umschläge mit Alkohollösung 60%.
  Bettruhe.
  Suspensorium.
- Chronische Epididymitis:
  Chemotherapeutika, Antibiotika (gegen die chronische Prostatitis!) mit mäßigem Erfolg.
  Antiphlogistika.
  Heiße Sitzbäder.
  Suspensorium.
  Bei Weiterbestehen der Schmerzen und vor allem bei rezidivierenden akuten Schüben: Epididymektomie.
- Tuberkulöse Epididymitis:
  Zu Beginn Tuberkulostatika.
  Später je nach Ansprechen Epididymektomie.
- Bei Abszedierung: Semikastration.

Allgemeines

- Seltenes Vorkommen:
- Histologie:
  Benigne: adenomatoide Tumoren; häufiger.
  Maligne: Nebenhodenkarzinom, Nebenhodensarkom; beide mit sehr schlechter Prognose.
- Metastasierung: lymphogen und hämatogen.

Klinische Symptomatologie

- Vergrößerung am Nebenhoden, oft als Zufallsbefund entdeckt.
- Meist schmerzlos.

Diagnostik

- Palpation: derbes, geringgradig druckdolentes Knötchen im Nebenhoden; in fortgeschrittenen Fällen ist die Abgrenzung gegenüber einem Hodentumor schwierig (Abb. 11).

Differentialdiagnose

- Chronische unspezifische Epididymitis.
- Tuberkulöse Epididymitis.
- Hodentumor.
- Spermatozele.

Therapie

- Bei benignen Tumoren: Epididymektomie.
- Bei malignen Tumoren:
  Semikastration.
  Radiotherapie.

Indikation

- Nebennierentumoren:
  Benigne.
  Maligne.
- Nebennierenhyperplasie.

Operationstechnik

- Bei einseitigem Nebennierentumor:
  - Lumbotomie mit Eingehen in den 11. Interkostalraum.
  - Eröffnung der Nierenloge und Mobilisation der Niere.
  - Darstellen des suprarenalen Raumes; Aufsuchen der Nebenniere.
  - Ablösen der Nebenniere, von lateral und vom Zwerchfell.
  - Ablösen der linken Nebenniere von der Aorta, der rechten Nebenniere von der Kava unter Ligatur der zu- und abführenden Gefäße.
  - Drainage des suprarenalen Raumes. Schichtweiser Wundverschluß.
- Bei einseitigem großem Nebennierentumor:
  - Thorakoretroperitonealer Zugang.
  - Eingehen mittels Pararektalschnitt bis zum Rippenbogen und Weiterziehen der Inzision in den 8. oder 9. Interkostalraum.
  - Darstellen der Nierenloge.
  - Inzision des Zwerchfells entlang seinem lateralen Ansatzrand (Schonung des N. phrenicus!).
  - Weiteres Prozedere wie oben, mit dem Unterschied der viel größeren Übersicht über das Operationsfeld.
  - Verschluß des Zwerchfells mit atraumatischen Chromcatgut-Einzelknopfnähten.
  - Thoraxdrain unter Sog von 30 cm Wassersäule (s. thorakoretroperitoneale Nephrektomie S. 289).
  - Drainage des Retroperitonealraumes. Schichtweiser Wundverschluß.
- Bei beidseitiger Nebennierenhyperplasie (Cushing-Syndrom): bilaterale dorsale Adrenalektomie:
  - Patient in Bauchlage.
  - Schnittführung beiderseits symmetrisch auf der XI. Rippe (ca. 15 cm) bis unmittelbar zur Wirbelsäule, dann paravertebral aufsteigend (ca. 10 cm).
  - Resektion der XI. Rippe.
  - Abschieben der Pleura nach kranial.
  - Eröffnung des suprarenalen Raumes; Aufsuchen der Nebenniere.

- Entfernung der Nebenniere nach oben beschriebener Technik.
- Drainage des suprarenalen Raumes. Schichtweiser Wundverschluß.

Postoperative Behandlung

- Entfernung des Wunddrains am 4.–6. postoperativen Tag.
- Bei einseitiger Adrenalektomie: keine spezielle.
- Bei beidseitiger Adrenalektomie: lebenslange Kortisonsubstitution.

Indikation

- Eine genaue Lokalisation des Phäochromozytoms ist notwendig: 10–20% der Phäochromozytome zeigen eine atypische Lokalisation.
  10% aller Phäochromozytome treten multipel auf.

Präoperative Vorbereitung

- Ohne entsprechende Vorbereitung endet eine Operation bei Phäochromozytom mit großer Wahrscheinlichkeit intraoperativ letal.
- Korrigieren der konstanten Hypovolämie mittels Plasmavolumenbestimmung.
- Präoperativ und vor allem intraoperativ Verabreichung von Alpharezeptorenblockern (Phenoxybenzamin).
- Intraoperativ Alpharezeptorenstimulatoren (Phentolamin) in Bereitschaft.

Operationstechnik

- Zugang thorakoretroperitoneal (s. S. 318).
- Cave! Kein starkes Berühren des Phäochromozytoms, da mit Hypertoniekrisen gerechnet werden muß.
- Nach Ligatur aller versorgenden Gefäße sinkt der Blutdruck innerhalb Minuten auf normale Werte oder unter die Norm:
  - Ein Nichtabsinken des Blutdruckes oder ein Wiederansteigen innerhalb Minuten deutet auf multiple Lokalisation hin.
  - In diesem Fall ist die äußerst exakte Revision des ganzen Retroperitonealraumes, des kleinen Beckens sowie entlang der Beckenstammgefäße notwendig.
  - Wird kein weiteres Phäochromozytom gefunden, muß man annehmen, daß sich ein weiteres auf der Gegenseite befindet.
  - Dieses soll in einer zweiten Sitzung entfernt werden.

Postoperative Behandlung

- Fortlaufende Blutdruckkontrollen.
- Entfernung des Wunddrains am 4.–6. postoperativen Tag.

Indikation

- s. S. 134.

Operationstechnik (nach Albarran-Marion)

- Lumbotomie und Freilegung der Niere.
- Genaue Inspektion von proximalem Ureter, Nierenbecken und pyeloureteralem Übergang.
- In der Mitte der Nierenkonvexität wird die Nierenkapsel kreuzweise, einerseits vertikal bis zu den Nierenpolen, andererseits horizontal bis zum Nierenhilus inzidiert und vom Parenchym abpräpariert. Es bilden sich somit 4 Lappen.
- Die 2 oberen Kapsellappen werden durch eine separate Inzision in der vorderen Axillarlinie oberhalb der X. Rippe, die kaudalen Lappen unterhalb der X. Rippe mittels Seidenfäden untereinander verknotet, wobei die Niere manuell in richtiger Lage gehalten wird.
- Schichtweiser Wundverschluß unter Drainage des Retroperitonealraumes.

Postoperative Behandlung

- Bettruhe für 10 Tage.
- Antikoagulation.
- Entfernung des Wunddrains am 4.–6. postoperativen Tag.

Indikation

- Dauernephrostomie:
  Ureterobstruktion wegen inoperablen Tumors im Retroperitoneum oder kleinen Becken.
- Temporäre Nephrostomie:
  Entlastung einer geschädigten, funktionseingeschränkten Niere (Stauung, Infekt, operabler Tumor).
  Plastische Operationen an den unteren ableitenden Harnwegen (insbesondere Nierenbeckenplastik).
- Entlastung und Spülung infizierter Steinnieren.
- Blutung bei komplizierten Nierenoperationen.

Operationstechnik

- Lumbotomie mit Verlängerung in den 11. Interkostalraum.
- Mobilisierung und Freipräparieren des Nierenunterpoles.
- Direkte Nephrostomie:
  - Bei sehr großer Hydronephrose und dünnem Parenchymsaum:
  - Inzision am Nierenunterpol und Absaugen des Niereninhaltes.
  - Digitale Exploration und Ausspülen des Nierenhohlsystems.
  - Einlegen eines mit Löchern versehenen Kunststoffschlauches Charr. 22−24 bis ins Nierenbecken.
  - Fixation des Schlauches an der Niere mittels parenchymdurchgreifender Chromcatgutnaht.
  - Fixation des nephrostomietragenden Nierenanteiles an die Muskulatur (bessere postoperative Bedingungen für den Nephrostomiekatheterwechsel).
  - Probatorische Spülung durch den Nephrostomiedrain.
  - Schichtweiser Wundverschluß unter Drainage des Retroperitonealraumes.
- Indirekte Nephrostomie mittels Pyelotomie:
  - Bei normaler Parenchymbreite ist von einer direkten Nephrostomie abzuraten.
  - Pyelotomie, Ausspülen und digitale Exploration des Nierenhohlsystems.
  - Durch die Pyelotomie wird die untere Kelchgruppe lokalisiert und mittels gebogener Klemme oder besser mittels spezieller Nephrostomiezange durch die untere Kelchgruppe das Nierenparenchym stumpf perforiert und ein Kunststoffdrain oder, wenn das Nierenbecken genügend groß ist, ein Ballonkatheter Charr. 22−25 in das Nierenbecken durchgezogen.
  - Verschluß der Pyelotomie.
  - Weiteres Vorgehen wie bei der direkten Nephrostomie.

Postoperative Behandlung

- Genaue Kontrolle der Funktion und Lage des Nephrostomie-
- drains.
- Bei Verstopfung durch Koagula oder Steine vorsichtige Anspü-
  lung des Drains mit steriler physiologischer Kochsalzlösung.
- Entfernung des Wunddrains am 8.−10. postoperativen Tag.
- Nephrostomiekatheterwechsel zum erstenmal frühestens nach
  6−8 Wochen.
- Anschließend Nephrostomiekatheterwechsel alle 4 Wochen.

Komplikationen

- Blutungen.
- Inkrustationen des Nephrostomiedrains.
- Ungenügende Drainage.
- Unbeabsichtigte Entfernung des Nephrostomiedrains:
  Hier muß sofort versucht werden, einen neuen Drain unter
  Röntgenkontrolle einzuführen.
  Gelingt dies nicht, ist eine erneute operative Einlage eines
  Nephrostomieschlauches erforderlich.

Indikation

- Einfache Nephrotomie:
  Blockierter Nierenkelchstein.
  Zusatzoperation bei Pyelotomie wegen multipler Nierenbecken-/Kelchsteine.
- Erweiterte Nephrotomie (Sektionsschnitt):
  Nierenbecken-/Kelch-Ausgußsteine.
  Multiple Kelchsteine.

Operationstechnik

- Lumbotomie mit Eingehen in den 11. Interkostalraum.
  - Vollständige Freilegung der Niere, insbesondere auch des Gefäßstieles.
- Einfache Nephrotomie:
  - Abklemmen des Nierengefäßstieles mittels Crawford- oder Satinsky-Klemme: Die Ischämiezeit darf 10−15 Min. nicht überschreiten.
  - Inzision des Nierenparenchyms an entsprechender Stelle entlang der Konvexität, etwas dorsal der Mediallinie (Brödelsche Linie, gefäßarmer Bezirk) bis zum Hohlsystem.
  - Entfernung der Konkremente und Ausspülen des Hohlsystems.
  - Gezielte Umstechung der Parenchymgefäße, evtl. unter kurzzeitiger Öffnung der Nierengefäßstielklemme.
  - Wenn möglich, Verschluß des Nierenhohlsystems mit atraumatischen 3−0-Catgut-Einzelknopfnähten.
  - Parenchymverschluß mittels durchgreifender atraumatischer 2−0-Chromcatgut-Einzelknopfnähte.
  - Endgültige Entfernung der Nierengefäßstielklemme und Hämostasekontrolle.
  - Schichtweiser Wundverschluß unter Drainage des Retroperitonealraumes.
- Erweiterte Nephrotomie (Sektionsschnitt) in Hypothermie:
  - Nach vollständiger Freipräparation der Niere und ihres Hilus wird diese gegen das umliegende Gewebe mit einer Plastikfolie abgeschirmt.
  - Abklemmen des Nierengefäßstieles.
  - Einpacken der Niere in zerkleinerte Eisbröckel und Kontrolle der Kerntemperatur mittels Thermosonde.
  - Ab ca. 25 °C kann mit der Nierenspaltung begonnen werden, wobei die Ischämiezeit bis zu 90 Min. betragen kann.
  - Vollständiges Spalten und Aufklappen der Niere entlang der Brödelschen Linie.

- Das ganze Hohlsystem kann sorgfältig von Steinen ausgeräumt und mit Eiswasser ausgespült werden.
- Intraoperative Röntgenkontrollen.
- Nierenverschluß und weiteres Prozedere wie bei der einfachen Nephrotomie.
- Wurde vorgängig eine Pyelotomie angelegt, kann diese offen gelassen werden (bessere Drainage einer evtl. leichteren Blutung).

Postoperative Behandlung

- Förderung der Diurese mittels Mannitol oder Furosemid.
- Antibiotische Abschirmung.
- Drainage der Nierenloge nicht vor dem 10. postoperativen Tag entfernen.
- Kontrollurographie vor Spitalentlassung.
- Weitere Urographie nach 3 Monaten.

Komplikationen

- Blutungen.
- Urinfistel.
- Steinrelikte.
- Steinrezidive.

Indikation

- Steinnester im Polbereich.
- Infizierte Papillennekrosen.
- Nierenkarbunkel.
- Lokalisierte Nierentuberkulose.
- Komplizierendes Nierenkelchdivertikel.
- Teilhypoplasie oder -aplasie der Niere (Pyelonephritis, arterielle Erkrankungen, Niereninfarkt).
- Nierenfistel nach Nephrostomie oder Nephrotomie.
- Gutartige Nierentumoren.
- Maligner Tumor bei Rest- oder Einzelniere, sofern der Tumor auf einen Pol lokalisiert ist.

Vorbereitung

- I.v. Urographie.
- Nierenarteriographie: zur Beurteilung der Gefäßversorgung.

Operationstechnik

- Lumbotomie mit Erweiterung in den 11. Interkostalraum.
- Mobilisieren und Freipräparieren der Niere.
- Ligatur evtl. aberrierender Polgefäße.
- Abpräparieren der Nierenkapsel vom zu resezierenden Pol.
- Keilresektion des Nierenparenchyms bis ins Hohlsystem, evtl. unter kurzzeitigem Abklemmen des Nierengefäßstieles.
- Umstechung der Parenchymgefäße.
- Wenn möglich, Verschluß des Nierenhohlsystems mit atraumatischen 3–0-Catgut-Einzelknopfnähten.
- Zurückstreifen der abpräparierten Nierenkapsel.
- Parenchymadaptation mittels durchgreifender atraumatischer 2–0-Chromcatgut-Einzelknopfnähten.
- Drainage des Retroperitonealraumes. Schichtweiser Wundverschluß.

Postoperative Behandlung

- Antibiotische Abschirmung.
- Diureseförderung mit Mannitol oder Furosemid.
- Entfernung des Wunddrains am 9. postoperativen Tag.

Komplikationen

- Blutungen.
- Urinfistel.
- Nierenfunktionseinschränkung.

Indikation

- Resektion eines krankhaft veränderten Nierenanteiles bei Doppelniere:
  Spezialfall einer Nierenteilresektion.
  Gleichzeitige Resektion des dazugehörenden Ureters.
- Teilresektion bei Hufeisenniere.
- Teilresektion bei Verschmelzungsniere.
- Häufigste Gründe zur Heminephrektomie:
  Pyelonephritis.
  Pyonephrose.
  Infizierte Lithiasis.
  Vesikorenaler Reflux.
  Tumoren (nur in Ausnahmefällen!).

Operationstechnik

- Lumbotomie, je nach Lage der Niere gegen kaudal oder in den 11. Interkostalraum verlängert.
- Mobilisieren und Freilegen der Niere.
- Identifizieren des entsprechenden Ureters und möglichst distale Durchtrennung unter Catgutligatur.
- Darstellen der entsprechenden versorgenden Gefäße und Durchtrennung unter Catgutligatur.
- Teilresektion an der sich ausbildenden ischämischen Demarkationslinie.
- Versorgung des Parenchymstumpfes mittels tief durchgreifenden atraumatischen 2−0-Chromcatgut-Einzelknopfnähten.
- Hämostasekontrolle.
- Schichtweiser Wundverschluß unter Drainage der Nierenloge.

Postoperative Behandlung

- Antibiotische Abschirmung.
- Diureseförderung mit Mannitol oder Furosemid.
- Entfernung des Wunddrains am 9. postoperativen Tag.

Komplikationen

- Blutungen.
- Urinfistel.
- Nierenfunktionseinschränkung.

Indikation

- Große Solitärzysten.
- Zysten mit Verdacht auf zusätzlichen Nierentumor.
- Echinokokkuszyste.

Operationstechnik

- Lumbotomie, evtl. mit Verlängerung in den 11. Interkostalraum.
- Freilegen der Niere und Darstellen der Zyste.
- Bei gewöhnlicher Zyste:
  - Punktion der Zyste und Absaugen des Inhaltes.
  - Resektion der Zystenwand am Übergang zum Parenchym.
  - Umstechung des Resektionsrandes mit einer fortlaufenden blutstillenden Catgutnaht.
  - Kontrolle, ob keine Verbindung zum Nierenhohlsystem besteht, welche mit Catgutnähten verschlossen werden muß.
  - Schichtweiser Wundverschluß unter Drainage des Retroperitonealraumes.
- Bei Echinokokkuszyste:
  - Hat die Zyste keine Verbindung zum Nierenhohlsystem, wird sie punktiert, der Inhalt abgesogen, 2%ige hypertonische Kochsalzlösung instilliert, welche die Skolizes innerhalb 5−10 Min. abtötet und anschließend als Ganzes aus dem Nierenparenchym herausgeschält.
  - Besteht eine Verbindung zum Nierenhohlsystem, wird sie mittels Nierenteilresektion entfernt.
  - Kann die Echinokokkuszyste nicht ganz entfernt werden, wird der Zystenrand mit der Haut marsupialisiert (seltenes Vorgehen).

Postoperative Behandlung

- Wunddrainage 10 Tage belassen, da meist mit einer beträchtlichen postoperativen Sekretion gerechnet werden muß.
- Antibiotische Abschirmung bei infizierter Zyste mit Verbindung zum Nierenhohlsystem.

Indikation

- Ausgedehnte irreversible Zerstörung der Niere:
  Spezifische Prozesse: Tuberkulose.
  Unspezifische Entzündungen: pyelonephritische Schrumpfniere,
  Pyonephrose.
  Funktionslose Stauungsniere.
- Mißbildungen mit starkem Funktionsausfall bei normaler Ge-
  genseite:
  Hydronephrose.
  Pyonephrose.
  Polyzystische Nierendegeneration.
- Gefäßerkrankungen:
  Stenose der A. renalis mit Nierenfunktionseinschränkung und
  evtl. Hypertonie.
  Thrombose der A. renalis.
  Niereninfarkt.
- Maligne Nierenbeckentumoren (dann zusätzlich Ureterektomie
  unter Mitnahme des Ureterostiums).
- Kleine bis mittelgroße maligne Nierentumoren ohne Infiltration
  oder Invasion in die Gefäße (Arterien und Venen).
- Schwere Nierenruptur.

Vorbereitung

- Radiologische Abklärung der Nieren präoperativ unbedingt not-
  wendig:
  Darstellung der Ausdehnung der Läsion.
  Beurteilung der Gegenseite.

Operationstechnik

- Lumbotomie mit Verlängerung in den 11. Interkostalraum.
- Mobilisieren und Freilegen der Niere inklusive Gefäßstiel.
- Ablösen der Nebenniere.
- Separate doppelte Ligaturen der zuführenden Arterien mit Catgut.
- Doppelte Ligaturen der Venen mit Catgut.
- Einfache Catgutligatur des Ureters möglichst distal.
- Hämostasekontrolle.
- Drainage des Retroperitonealraumes. Schichtweiser Wundver-
  schluß.

Postoperative Behandlung

- Entfernung des Wunddrains am 4.–6. postoperativen Tag.

Indikation

- Bei großen Nierentumoren.
- Bei Tumoren am Nierenoberpol.
- Bei Nierentumoren, welche die Nierengefäße oder die großen Gefäße infiltriert oder arrodiert haben.

Vorbereitung

- Selektive Nierenarteriographie.
- Kavographie.
- Das Instrumentarium für Gefäßchirurgie muß vorhanden sein.

Operationstechnik

- Pararektalschnitt bis zum Rippenbogen, dann breite Thoraxeröffnung interkostal 8 oder 9.
- Freipräparieren des Retroperitonealraumes im Bereich der beiden Nierenpole und der Nierenkonvexseite.
- Inzision des Zwerchfelles entlang seines lateralen Ansatzrandes.
- Abpräparieren des Peritoneums von der Nierenkonkavseite und Darstellen des Gefäßstieles.
- En-bloc-Entfernung der Niere, Nebenniere und evtl. vorhandener retroperitonealer Lymphknotenmetastasen unter gesonderten doppelten Catgutligaturen der Arterien und Venen sowie einfacher Catgutligatur des Ureters.
- Hämostasekontrolle.
- Verschluß evtl. Peritonealeinrisse oder Peritonealresektionsstellen.
- Einlegen eines Thoraxdrains und Verschluß des Zwerchfells mit atraumatischen 2–0-Chromcatgut-Einzelknopfnähten sowie des Rippenthorax mit Chromcatgut-Einzelknopfnähten, wobei der durchtrennte Rippenbogen mit 1–2 monophilen, nichtresorbierbaren Einzelknopfnähten adaptiert wird.
- Schichtweiser Wundverschluß unter Drainage des retroperitonealen Raumes.

Postoperative Behandlung

- Thoraxdrain unter Dauersog von 30 cm Wassersäule:
  Nach 48–72 Std. Abklemmen des Thoraxdrains und 6 Std. später Thoraxröntgenkontrolle.
  Wenn Pleura vollständig ausgedehnt, Herausnehmen des Thoraxdrains und Kompressionsverband.
- Antibiotische Abschirmung.
- Entfernung des retroperitonealen Drains am 7. postoperativen Tag.

Komplikationen

- Intraoperativ:
  Kavaverletzungen.
  Magenverletzung (vor allem bei linksseitigem Nierentumor).
  Duodenalverletzungen (vor allem bei rechtsseitigem Nierentumor).
  Darmverletzungen (vor allem Kolon).
- Postoperativ:
  Blutungen aus dem Nierenstiel: erfordern operative Revision.
  Intraoperativ übersehene Verletzungen des Gastrointestinaltraktes: führt zur Peritonitis.
  Pneumothorax oder Mantelpneumothorax nach Thoraxdrainentfernung: erfordert je nach Ausdehnung eine Monaldi-Saugdrainage.
  Pleuraerguß: resorbiert sich meist spontan.

Operationstechnik

- Kleine Lumbotomie und Eröffnung der Nierenloge, wobei sich der Abszeß meist spontan entleert.
- Digitale Exploration und evtl. stumpfe Eröffnung weiterer Abszeßhöhlen.
- Ausspülen der Nierenloge mit einer Antibiotikalösung.
- Ausgedehnte Drainage (2–3 Drains) der Nierenloge.

Postoperative Behandlung

- Antibiotikatherapie gemäß Resistenzprüfung.
- Entfernung der Drains nicht vor dem 12. postoperativen Tag.
- Urographische Nachkontrolle nach ca. 1 Monat.
- Evtl. weitere urologische Interventionen (Steinentfernung, plastische Operationen, Nephrektomie).

Indikation

- Entfernung von Steinen im Nierenbecken, in den Nierenkelchen und im proximalen Ureter:
  Vitale Indikation: steinbedingte Stauungsniere mit Infekt.
  Absolute Indikation: Nierenbeckenstein mit intermittierender oder dauernd leichter bis mäßiger Stauung.
  Relative Indikation: Nierenbeckensteine und Nierenkelchsteine ohne Symptomatik (Schmerzen, Infekt, Hämaturie).
- Probepyelotomie: bei unklaren Prozessen im Nierenbecken.
- Operationsphase: bei indirekter Nephrostomie, Nierenbecken-plastik.

Vorbereitung

- Bei Steinen ist eine radiologische Kontrolle vor dem Eingriff notwendig:
  Bei kleinen oder sehr beweglichen Steinen ist eine Röntgenkon-trolle in Narkose in Operationslagerung sehr empfehlenswert.

Operationstechnik

- Lumbotomie, evtl. mit Verlängerung in den 11. Interkostalraum.
- Aufsuchen des proximalen Ureters, welcher bis zum Nierenbek-ken verfolgt wird.
- Darstellen des Nierenbeckens.
- Normale Pyelotomie bei extrarenal liegendem Nierenbecken:
  - Quere Inzision an der Dorsalseite des Nierenbeckens, evtl. zwischen 2 Haltefäden.
  - Wegen postoperativer Stenosierung darf eine Nierenbecken-inzision nie in den Nierenbecken-Ureter-Übergang angelegt werden.
  - Exploration des Nierenbeckens.
  - Mobilisieren des Steines mit Knopfsonde.
  - Vorsichtiges Herausluxieren des Steines, ohne daß dieser zer-bröckelt.
  - Ausspülen des ganzen Nierenhohlsystems und achten auf ggf. herausgespülte Konkrementsbröckel.
  - Sondierung des Ureters bis in die Blase mit einem Monaldi-Katheter, um sich zu vergewissern, daß der Ureter frei durch-gängig ist.
  - Nierenbeckenverschluß mit atraumatischen 3−0-Catgut-Einzel-knopfnähten.
  - Schichtweiser Wundverschluß unter Drainage der Nierenloge.

- Intrasinusale Pyelotomie bei intrarenal gelegenem Nierenbecken, bei Kelchsteinen und bei Ausgußsteinen:
  - Stumpfes Vorpräparieren in der speziellen Verschiebeschicht zwischen Nierenbeckenwand und Nierenparenchym.
  - Somit gelingt es, ein intrarenal gelegenes Nierenbecken wie auch die Kelchabgänge und die Kelchhälse darzustellen.
  - V-förmige Pyelotomie, wobei die Schenkel des V gegen die Kelchhälse gerichtet sind, welche ihrerseits, falls notwendig, miteröffnet werden können (Kalikotomie).
  - Vorsichtige Mobilisierung des Steines mit einer Knopfsonde und anschließendes Herausluxieren.
  - Ausspülen des Hohlsystems; Sondierung des Ureters; Verschluß von eröffneten Kelchhälsen und Nierenbecken mit atraumatischen 3–0-Catgut-Einzelknopfnähten; weiteres Vorgehen wie bei der einfachen Pyelotomie.

Postoperative Behandlung

- Drainage nicht vor dem 9. postoperativen Tag entfernen.
- Bei Harnwegsinfekt Chemotherapie.
- Bei Stein: Steinprophylaxe je nach chemischer Zusammensetzung des Steines.
- Urographische Nachkontrolle nach 2–3 Monaten.

Komplikationen

- Blutung.
- Urinfistel:
  Schließt sich meist spontan.
  Bei Fistelung über 10 Tage: Ureterkatheterdrainage.
- Steinrelikte.
- Steinrezidive.

Indikation

- Nierenbeckenabgangsstenose.
- Stenose im proximalen Ureter.

Operationstechnik nach Anderson-Hynes

- Lumbotomie mit Verlängerung in den 11. Interkostalraum.
- Eröffnung der Nierenloge, Mobilisieren und Freipräparieren der Niere.
- Aufsuchen des proximalen Ureters, Verfolgen bis zum Nierenbecken und vollständiges Freipräparieren des Nierenbeckens:
  - Durchtrennen obstruierender fibrotischer Stränge.
  - Kleinere Polarterien können nach probatorischem Abklemmen durchtrennt werden.
  - Größere Polarterien werden geschont.
- Resektion des Nierenbeckens, so daß bei den Kelchgängen noch ca. 2–3 cm Nierenbeckenwand zurückbleibt.
- Schräge Durchtrennung des Ureters im Gesunden und Längsinzision auf ca. 3 cm.
- Pflaumer-Katheter Charr. 6–8 als Ureterschienung, welche durch die mittlere Kelchgruppe transparenchymatös nach außen abgeleitet wird.
- Nephrostomie durch die untere Kelchgruppe.
- Anastomose des Ureters mit dem kaudalen Nierenbeckenanteil mit atraumatischen 4–0-Chromcatgut-Einzelknopfnähten.
- Verschluß des kranialen Nierenbeckens mit fortlaufendem atraumatischem 3–0-Chromcatgut.
- Drainage der Nierenloge.
- Fixation der Niere im Bereich der Nephrostomie an die Muskulatur.
- Schichtweiser Wundverschluß.
- Funktionskontrolle des Nephrostomiedrains.

Postoperative Behandlung

- Antibiotische Abschirmung.
- Bettruhe für 18–20 Tage.
- Antikoagulation, sobald Urin aus der Nephrostomie nicht mehr blutig.
- Entfernung des retroperitonealen Drains am 9. postoperativen Tag.
- Am 18. postoperativen Tag Entfernung des Ijretersplints und Röntgenkontrastmittelinstillation durch den Nephrostomiedrain unter Bildverstärkerkontrolle.

- Falls guter Ablauf durch den Ureter und weiter Nierenbecken-abgang:
  Abklemmen des Nephrostomiedrains und Seitenlage des Patienten auf die Seite der Gegenniere.
  Falls keine Fistelung neben der Nephrostomie auftritt, kann das Nephrostomiedrain nach 24 Std. entfernt werden unter Druckverband der Nephrostomiestelle.
  24 Std. später Mobilisieren des Patienten.
- Urographische Kontrolle nach 2–3 Monaten.

Komplikationen

- Blutungen aus der Nephrostomie bis zur Tamponade des Nieren-beckens: erfordert sofortige operative Intervention.
- Urinfistel nach Entfernung des Nephrostomiedrains: Urindrai-nage durch zystoskopisch eingelegten Ureterkatheter.
- Bildung von Konkrementen am Nephrostomiedrain: Gute Diurese ist die beste Prophylaxe.

Ureterotomie

Indikation

- Nicht spontan abgehender Ureterstein.
- Steinbedingte Harnsperre.
- Blockierter Ureterstein mit Pyelonephritis.

Vorbereitung

- Röntgenkontrolle der Steinlage in Narkose und Operationslage.

Operationstechnik

- Zugang je nach Steinlokalisation:
  - Lumbotomie.
  - Pararektalschnitt.
  - Transvesikaler Zugang.
  - Vaginaler Zugang.
- Freipräparieren des Ureters.
- Lokalisation des Steines und proximales Anzügeln des Ureters.
- Ureterotomie in Längsrichtung.
- Mobilisieren und Herausluxieren des Steines mit Knopfsonde.
- Durchspülen des Ureters nach proximal und nach distal mit Monaldi-Katheter.
- Ureterverschluß mit atraumatischen 3−0-Catgut-Einzelknopfnähten, welche nur die Ureter-Adventitia erfassen dürfen.
- Drainage des Retroperitonealraumes. Schichtweiser Wundverschluß.
- Bei transvesikaler Ureterotomie, beim vaginalen Zugangsweg oder wenn der Ureter aus irgendeinem Grund geschient wird, ist eine offene Dauerkatheter-Urinableitung notwendig.

Postoperative Behandlung

- Chemotherapeutika/Antibiotika nur bei vorhandenem Harnwegsinfekt.
- Entfernung des Wunddrains am 9. postoperativen Tag.
- Entfernung einer evtl. vorhandenen Ureterschiene am 10. postoperativen Tag.
- Urographische Kontrolle nach 2−3 Monaten.
- Steinprophylaxe.

Komplikationen

- Urinfistel:
  Wenn über 10 Tage bestehend, Schienung mittels Ureterkatheter.
- Ureterstenose.
- Steinrezidiv.
- Steinrelikt.

Indikation

- Wiederherstellung der Kontinuität eines durchtrennten Ureters:
  Traumatische Verletzungen.
  Ligatur bei gynäkologischen oder darmchirurgischen Operationen.
  Durchtrennung bei abdominalen oder retroperitonealen Operationen.
  Abriß des Ureters vom Nierenbecken bei Nierenoperationen.
  Notwendige Ureterdurchtrennung bei retrokaval gelegenem Ureter.
- Anastomose nach Ureterresektion:
  Bei Ureterstenose (entzündlich, posttraumatisch, postoperativ).
  Wegen gutartigen Ureturtumors.
  Bei eingeklemmtem Ureterstein mit partieller Ureternekrose oder -sklerose.
- Interuretero-Ureterostomie:
  Transuretero-Ureterostomie: mit dem Ureter der Gegenseite (Seit-zu-End-Anastomose).
  Uretero-Ureterostomie: mit dem gleichseitigen Ureter bei Doppelureter (Seit-zu-Seit-Anastomose).

Operationstechnik

- Genaue Freipräparation des Ureters oder der beiden Ureterenden:
  – Bei sauberer Situation: direkte Anastomose.
  – Bei zerfetzten, schlecht vaskularisierten Ureterstümpfen:
    Nachresektion im Gesunden.
- Die Ureterenden werden in gleicher Richtung schräg durchtrennt und an beiden Ecken mit atraumatischen 3–0-Catgutfäden markiert.
- Einlegen einer Ureterschienung (Polyvinyldrain, Pflaumenkatheter Charr. 6–10, je nach Ureterlumen):
  – Bei Anastomose im Bereiche der oberen Ureterhälfte Ableiten der Ureterschienung transrenal.
  – Bei Anastomose der unteren Ureterhälfte Ableitung mittels einer in die Blase vorgeschobenen Ureterschiene.
- Verknotung der Haltefäden.
- Vervollständigen der Anastomose durch je 2–3 atraumatische 4–0-Catgut-Einzelknopfnähte zwischen den Haltefäden.
- Die Haltefäden wie auch die Nähte der beiden Anastomosenreihen dürfen nur die Ureter-Adventitia fassen.
- Schichtweiser Wundverschluß; Drainage des Retroperitonealraumes.

Postoperative Behandlung

- Antibiotische Abschirmung.
- Wenn der Uretersplint in der Blase endet, freie Dauerkatheter-Urinableitung.
- Entfernung des Drains am 9. postoperativen Tag.
- Entfernung der Ureterschienung am 12. postoperativen Tag.
- Urographische Nachkontrolle nach 1–2 Monaten.

Indikation

- Defekt im distalen Ureterabschnitt:
  Ureterstenose.
  Urogenitaltuberkulose.
  Status nach Ureterverletzung (traumatisch, operativ).
- Vorbedingungen:
  Genügende Blasenkapazität.
  Normale Blasenwand.
  Normaler unterer Harntrakt.
  Keine entzündlichen Blasenläsionen.
  Suffiziente Nierenfunktion.

Operationstechnik

- Zugang je nach Grundkrankheit transperitoneal oder retroperitoneal:
  - Medianschnitt.
  - Pararektalschnitt.
  - Pfannenstielschnitt.
- Freipräparieren und Extraperitonealisieren der Blasenseiten- und -hinterwand.
- Aufsuchen, Mobilisieren des Ureters und möglichst distale Durchtrennung.
- Ureterschienung mit Pflaumer-Katheter Charr. 6−8.
- Bildung eines Blasenlappens:
  - Mit Basis möglichst tief gegen das Ureterostium.
  - Lappenbreite wenigstens doppelter Ureterdurchmesser.
  - Länge mindestens 3−4 cm länger als die zu überwindende Distanz.
- Submuköse Tunnelisierung im Blasenlappen auf 3−4 cm und Durchziehen des Ureters (Antirefluxschutz).
- Fixation des Ureters mit extravertierenden atraumatischen 3--0-Catgut-Einzelknopfnähten.
- Verschluß des Blasenlappens über der Ureterschiene mit atraumatischem 3−0-Chromcatgut-Einzelknopfnähten.
- Herausleiten der Ureterschiene transvesikal suprapubisch.
- Blasenverschluß (s. S. 332).
- Paravesikale Drainage.
- Schichtweiser Wundverschluß.
- Urinableitung mittels Dauerkatheter.

Postoperative Behandlung

- Antibiotische Abschirmung.
- Immobilisierung für 14 Tage.
- Antikoagulation, sobald Urin nicht mehr blutig.
- Entfernung der paravesikalen Drainage am 9. postoperativen Tag.
- Entfernung des Uretersplints am 14. postoperativen Tag.
- Entfernung des Dauerkatheters 1 Tag später.
- Urographische Kontrolle nach 1 Monat.

Komplikationen

- Nekrose des Blasenlappens.
- Erneute Stenosierung an der Anastomose.
- Urinfistel.
- Vesikorenaler Reflux.
- Pyelonephritis.

Indikation

- Distale Ureterobstruktion:
  Ureterstenose (entzündlich, postoperativ).
  Extraureteral (Tumoren, retroperitoneale Entzündungen).
- Distale Ureterfistel:
  Postoperativ.
  Nach Untersuchungen mittels Ureterkatheter.
- Blasentumoren im Ostiumbereich, wo anläßlich einer Blasen-
  teilresektion auch die ostiumtragende Blasenwand mitentfernt
  wurde.

Operationstechnik

- Zugang je nach Erkrankung und Lokalisation:
  - Untere Mediane.
  - Pararektalschnitt.
  - Pfannenstielschnitt.
- Extraperitonealisieren der Blase.
- Freipräparieren des distalen Ureters; proximales Mobilisieren.
- Absetzen des Ureters; Ligatur des distalen Ureterstumpfes.
- Ureterschienung mit Pflaumer-Katheter Charr. 6−10.
- Längsöffnung der Blase an der Vorderwand.
- Vorbereiten eines submukösen Tunnels und Durchziehen des Ure-
  ters an der Blasenhinterwand möglichst trigonumnahe.
- Der in die Blase durchgezogene Ureter wird auf 1−2 cm längsinzi-
  diert, die Ureterschleimhaut mit der Blasenschleimhaut durch ever-
  tierende atraumatische 3−0-Catgut-Einzelknopfnähte anastomo-
  siert.
- Herausleiten der Ureterschiene transvesikal suprapubisch.
- Blasenverschluß (s. S. 332).
- Paravesikale Drainage und schichtweiser Wundverschluß.
- Urinableitung mittels Dauerkatheter.

Postoperative Behandlung

- Antibiotische Abschirmung.
- Immobilisation für 12 Tage.
- Antikoagulation, sobald der Urin nicht mehr blutig ist.
- Entfernung der paravesikalen Drainage am 9. postoperativen Tag.
- Entfernung der Ureterschiene am 12. postoperativen Tag.
- Entfernung des Dauerkatheters 1 Tag später.

Komplikationen

- Stenosierung der Ureterimplantation mit Harnstauung.
- Vesikorenaler Reflux.
- Urinfistel.

Indikation

- Primärer vesikorenaler Reflux.
- Sekundärer vesikorenaler Reflux durch infravesikale Obstruktion:
  Bei vorhergehender Sanierung der Obstruktion.
  Wenn der Reflux nach Sanierung der Obstruktion über Monate bestehenbleibt.
- Postoperativer Reflux:
  Nach Blasenoperationen.
  Nach Prostataoperationen.
  Ureterozystoneostomie.
  Ostiumverletzung nach Uretersteinoperation oder -extraktion.
  Ureterozelenoperation.
- Eine Operationsindikation muß sehr kritisch gestellt werden bei:
  Entzündlich bedingtem Reflux.
  Neurogener Blase.

Operationstechnik nach Politano-Leadbetter

- Untere Mediane.
- Extraperitonealisieren der Blase und Längseröffnung an der Vorderwand.
- Zirkuläre Umschneidung des Ureterostiums und Freipräparieren des distalen Ureters.
- Zirka 5—6 cm oberhalb des umschnittenen Ostiums wird ein neuer Kanal präformiert:
  − Von der Blasenaußenseite schräg durch die Muskularis bis submukös.
  − Submuköser Tunnel bis zur ehemaligen Ostiumstelle.
- Durch diesen neuen Kanal wird der Ureter durchgezogen und das Ostium wieder mit atraumatischen 3–0-Catgut-Einzelknopf-nähten mit der Blasenschleimhaut anastomosiert.
- Ureterschienung durch Pflaumer-Katheter Charr. 6–8, welcher transvesikal suprapubisch herausgeleitet wird.
- Blasenverschluß (s. S. 332).
- Extravesikale Drainage und schichtweiser Wundverschluß.
- Urinableitung mittels Dauerkatheter.

Operationstechnik nach Lich-Grégoir

- Untere Mediane, Pararektalschnitt oder Pfannenstielschnitt.
- Extraperitonealisieren der Blase, welche nicht eröffnet werden darf.

- Darstellen des distalen Ureters bis zur Eintrittsstelle in die Blase.
- Durchtrennen der Blasenschichten auf 6−7 cm in ungefährer physiologischer Ureterverlaufsrichtung bis auf die Mukosa, welche nicht durchtrennt werden darf.
- Der distale Ureter wird nun submukös verlagert, indem die Blasenwand mit atraumatischen 3−0-Chromcatgut-Einzelknopf-nähten darüber verschlossen wird.
- Paravesikale Drainage und schichtweiser Wundverschluß.
- Urinableitung mittels Dauerkatheter.

Postoperative Behandlung

- Bei der Methode nach Politano-Leadbetter: wie bei einer Ureterozystoneostomie (s. S. 330).
- Bei der Methode nach Lich-Grégoir:
  Antibiotische Abschirmung.
  Mobilisierung des Patienten am 1. postoperativen Tag.
  Freie Dauerkatheterableitung für 5−6 Tage.
  Entfernung des Drains am 9. postoperativen Tag.
  Radiologische Nachkontrolle nach 4−6 Wochen: Refluxzystographie, i.v. Urographie.

Komplikationen

- Akuter pyelonephritischer Schub unmittelbar postoperativ.
- Ureterstrikturierung im Operationsgebiet mit Harnstauung.
- Andauern des vesikorenalen Refluxes.
- Urinfistel.

Indikation

- Erster Schritt bei allen offenen Blasenoperationen.
- Entfernung von Blasensteinen.
- Entfernung von Fremdkörpern in der Blase.
- Einlegen einer offenen Zystostomie.

Operationstechnik

- Eingelegter Dauerkatheter.
- Blase gefüllt mit physiologischer Kochsalzlösung bis zur ungefähren Kapazität.
- Eingehen je nach geplantem Eingriff:
  - Untere Mediane.
  - Pfannenstielschnitt.
- Freipräparieren der Blase durch stumpfes Abschieben des Peritoneums vom Blasenscheitel und, wenn nötig, von der Blasenhinterwand.
- Längsinzision an der Blasenvorderwand, üblicherweise zwischen 2 Haltefäden, und Absaugen des Blaseninhaltes.
- Weiteres Prozedere je nach Diagnose und Situation.
- Verschluß der Blasenwand einreihig mit alle Blasenwandschichten erfassenden Catgut-Einzelknopfnähten — in speziellen Fällen mit Chromcatgut-Einzelknopfnähten.
- Extravesikale Drainage; je nach Situation:
  - Prävesikal.
  - Paravesikal.
  - Retrovesikal.
- Schichtweiser Wundverschluß.

Postoperative Behandlung

- Antibiotische Abschirmung bei präoperativ bestandenem Harnwegsinfekt.
- Offene Dauerkatheterableitung.
- Entfernung der extravesikalen Drains am 9. postoperativen Tag.
- Entfernung des Dauerkatheters am 10. postoperativen Tag.

Komplikationen

- Urinfistel.
- Blasentamponade.
- Harnwegsinfekt.

Indikation

- Notfallmäßige Zystostomie:
  Bei akuter Harnverhaltung und nicht passierbarem infravesikalem Hindernis.
- Temporäre Zystostomie:
  Bei Operationen, bei denen mit einer mittleren bis schweren Blutung der Harnwege gerechnet werden muß und man die Zystostomie zur permanenten Spülung benützen kann (Blasen-, Prostataoperationen).
  Bei Operationen, bei denen der Urin für eine gewisse Zeit die Urethra nicht passieren darf (viele Urethraoperationen).
- Definitive Zystostomie:
  Obstruktion durch inoperables Malignom.
  Ausgedehnte, nicht mehr rekonstruierbare Urethraverletzungen.

Operationstechnik

- Trokar-Zystostomie:
  - Ein Katheter oder Schlauch wird mittels Trokar-Punktion in die Blase vorgeschoben.
  - Die Punktion darf nur bei stark gefüllter Blase durchgeführt werden, einerseits damit die Blase überhaupt lokalisiert werden kann, andererseits damit das Peritoneum möglichst weit nach kranial zu liegen kommt.
  - Die Punktionsstelle befindet sich knapp oberhalb des Blasenhalses (= ca. 2 Querfinger oberhalb der Symphyse).
  - Die Punktionsrichtung leicht nach kaudal, um nicht transperitoneal zu stechen.
- Offene Zystostomie:
  - Einlegen eines Zystostomiekatheters mittels einer kleinen Sectio alta (s. S. 331).
  - Bei größeren Operationen Einlegen eines Zystostomiekatheters unmittelbar vor endgültigem Blasenverschluß.

Postoperative Behandlung

- Bei länger dauernder Zystostomie niedrig dosierte Chemotherapie.
- Zystostomiespülung 1−2mal pro Woche mit physiologischer Kochsalzlösung oder antiseptischen Lösungen zur Steinprophylaxe.
- Zystostomiewechsel 1mal pro Monat.

Komplikationen

- Steinbildung am Zystostomiekatheter.
- Schwerer Harnwegsinfekt.

Indikation

- Alle größeren Divertikel sollten operativ angegangen werden wegen:
  Dysurischer Störungen (Miction à deux temps).
  Rezidivierender Infekte wegen schlechter Drainage in die Blase.
  Steinbildung aus demselben Grund.
- Divertikulotomie:
  Bei schlechtem Allgemeinzustand und großem Operationsrisiko.
  Bei kleineren Divertikeln.
  Bei multiplen Divertikeln.
- Divertikulektomie:
  Ist die logische Operationsmöglichkeit bei großen, singulären Divertikeln mit engem Divertikelhals.

Operationstechnik der Divertikulotomie

- Sectio alta (s. S. 332).
- Der Divertikelhals wird an 3–4 Stellen in radiärer Richtung bis auf die äußerste Blasenwandschicht durchtrennt, wodurch der Divertikelhals breit eröffnet wird.
- Die radiären Inzisionsränder werden in tangentialer Richtung mit Katgut-Einzelknopfnähten einreihig verschlossen, wodurch aus dem Divertikel ein Blasenrezessus entstanden ist.
- Extravesikale Drainage.
- Blasenverschluß und schichtweiser Wundverschluß.
- Urinableitung mittels Dauerkatheters.

Operationstechnik der Divertikulektomie

- Sectio alta (s. S. 332).
- Bei tiefliegendem Divertikel Intubation des entsprechenden Ureters mit UK Charr. 5.
- Austamponieren des Divertikels mittels eines feuchten Tuches.
- Extravesikales Ablösen des Divertikels.
- Zirkuläre Resektion am Divertikelhals und Entfernung des austamponierten Divertikels.
- Verschluß der Resektionsstelle mit einreihigen Catgut-Einzelknopfnähten.
- Weiteres Vorgehen wie oben.

Postoperative Behandlung

- Antibiotische Abschirmung bei vorausgegangenem Infekt.
- Antikoagulation sobald Urin klar.
- Extravesikale Drainage am 9. postoperativen Tag entfernen.
- Dauerkatheter am 10. postoperativen Tag entfernen.

Komplikationen

- Die Thromboseneigung bis zur Beckenvenenthrombose ist groß. Frühzeitige Antikoagulation.
- Steine.
- Fisteln.

Indikation

- Große Blasentumoren Stadium T_1, T_2.
- Gut begrenzte Blasentumoren Stadium T_3.

Operationstechnik

- Sectio alta (s. S. 332).
- Weite Mobilisierung der tumortragenden Blasenwand.
- Markierung beider Ureterenostien mit UK Charr. 5.
- Umschneiden des Tumors in einem Abstand von mindestens 2 cm im Gesunden.
- Ist ein Ostium in den Tumor miteinbezogen oder kommt die Resektion sehr nahe an ein Ostium, wird der Ureter abgesetzt und mittels einer Ureterozystoneostomie (s. S. 329) neu implantiert.
- Blasenverschluß mit atraumatischen 2−0-Chromcatgut-Einzelknopfnähten.
- Extravesikale Drainage.
- Schichtweiser Wundverschluß.
- Urinableitung mittels Dauerkatheter.

Postoperative Behandlung

- Extravesikale Drainage am 9. postoperativen Tag entfernen.
- Dauerkatheter am 10. postoperativen Tag entfernen.
- Bei zusätzlicher Ureterozystoneostomie (s. S. 329).
- Zystoskopische Kontrolle nach 1 Monat.
- Urographische Kontrolle nach 2 Monaten.
- Bei Blasenkarzinom Stadium T_3: Radiotherapie:
  Wenn kein Urininfekt vorhanden.
  Wenn eine Blasenkapazität von mindestens 180 ml erreicht ist.

Komplikationen

- Urinfistel.
- Nachblutungen.

Indikation

- Tumorrezidiv nach Blasenteilresektion.
- Multiple Blasentumoren Stadium T_3.
- Tumorinfiltration in die Prostata.
- Ausgedehnte Blasenpapillomatose.
- Schrumpfblase.
- Ausgedehnte Blasenfisteln.
- Nicht beherrschbare Blasenblutungen:
  Bei ausgedehnten Blasentumoren.
  Bei Radiozystitis.

Vorbereitung

- Eine supravesikale Harnableitung muß in einer ersten Sitzung oder unmittelbar vor der Zystektomie durchgeführt worden sein.
- Im allgemeinen empfehlen sich bei Blasentumoren ein zweizeitiges Vorgehen und eine sog. Sandwich-Bestrahlung, d.h. supravesikale Harnableitung − erste Hälfte Strahlendosis − Zystektomie − 2. Hälfte Strahlendosis.
- Patient auf dem Operationstisch mit Dauerkatheter und gefüllter Blase und einem Darmrohr.

Operationstechnik beim Mann

- Suprapubischer Zugang:
  − Untere Mediane: wenn supravesikale Harnableitung und Zystektomie in einer Sitzung geplant sind.
  − Pfannenstielschnitt: empfiehlt sich bei vorangegangener oberer Harnableitung.
- Allseitige Befreiung und Extraperitonealisierung der Blase.
- Bei Tumorinfiltration in das Peritoneum wird dieses eröffnet und teilweise mitentfernt.
- Ligatur und Durchtrennung des oberen Blasenpfeilers (Aa. und Vv. vesicales superiores).
- Beidseitige Ligatur und Durchtrennung des Ductus deferens.
- Nach Darstellen der Uretereneintrittsstellen wird die Blase dorsal in der Verschiebeschicht zwischen Blase und Rektum (Darmrohr!) stumpf bis zum Apex der Prostata abgelöst.
- Durchtrennung des seitlich gelegenen tiefen Blasenpfeilers (Aa. und Vv. inferiores).
- Durch Anheben der proximalen Stümpfe der Samenstränge können die Samenblasen stumpf freipräpariert werden.
- Stumpfes allseitiges Freipräparieren der Prostatakapsel.

- Durchtrennen des Lig. puboprostaticum.
- Durchtrennen der Urethra distal des Apex der Prostata, womit das ganze Präparat von Blase, Prostata mit Prostatakapsel und Samenblasen entfernt werden kann.
- Durchstechungsligaturen des Corpus spongiosum der Urethra und evtl. blutender Venen im kleinen Becken.
- Ausgedehnte Drainage des kleinen Beckens und schichtweiser Wundverschluß.

Operationstechnik bei der Frau

- Gleicher Zugangsweg wie beim Mann.
- Anheben des Uterus, Durchtrennung und Ligaturen von Lig. teres, Tube, Lig. ovarii proprium und der Uteringefäße.
- Ablösen des Uterus vom Peritoneum, Hochziehen des Uterus und zirkuläre Durchtrennung der Vagina.
- Ligatur und Durchtrennung der oberen Blasenpfeiler.
- Durch seitliche parallele Schnittführung entlang der Vagina und Versorgung der tiefen Blasenpfeiler gelingt es, analog dem Vorgehen beim Mann, das ganze Präparat mit Blase, Uterus und Vaginalvorderwand herauszulösen.
- Versorgung des Vaginalstumpfes mit Chromcatgut-Einzelknopfnähten und Blutstillung.
- Ausgedehnte Drainage des kleinen Beckens.
- Schichtweiser Wundverschluß.

Postoperative Behandlung

- Antibiotische Abschirmung.
- Entfernung der Drains am 7.–8. postoperativen Tag.

Komplikationen

- Nachblutung.
- Infektion der Wundhöhle.
- Paralytischer oder mechanischer Ileus.
- Intraoperative Rektumverletzung.

Indikation

- Dauerableitung als Notlösung bei:
  Blasenkarzinom mit Infiltration in das Ostium.
  Eingemauertem Ureter bei Prostatakarzinom.
  Tumorkompression von pelvinen Malignomen oder Metastasen.
  Tiefer Ureterstenose spezifischer oder unspezifischer Natur.
  Totaler Zystektomie.
- Temporäre Ableitung bis zu einer späteren Rekonstruktionsoperation nach Sanierung der Grundkrankheit durch:
  Ureterozystoneostomie.
  Boari-Plastik.
  Ureterosigmoidostomie.
  Interposition einer isolierten Dünndarmschlinge.

Operationsprinzip (Abb. 14)

- Retroperitoneales Aufsuchen der Ureteren und deren Adaptation mit der Haut.
- Ureterschienung mit Pflaumer-Katheter.

Vorteile der Methode

- Einfacher, wenig belastender Eingriff.
- Die Möglichkeit einer Rekonstruktion in irgendeiner Form bleibt offen.

Nachteile der Methode

- Bei noch gut erhaltener beidseitiger Nierenfunktion hat der Patient mit 2 nassen Stomata zu leben:
  Pflegerische Probleme.
  Hygienische Probleme.
  Hautprobleme.
- Wegen Stenosierungstendenz jedes Ureterstomas in der Haut muß der Ureter dauernd geschient bleiben:
  Alle 4 Wochen Wechsel der Ureterschiene.
  Infektionsgefahr.

Indikation

- Definitive Harnableitung bei Funktionsausfall der Blase:
  Ausgedehntes Blasenkarzinom.
  Blasenekstrophie.
  Schrumpfblase.
  Ausgedehnte Vesikovaginalfistel, welche keine Rekonstruktion
  mehr zuläßt.
- Vorbedingungen:
  Normale ungestaute Ureteren.
  Suffiziente Nierenfunktion.
  Analkontinenz auch auf Flüssigkeit erhalten.

Operationsprinzip (Abb. 14)

- Während dreier präoperativer Tage Darmentleerung und Darmdesinfektion mittels Astronautenkost und Kombinationspräpa-
  raten von Neomycin/Sulfonamiden (z.B. Cystomyacyne, Intest-
  Steril).
- Retroperitoneale Implantation beider Ureteren in das Sigma mit
  oder ohne Antirefluxschutz.

Vorteile der Methode

- Wenig belastender Eingriff.
- Kein nasses Stoma an der Haut.

Nachteile der Methode

- Pyelonephritis und zunehmende Niereninsuffizienz bei Reflux.
- Möglichkeit einer Stenosierung an der Ureterimplantationsstelle,
  vor allem bei Antirefluxplastik.
- Probleme mit der Analkontinenz.
- Resorptionsstörungen (hypokaliämische Azidose).
- Unmöglichkeit einer postoperativen Bestrahlung im kleinen Bek-
  ken (Rektitis, Proktitis).

Indikation

- Gleiche wie bei der Ureterosigmoidostomie.
- Neurogene Blase.

Operationsprinzip (Abb. 14)

- Beide Ureteren werden retroperitoneal in eine isolierte Ileum-schlinge implantiert und diese an die Haut ausgeleitet.
- Ein Ileum-Conduit hat keine Reservoirfunktion.

Vorteile der Methode

- Nur ein nasses Stoma.
- Keine Stenosierungstendenz des Stomas.
- Keine Schienung, weder der Ureteren noch, des Ileums.
- Postoperativ kann das kleine Becken ohne größere Komplikationen bestrahlt werden.

Nachteile der Methode

- Relativ großer Eingriff.
- Nasses Stoma an der Haut.
- Komplikationsmöglichkeiten:
  Pyelonephritis.
  Steinbildung.
  Stenosierung an der Ureter-Darm-Anastomose.

Indikation

- Gleiche wie beim Ileum-Conduit.

Operationsprinzip (Abb. 14)

- Beide Ureteren werden retroperitoneal in ein isoliertes Sigma-segment implantiert, welches an die Haut ausgeleitet wird.
- Ein Kolon-Conduit darf ebenfalls keine Reservoirfunktion erfüllen.

Vorteile der Methode

- Nur ein nasses Stoma.
- Keine Stenosierungstendenz des Stomas.
- Keine Schienung notwendig.
- Die Ureteren können mittels Antirefluxplastik implantiert werden, was die Komplikationsmöglichkeit einer Pyelonephritis verringert.
- Operationstechnisch etwas einfacher durchzuführen als ein Ileum-Conduit.

Nachteile der Methode

- Relativ belastender Eingriff.
- Nasses Stoma an der Haut.
- Die Stenosierungsmöglichkeit der unter Antirefluxschutz implantierten Ureteren ist nicht unerheblich.
- Schwierigkeiten einer postoperativen Bestrahlung des kleinen Beckens, da der Kolon-Conduit direkt im Bestrahlungsfeld liegt.

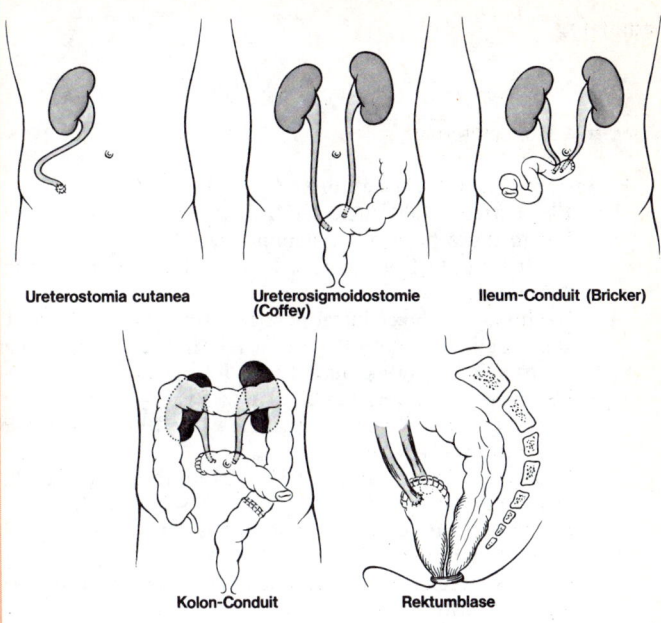

Ureterostomia cutanea   Ureterosigmoidostomie   Ileum-Conduit (Bricker)
(Coffey)

Kolon-Conduit   Rektumblase

Abb. 14 Prinzipielle Möglichkeiten der supravesikalen Harnableitung

343

Indikation

- s. S. 240.

Operative Möglichkeiten

- Retropubische Prostatektomie (nach Millin):
  - Es existieren zahlreiche Modifikationen.
  - Für mittlere bis große Adenome geeignet.
  - Vorteile: gute Übersicht, sichere Entfernung des gesamten Adenoms.
  - Nachteile: mäßiger intraoperativer Blutverlust; Nachblutungen möglich; für alte Patienten relativ belastender Eingriff.
- Transvesikale Prostatektomie (nach Freyer):
  - Für große Adenome bei alten und Risikopatienten.
  - Vorteile: kurze Operationsdauer; keine Blutung; geringe Operationsbelastung.
  - Nachteile: länger dauernde Urinfisteln möglich; Nachblutungen; meist längere Zeit zystitische Beschwerden; später gelegentliches Auftreten von Blasenhalssklerosen.
- Perineale Prostatektomie:
  - Kommt wegen der gravierenden Nachteile heute immer weniger zur Anwendung.
  - Vorteile: wenig belastend; vor allem bei adipösen Patienten geeignet; erlaubt genaue Blutstillung.
  - Nachteile: postoperative Urininkontinenz und Impotenz relativ häufig; oft intraoperative Rektumverletzungen.
- Transurethrale Prostataresektion:
  - Für kleine bis mittlere Adenome sehr geeignet.
  - Operationsprinzip: Durch transurethralen Zugang wird das Adenom unter Sicht mit einer Schlinge schnitzelweise mittels Hochfrequenzstrom bis zur Kapsel abgetragen.
  - Vorteile: wenig belastend; kurze Hospitalisationszeit; für routinierte Operateure genauer Überblick und sichere Blutstillung.
  - Nachteile: für nicht Geübte relativ hohe Inkontinenzfrequenz und Nachresektionsquote; Urethrastrikturen möglich.
- Kryochirurgie der Prostata:
  - Für an und für sich „inoperable" Patienten bezüglich Allgemeinzustand oder Blutungsgefahr (Leukämie, Hämophilie etc.).
  - Prinzip: Durch die lokale Vereisung mit flüssigem Stickstoff mittels spezieller Sonde in der prostatischen Harnröhre entsteht ein fibrosierter Tunnel, der einerseits eine resturinfreie Miktion gewährt, andererseits das von peripher sich andrängende übrige Adenomgewebe abstützt.

- Vorteile: nicht belastend; kurze Hospitalisationszeit; keine wesentliche Blutung.
- Nachteile: palliativer Eingriff, der u.U. wiederholt werden muß.
- Totale Prostatektomie:
  - Als kurative Operation beim Prostatakarzinom in den Stadien T_1 und T_2.
  - Operationsprinzip: Entfernung der Prostata mit chirurgischer und anatomischer Kapsel mit den Samenblasen.
  - Komplikationsmöglichkeiten: mit Sicherheit postoperative Impotenz zu erwarten; durch geeignete Operationstechnik läßt sich eine postoperative Urininkontinenz meist vermeiden.

Retropubische Prostatektomie

Operationstechnik

- Einlegen eines Couvelaire-Katheters Charr. 20−22.
- Pfannenstielschnitt.
- Darstellen des Blasenhalses, welcher zwischen 2 Präliminärnaht-reihen quer eröffnet wird.
- Einlegen eines UK Charr. 5 in beide Ureteren.
- Digitale Enukleation des Adenoms.
- Breite Resektion an der Blasenhinterwand zur Vermeidung einer postoperativen Blasenhalssklerose.
- Rekonstruktion mittels Blasenhinterwand und Prostatakapsel durchgreifenden Catgut-Einzelknopfnähten.
- Einlegen eines Zystostomiekatheters durch den Blasenvertex und Entfernung der UK.
- Blasenhalsverschluß mit Catgut-Einzelknopfnähten.
- Schichtweiser Wundverschluß unter Drainage des Spatium retro-pubicum.

Postoperative Behandlung

- Kontinuierliche Spülung durch die Zystostomie.
- Wenn der Urin klar und eine Spülung nicht mehr notwendig ist − ca. 2. postoperativer Tag −, Entfernung des Harnröhrenkathe-ters und Urinableitung via Zystostomie. Dadurch kann eine katheterbedingte Urethritis mit ihren Komplikationsmöglichkei-ten vermieden werden.
- Entfernung der Drainage am 5.−7. postoperativen Tag.
- Entfernung der Zystostomie am 10. postoperativen Tag und Miktion per Vias naturales.

Komplikationen

- Nachblutungen.
- Urinfistel.

Operationstechnik

- Einlegen eines Couvelaire-Katheters Charr. 20 und Füllung der Blase.
- Kleine untere mediane Inzision.
- Längseröffnung der Blasenvorderwand zwischen 2 Haltefäden.
- Digitale Enukleation des Adenoms.
- Tamponade der Prostataloge mit Fettpuderstreifen unter rektaler digitaler Assistenz. Die Fettpuderstreifen werden transvesikal durch die Wunde herausgeleitet.
- Zystostomiedrain.
- Blasenverschluß mit Catgut-Einzelknopfnähten.
- Schichtweiser Wundverschluß unter prävesikaler Drainage.

Postoperative Behandlung

- Am 4. postoperativen Tag Entfernung der Fettpuderstreifen unter starkem Analgetikum und maximaler Spülung durch den Zystostomiekatheter.
- Entfernung des Zystostomiekatheters 1−2 Tage später.
- Entfernung des Drains am 7. postoperativen Tag.
- Entfernung des Katheters am 10. postoperativen Tag.

Komplikationen

- Nachblutung.
- Fistel.
- Blasenhalssklerose.

Indikation

- Urethrastrikturen jeder Genese.

Operationsprinzip

- Kurze, einige Millimeter lange Strikturen können einzeitig operiert werden:
  - Freilegen der Striktur und Resektion im Gesunden.
  - Semizirkuläre Anastomose mit atraumatischen 3–0-Catgut-Einzelknopfnähten.
  - Urinableitung mittels Dauerkatheter Charr. 12.
- Lange Strikturen müssen zweizeitig operiert werden nach dem Prinzip, daß sich ein in die Tiefe versenkter Epithelstreifen innerhalb ca. 10 Tagen in ein Rohr umwandelt.
- Erste Sitzung: Resektion der Striktur:
  - Freilegen des strikturierten Harnröhrenanteiles und Spalten der Striktur.
  - Beide auf diese Weise entstandenen Urethraostien werden mit einem Skrotal- oder Perinealhautlappen mit atraumatischen 3–0-Chromcatgut-Einzelknopfnähten anastomosiert, wobei wesentlich ist, daß die Anastomose mit intakter, gesunder Urethralschleimhaut vorgenommen wird.
  - Urinableitung mittels eines durch das neu entstandene proximale Urethraostium eingelegten Dauerkatheters Charr. 16–18.
- Zweite Sitzung: Bildung einer neuen Urethra:
  - Zwischen den beiden neuen Urethraostien werden ein 2–3 cm breiter Epithelstreifen umschnitten und die lateralen Hautränder ausgiebig mobilisiert.
  - Die mobilisierte Haut wird über dem ausgeschnittenen Epithelstreifen spannungsfrei mit nicht resorbierbarem Nahtmaterial verschlossen.
  - Periurethrale Drainage mit Redondrains.
  - Aus dem versenkten Epithelstreifen entsteht die neue Urethra zwischen den beiden in der ersten Sitzung vorbereiteten Urethraostien.
  - Urinableitung mittels Trokar-Zystostomie.

Postoperative Behandlung

- Nach einzeitiger Strikturoperation:
  Dauerkatheter am 10. postoperativen Tag entfernen.
  Nach 2 Wochen Kontrolle mittels Urethrographie.
  Weitere Kontrollen in Abständen von 1–3 Monaten über mindestens 1 Jahr.

- Nach erster Sitzung bei zweizeitiger Operation:
  Dauerkatheter am 6.–10. Tag entfernen, sobald die Wunde sauber und eine Miktion aus dem neuen Urethraostium möglich ist.
  Monatliche Kontrollen, wobei besondere Aufmerksamkeit den neuen Urethraostien geschenkt werden muß, die mindestens mit Katheter Charr. 18 passierbar bleiben müssen.
  Nach 3–6 Monaten zweite Sitzung.
- Nach zweiter Sitzung bei zweizeitiger Operation:
  Entfernung der Redondrains nach 24–48 Std.
  Am 10. postoperativen Tag Abklemmen der Zystostomie und Miktionsversuch.
  Ist die Miktion zufriedenstellend, so bleibt der Zystostomiekatheter abgeklemmt und wird 1 Tag später entfernt.
  Urethrographische Kontrolle nach 1 Monat.
  Weitere Kontrollen in lockeren Abständen über mindestens 1 Jahr.

Komplikationen

- Lappennekrose.
- Urinfistel.
- Ausbildung eines Urethradivertikels.
- Restrikturierung.

Neuere Technik, transurethrale scharfe innere Urethrotomie unter Sicht

- Schon im 19. Jahrhundert durch Maisonneuf angewandt, allerdings ohne Sicht.
- Anfangs 20. Jahrhundert durch Otis wiederaufgenommen, wieder ohne Sicht:
  – Schlechte Resultate, da die Striktur bei fehlender Sicht unvollständig durchtrennt wurde.
- In der Zwischenzeit transurethrale Strikturresektion mit Hochfrequenzstrom unter Sicht:
  – Schlechte Resultate, da durch Hochfrequenzstrom starke Narbenbildung und Restrikturierung.
- Seit einigen Jahren Prinzip wieder aufgenommen mit scharfem Messer und Optik (Sachse u.a.):
  – Postoperativ Silikondauerkatheter über 6 Wochen.
  – Resultate scheinen gut, müssen aber lange Zeit verfolgt werden.

Indikation

- Bei nicht oder schlecht reponierbarem Präputium.
- Bei Entwicklung einer Paraphimose, nach deren primären Behandlung.
- Prophylaktisch gegen Peniskarzinom.

Operationstechnik

- Hochheben des Präputiums an je einer dorsal und ventral angelegten Klemme.
- Zirkuläre Resektion des äußeren Präputialblattes und Zurückstreifen desselben.
- Genaue Blutstillung.
- Zirkuläres Umschneiden des inneren Präputialblattes in einem Abstand von ca. 1 cm von dessen Ansatz an der Glans penis.
- Rekonstruktion des Frenulums mit quer angelegten atraumatischen 2−0-Catgut-Einzelknopfnähten, welche gleichzeitig auch blutstillend sind.
- Adaptation beider Präputialblätter durch radiäre atraumatische 2−0-Catgut-Einzelknopfnähte.
- Salbentüllverband.

Postoperative Behandlung

- Am 2.−3. postoperativen Tag Beginn mit antiseptischen Bädern (z.B. Kamillosan).

Komplikationen

- Nachblutung.

Indikation

- Peniskarzinom.
- Distales Urethrakarzinom.

Operationstechnik

- Blutleere durch angezogenen Gummizügel an der Penisbasis.
- Umschneiden der Penishaut mindestens 3 cm proximal des Karzinoms.
- Durchtrennung der Corpora cavernosa bis auf die Urethra, wobei die A. und V. dorsalis penis separat umstochen und ligiert werden.
- Die Urethra wird allseitig sauber mit dem Corpus spongiosum freipräpariert und ca. 1 cm distal des Absatzrandes von den Corpora cavernosa durchtrennt.
- Verschluß der Corpora cavernosa mit queren durchgreifenden, das Septum mitfassenden atraumatischen Chromcatgut-Einzelknopfnähten.
- Die Urethra wird wenig längsinzidiert und evertierend mit dem ventralen Anteil der nach vorn gestreiften Penishaut mit atraumatischen 2–0-Chromcatgut-Einzelknopfnähten anastomosiert.
- Verschluß des dorsalen Anteiles der Penishaut über den verschlossenen Corpora cavernosa mit Chromcatgut-Einzelknopfnähten.
- Urinableitung mittels Dauerkatheter Charr. 16–18.
- Ist das Karzinom proximal gelegen, so muß man sich unter Umständen entschließen, die Urethra perineal auszuleiten.

Postoperative Behandlung

- Entfernung des Katheters nach sauberer Wundheilung, d.h. am 6.–10. postoperativen Tag.
- Antiseptische Bäder (z.B. Kamillosan).

Komplikationen

- Karzinomrezidiv.
- Strikturierung am neuen Meatus urethrae externus.

Indikation

- Große Hydrozelen.
- Schmerzhafte Hydrozelen.
- Blutung in eine Hydrozele (Hämatozele).
- Bei Verdacht auf einen durch die Hydrozele maskierten Hodentumor; bei Vorliegen eines Tumors hohe Semikastration (s. S. 357).
- Die Operationstechnik nach Bergmann ist derjenigen nach Winkelmann vorzuziehen, da letztere häufig zu Rezidiven neigt.
- Hydrozelen bei Kindern, vor allem wenn beidseitig, sind wegen der Gefahr der postoperativen Infertilität möglichst nicht operativ anzugehen (Punktionen!).
- Bei älteren Männern über 50 Jahren, bei denen meist eine zusätzliche Epididymitis vorhanden ist oder der postoperative Verlauf durch eine Epididymitis kompliziert werden kann, empfiehlt es sich, gleichzeitig mit der Hydrozelenresektion auch die Epididymektomie (s. S. 358) durchzuführen.

Operationstechnik nach Bergmann

- Zugang:
  - Tiefer Inguinalschnitt.
  - Transskrotal in der Raphe (nicht bei Verdacht auf Hodentumor).
- Stumpfes Freipräparieren des Hoden-Nebenhoden-Gebildes und des Samenstranges.
- Punktion der Hydrozele und bakteriologische Untersuchung des Punktates (fakultativ).
- Breite Eröffnung der Hydrozelenwand und Exploration von Hoden und Nebenhoden.
- Ablösen der Hydrozele von Nebenhoden und Funikulus und Resektion der Hydrozelenwand.
- Fortlaufende blutstillende atraumatische Catgutnaht entlang des ganzen Resektionsrandes.
- Genaue Kontrolle der Blutstillung und Blutversorgung des Hodens.
- Wundverschluß unter transskrotaler Drainage, welche durch den tiefsten Punkt des Skrotums gelegt werden soll.

Operationstechnik nach Winkelmann

- Zugang und Freilegen der Hydrozele gleich wie oben.
- Eröffnung der Hydrozele und Umschlagen der Hydrozelenwand, so daß die Innenfläche nach außen zu liegen kommt.

- Vernähen der so umgelegten Hydrozelenwandränder mit fort-laufender atraumatischer Catgutnaht.
- Weiteres Vorgehen wie oben.

Postoperative Behandlung

- Entfernung des Drains nach 24—48 Std.
- Kamillosansitzbäder ab 3. postoperativem Tag.
- Suspensorium für 2—4 Wochen.

Komplikationen

- Nachblutung.
- Hydrozelenrezidiv bei der Operationstechnik nach Winkelmann.

Indikation

- Große Spermatozelen.
- Schmerzhafte Spermatozelen.
- Bei gleichzeitiger Epididymitis: mit Epididymektomie.
- Bei jüngeren Männern: Resektion der Spermatozele.
- Bei älteren Männern ab 50 Jahren: zusätzliche Epididymektomie (s. S. 358).

Operationstechnik

- Zugang und Freipräparieren wie bei der Hydrozelenoperation (s. S. 352).
- Eröffnung der Tunica vaginalis testis.
- Stumpfes Freipräparieren der Spermatozele, welche üblicherweise mit einem Gefäßstiel mit dem Nebenhoden verbunden ist.
- Abtragen der Spermatozele und Ligatur des Gefäßstiels.
- Verschluß der Tunica vaginalis testis mit atraumatischer fortlaufender 2−0-Catgutnaht.
- Schichtweiser Wundverschluß unter Skrotaldrainage.

Postoperative Behandlung

- Wie bei Hydrozelenoperation (s. S. 352).

Komplikationen

- Nachblutung.

Indikation

- Große, kosmetisch störende Varikozelen.
- Schmerzhafte Varikozelen.
- Bei Infertilität wegen qualitativ schlechten Spermiogramms.
- Die Suspension des Hodens in irgendeiner Form kommt erst in 2. Linie in Frage.

Operationstechnik nach Bernardi und Palomo

- Wechselschnitt auf Höhe der Spina iliaca anterior superior.
- Retroperitoneales Aufsuchen der Spermatikagefäße:
  - Resektion auf 3 cm unter Ligaturen der A. und V. testicularis (Palomo): nicht bei Jugendlichen.
  - Resektion auf 3 cm unter Ligaturen lediglich der V. testicularis mit allen ihren Ästen (Bernardi): Achtung, meist sind 2–3 Venen vorhanden.
- Schichtweiser Wundverschluß unter retroperitonealer Drainage.

Postoperative Behandlung

- Entfernung des Drains nach 24–48 Std.
- Kontrollen:
  Eine Varikozele bildet sich über 2–3 Monate zurück.
  Bildet sie sich nicht zurück: radiologische Darstellung der V. testicularis mit der Fragestellung, ob ein Venenast primär nicht durchtrennt wurde.
  Sind alle Venen durchtrennt, Hodensuspensionsmethode.

Operationstechnik nach Franck (Hodensuspension)

- Tiefer Inguinalschnitt; breite Darstellung der Externusaponeurose.
- Luxation des Skrotalinhaltes; Durchtrennung des Gubernaculum testis.
- Aus der Externusaponeurose wird ein kaudal gestielter Lappen mit Basis am Tuberculum pubicum von ca. 10 cm Länge und 1 cm Breite gebildet.
- Das freie Lappenende wird nach kaudal umgeschlagen und mit dem Gubernaculum testis mittels einiger Seidennähte fixiert.
- Reposition des Hodens, der umgekippt wird, so daß dessen Unterpol nach kranial zu liegen kommt; dabei ist zu achten, daß der Hoden nicht vor die Symphyse zu liegen kommt.
- Wundverschluß unter Skrotaldrainage.

Kryptorchismusoperation

Indikation

- Bezüglich Spermiogenese muß der Hoden am Schluß des 2. Lebensjahres im Skrotum sein.
- Ist dieser Termin verpaßt, so soll der Hoden auf jeden Fall in das Skrotum verlagert werden, um eine evtl. beginnende maligne Entartung möglichst frühzeitig palpatorisch zu erfassen.
- Es ist jedoch nur sinnvoll, einen Hoden von gewisser Größe zu verlagern (Testosteronproduktion!); zudem muß er unterhalb der Symphyse zu liegen kommen.
- Alle anderen Hoden werden durch Semikastration entfernt.

Operationstechnik

- Funikulolyse:
  - Inguinalschnitt.
  - Inzision der Externusaponeurose in Faserrichtung bis zum äußeren Leistenring.
  - Ablösen des Funikulus von Verwachsungen und weiteres Freipräparieren bis zu den Vasa epigastrica inferiores.
  - Eine häufig kombiniert vorhandene Inguinalhernie wird entsprechend versorgt.
- Hodenverlagerung in das Skrotum:
  - Die leere, meist atrophische Skrotalhälfte wird digital freipräpariert und manuell erweitert.
  - Versenken des Hoden-Nebenhoden-Gebildes, welches ohne Zug unterhalb der Symphyse liegen muß.
  - Nötigenfalls können die epigastrischen Gefäße durchtrennt und ligiert werden, wodurch der Hoden etwas tiefer tritt.
- Hodenfixation:
  - Fixation am Gubernaculum testis oder am Hodenunterpol mit starkem Seidenfaden.
  - Der Seidenfaden wird transskrotal herausgeleitet und über einem Gazetupfer an der Haut der entsprechenden Oberschenkelinnenseite fixiert.
- Verschluß der Inguinalinzision analog Bassini.

Postoperative Behandlung

- 10 Tage Immobilisation.
- Am 10. postoperativen Tag wird der fixierende Seidenfaden durchtrennt und entfernt.

Indikation

- Hodentumoren:
  Jeder Hodentumor erfordert eine hohe Semikastration.
- Kryptorcher Hoden, der nicht unterhalb die Symphyse verlagert werden kann.
- Abszedierende Orchiepididymitis.

Operationstechnik der einfachen Semikastration

- Zugang tief inguinoskrotal.
- Darstellen des Funikulus und Herausluxieren des Skrotalinhaltes.
- Arterien, Venen und der Ductus deferens werden unter separaten Catgutligaturen etwas unterhalb des äußeren Leistenringes abgesetzt.
- Wundverschluß unter Skrotaldrainage.

Operationstechnik bei der hohen Semikastration

- Zugang inguinal.
- Darstellen des Funikels und Verfolgen bis zum inneren Leistenring und den epigastrischen Gefäßen.
- Der Funikel wird möglichst hoch mit einer weichen Darmklemme abgeklemmt.
- Herausluxieren des Skrotalinhaltes und Exploration des Hodens.
- Ist die Diagnose Karzinom nicht sicher, wird sie durch eine Schnellschnittbiopsie erhärtet.
- Bei gesicherter Diagnose wird der Funikel unter separaten Catgutligaturen von Arterien, Venen, Ductus deferens und Lymphgefäßen abgesetzt und der ganze Funikel mit Hoden und Nebenhoden entfernt.
- Meist müssen dazu die epigastrischen Gefäße durchtrennt und ligiert werden.
- Wundverschluß unter Skrotaldrainage.

Postoperative Behandlung

- Entfernung des Drains nach 24−48 Std.
- Bei Hodentumoren weiteres Prozedere je nach Histologie:
  Retroperitoneale Lymphknotenausräumung.
  Radiotherapie.
  Zytostatika.

Komplikationen

- Nachblutung.

Indikation

- Chronisch rezidivierende Epididymitis.
- Nebenhodentuberkulose.
- Hydrozele und Spermatozele bei älteren Männern.

Operationstechnik

- Zugang tief inguinoskrotal.
- Ablösen des Funikels und Herausluxieren des Skrotalinhaltes.
- Hohe Durchtrennung und Ligatur des Ductus deferens.
- Ablösen des Ductus deferens vom Gefäßstiel bis zum Nebenhodenschwanz.
- Eröffnung der Tunica vaginalis testis.
- Freipräparieren der Kauda des Nebenhodens und sorgfältiges Separieren von den Hodengefäßen.
- Ablösen des Nebenhodenkopfes vom Hoden und schrittweises Abtrennen des ganzen Nebenhodens kaudalwärts unter Ligatur der Nebenhodengefäße.
- Genaue Blutstillung und Kontrolle der Blutversorgung des Hodens.
- Wundverschluß unter Skrotaldrainage.

Postoperative Behandlung

- Drain nach 24–48 Std. entfernen.
- Bei Nebenhodentuberkulose intensive tuberkulostatische Therapie über 2 Jahre.

Komplikationen

- Hodenatrophie.
- Nachblutung.
- Skrotalphlegmone.

Indikation

- Aus familienplanerischen Gründen zwecks Sterilisation.
- Anläßlich einer Prostatektomie zur Vermeidung einer postoperativen Epididymitis.
- Bei definitiven Dauerkatheterträgern zur Vermeidung einer deszendierenden Epididymitis.

Operationstechnik

- Transskrotales Aufsuchen und Fixieren des Ductus deferens.
- Durch kleine Skrotalinzision wird der Ductus deferens freigelegt und gefaßt.
- Der Ductus deferens wird auf einer Strecke von mindestens 3−5 cm reseziert unter beidseitigen Catgutligaturen.
- Skrotalverschluß.

Komplikationen

- Nachblutung.
- Spontane Rekanalisierung.

Indikation

- Bei stattgefundener Vasektomie und weiterem Kinderwunsch.
- Nach traumatischer oder versehentlich chirurgischer Durchtrennung des Ductus deferens.
- Bei Verschlußazoospermie.

Operationstechnik der Rekanalisierung

- Zugang skrotal.
- Freipräparieren und Nachresektion der beiden Stümpfe des Ductus deferens.
- Prüfung ihrer Durchgängigkeit mittels Punktion des Lumens und Instillation von physiologischer Kochsalzlösung.
- Schienung des Ductus deferens mit einem Monofilfaden, welcher 3−4 cm Richtung Nebenhoden außerhalb der Anastomose ausgeleitet wird.
- Anastomose mit 6−8 Tevdek-7x0-Nähten, welche das Lumen des Ductus deferens nicht erreichen dürfen.
- Wundverschluß.

Vasoepididymostomie bei Verschlußazoospermie

- Zugang skrotal und Freilegen von Nebenhoden und Ductus deferens.
- Der Nebenhoden wird möglichst kaudal inzidiert und der Ductus epididymidis angeschnitten:
  - Tritt Nebenhodensekret aus, ist die Implantationsstelle gegeben.
  - Tritt kein Nebenhodensekret aus, muß der Nebenhoden weiter kopfwärts inzidiert und auf Sekretaustritt geprüft werden.
  - Das Sekret wird auf einem Objektträger aufgefangen und sofort auf bewegliche Spermien untersucht.
  - Eine Anastomose ist nur sinnvoll, wenn massenhaft lebende Spermien vorhanden sind.
- Der Ductus deferens wird mobilisiert und an die Inzisionsstelle am Nebenhoden herangebracht.
- Prüfung auf Durchgängigkeit des Ductus deferens:
  - Längsinzision auf 1 cm.
  - Intubation einer feinen Kanüle und Instillation von 20 ml physiologischer Kochsalzlösung.
  - Kann dieses Volumen injiziert werden, ist der Ductus deferens mit Sicherheit durchgängig.
- Weiteres Vorgehen analog der Rekanalisierung.

Postoperative Behandlung

- Immobilisierung für 4−5 Tage.
- Schienung nach 4−5 Tagen entfernen.

Sachverzeichnis

Schuster/Pop/Weilemann

Checkliste Intensivmedizin

einschließlich Vergiftungen
2., überarbeitete Auflage
1985. 368 Seiten, 22 Tabellen
⟨flexibles Taschenbuch⟩ DM 34,–

Pralle

Checkliste Hämatologie

1985. 411 Seiten, 59 Tabellen
⟨flexibles Taschenbuch⟩ DM 36,–

Lux/Matek/Riemann/Rösch

Checkliste Gastroenterologie

1986. 340 Seiten, 40 Abbildungen, 21 Tabellen,
⟨flexibles Taschenbuch⟩ DM 36,–

Senn/Drings/Gaus/Jungi/Sauer/Schlag

Checkliste Onkologie

1986. 384 Seiten, 20 meist zweifarb. Abbildungen,
18 Tabellen
⟨flexibles Taschenbuch⟩ DM 36,–

Preisänderungen vorbehalten

Georg Thieme Verlag Stuttgart · New York

Reinwein/Benker

Checkliste Endokrinologie und Stoffwechsel

1982. 330 Seiten, 17 meist zweifarb. Abbildungen,
17 Tabellen
⟨flexibles Taschenbuch⟩ DM 29,80

Sturm/Reidemeister

Checkliste Gefäßsystem

1982. 357 Seiten, 31 meist zweifarb. Abbildungen,
59 Tabellen
⟨flexibles Taschenbuch⟩ DM 34,–

Klaue

Checkliste Ambulante Chirurgie

2., durchgesehene Auflage
1985. 151 Seiten, 191 meist zweifarb. Abbildungen
⟨flexibles Taschenbuch⟩ DM 22,80

Largiadèr/Säuberli/Wicki

Checkliste Viszerale Chirurgie

4., neubearbeitete und erweiterte Auflage
1986. Ca. 416 Seiten, 158 meist zweifarb. Abbildungen
⟨flexibles Taschenbuch⟩ DM 36,–

Preisänderungen vorbehalten

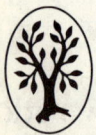

Georg Thieme Verlag Stuttgart · New York